DIE RÜCKEN BIBEL

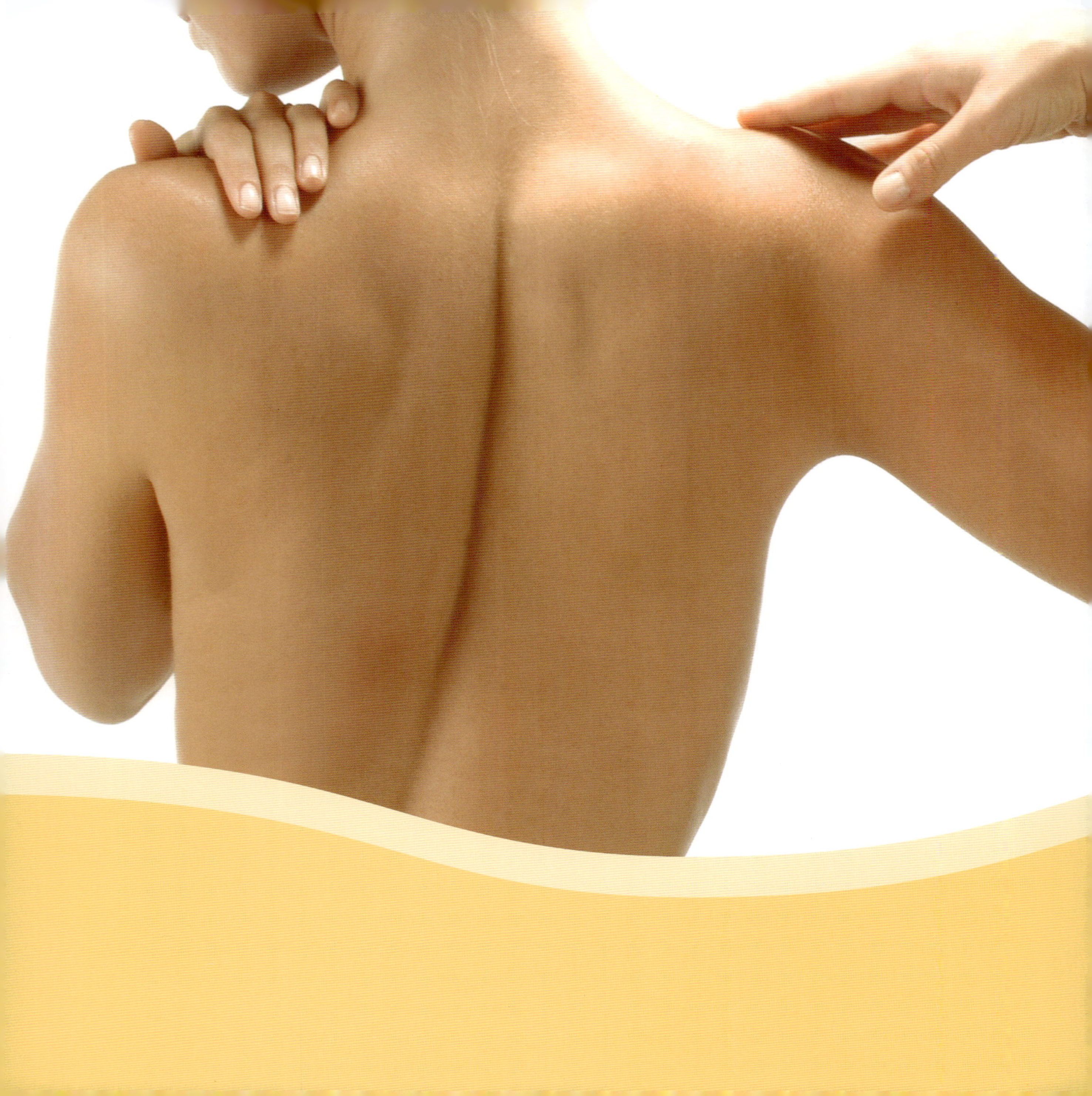

JENNY SUTCLIFFE

DIE RÜCKEN BIBEL

Der komplette Ratgeber zur Vorbeugung und Heilung von Rücken-, Nacken- und Schulterproblemen

COPRESS
SPORT

Die englischsprachige Ausgabe dieses Buches erschien 2012 unter dem Titel „The Back Bible“ bei Marshall Editions.

Marshall Editions
The Old Brewery
6 Blundell Street
London N7 9BH

www.quarto.com <http://www.quarto.com>

Bilder Cover vorn: iStock
Bilder Cover hinten: Shutterstock oder wie zu Seite 224

Aus dem Englischen von der MCS Schabert GmbH, München, www.mcs-schabert.de, unter Mitarbeit von Katrin Marburger (Übersetzung) und Dr. med. Eberhard J. Wormer (Fachberatung).

Bibliografische Information der Deutschen Nationalbibliothek
Die Deutsche Nationalbibliothek verzeichnet diese Publikation in der Deutschen Nationalbibliografie; detaillierte bibliografische Daten sind im Internet über
http://dnb.d-nb.de abrufbar.

Printed in China

www.stiebner.com

ISBN 978-3-7679-1163-5

INFORMATION FÜR UNSERE LESER
Die Informationen in diesem Buch sollten nicht statt oder alternativ zu einer medizinischen Behandlung durch einen Arzt dienen. Bei Gesundheitsproblemen konsultieren Sie immer zuerst Ihren Arzt. Sprechen Sie sich auch mit Ihrem Arzt ab, bevor Sie irgendeine Übung aus diesem Buch ausüben.

Inhalt

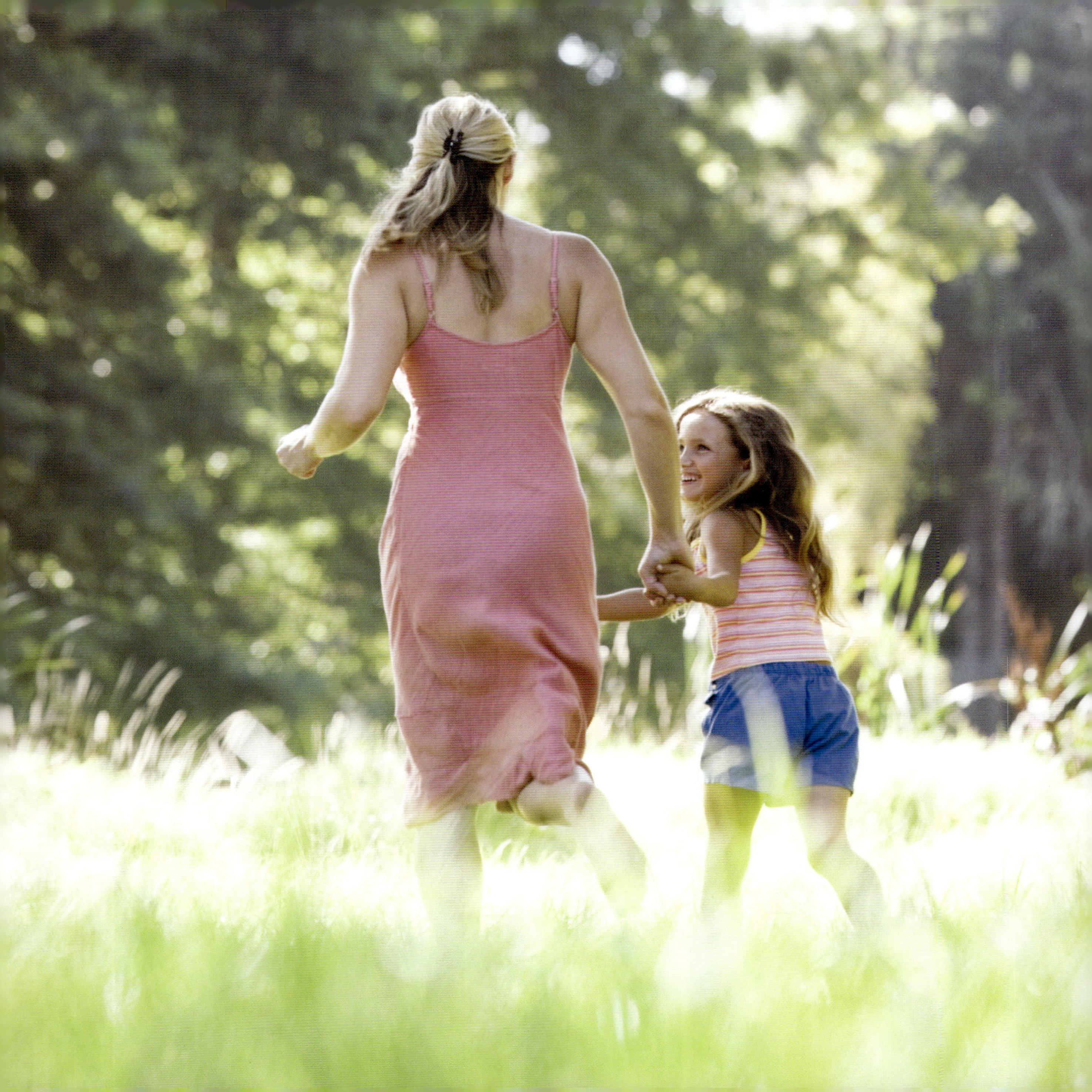

Einleitung

Hatten Sie schon einmal Rückenschmerzen? Wenn ja, dann sind Sie damit nicht allein. Es wird sehr viel Geld für die Behandlung von Rückenproblemen ausgegeben, um weder bei der Arbeit noch in der Freizeit, noch sonst im Alltag beeinträchtigt zu sein.

Rückenbeschwerden entstehen hauptsächlich durch schlechte Haltung oder Unfälle durch ungewohnte Bewegungen. Wenn Sie einen Muskel monatelang nicht bewegt haben, nur mit hängenden Schultern herumgelaufen sind und sich dann als Wochenendgärtner betätigen, indem Sie Ihren Vorgarten umgraben, dann kann das Ihren Rücken demolieren.

Doch weder bei kleineren Wehwehchen noch bei ernsthaften Problemen besteht in der Regel Grund zur Sorge. Die meisten Rückenbeschwerden legen sich nach ein paar Tagen und wenn nicht, gibt es entsprechende Behandlungsmöglichkeiten. Auch wenn es immer ratsam ist, mit Rückenbeschwerden zum Arzt zu gehen, gibt dieses Buch Ihnen Tipps zur Selbsthilfe, stellt Ihnen vor, wie Behandlungsmethoden funktionieren und wie Sie eine geeignete auswählen.

Ernsthafte Probleme entstehen, wenn falsche Bewegungsmuster Muskeln, Gelenke, Bänder und Sehnen überlasten und schlechte Haltung oder Krankheit zu Störungen des Rückens führen. Doch selbst dann empfiehlt Ihnen Ihr Arzt oder Physiotherapeut Behandlungsmöglichkeiten zur Linderung.

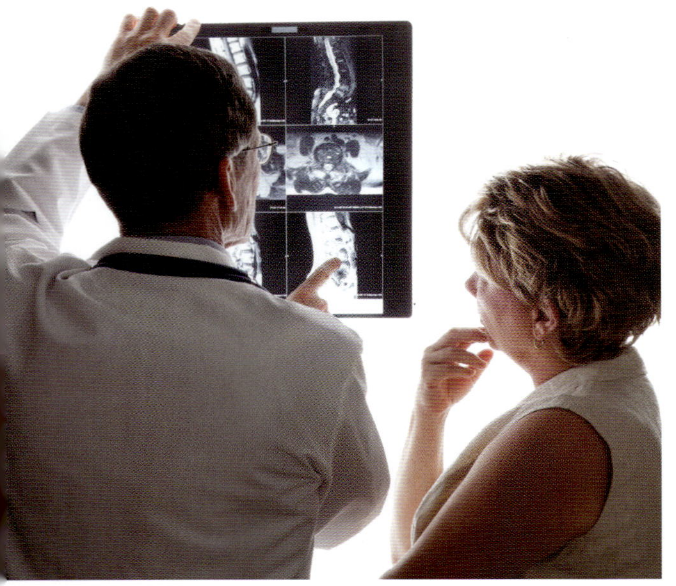

Optimale Nutzung dieses Buches Die *Rückenbibel* soll Ihnen dabei helfen, Ihren Rücken gesund zu erhalten. Sie erfahren, wie Ihr Rücken funktioniert, was schiefgehen kann, was Sie bei akuten Problemen tun können und welche Möglichkeiten Sie haben. Der Schwerpunkt liegt jedoch auf der Prävention: Sie lernen, wie Sie Ihr Leben, Ihren Arbeitsplatz und Ihr Zuhause so gestalten, dass sich das Risiko von Rückenbeschwerden minimiert – von Tipps zur Körperhaltung bis hin zu Informationen zu rückenschonendem Verhalten beim Sitzen am Schreibtisch, beim Autofahren, bei der Gartenarbeit oder beim Heben und Tragen will dieses Buch Ihnen helfen, Ihren Rücken in Form zu halten.

Verständnis der Grundlagen In Kapitel 1, *Der Rücken – Grundwissen,* finden Sie eine Fülle von Informationen zu Aufbau und gesunden Funktionen Ihres Rückens. Dabei sehen Sie, wie diese beeindruckende Konstruktion funktioniert. Außerdem gibt es hier einen Überblick über die Ursachen von Rückenbeschwerden.

Was ist mein Problem? Für die Diagnose von Rückenbeschwerden ist ein Arzt zuständig. Doch in *Erkennen, wenn etwas nicht stimmt* (siehe S. 38) finden Sie nützliche Tipps zur Erkennung von Problemen, die sofort oder sogar notfallmedizinisch behandelt werden müssen, und von solchen, bei denen es genügt, zu gegebener Zeit den Rat Ihres Hausarztes einzuholen. In *Untersuchung durch Spezialisten* (siehe S. 42) erfahren Sie darüber hinaus, wie eine Diagnose gestellt wird und welche Untersuchungen dazu erforderlich sind.

Wollen Sie mehr über Anatomie oder Beeinträchtigungen bestimmter Rückenbereiche erfahren, dann werden Sie in Kapitel 3 und 4 fündig (*Nacken und Schultern, Mittlerer und unterer Rücken).* Nach einer Einführung in die Anatomie folgen Beschreibungen der Beschwerden dort. Außerdem werden Übungen vorgestellt, mit denen Sie Ihre Wirbelsäule in Form halten.

Es kann überall passieren Es gibt Beschwerden des ganzen Rückens und solche entlang der gesamten Wirbelsäule. Informationen dazu finden Sie in Kapitel 2, *Der ganze Rücken.*

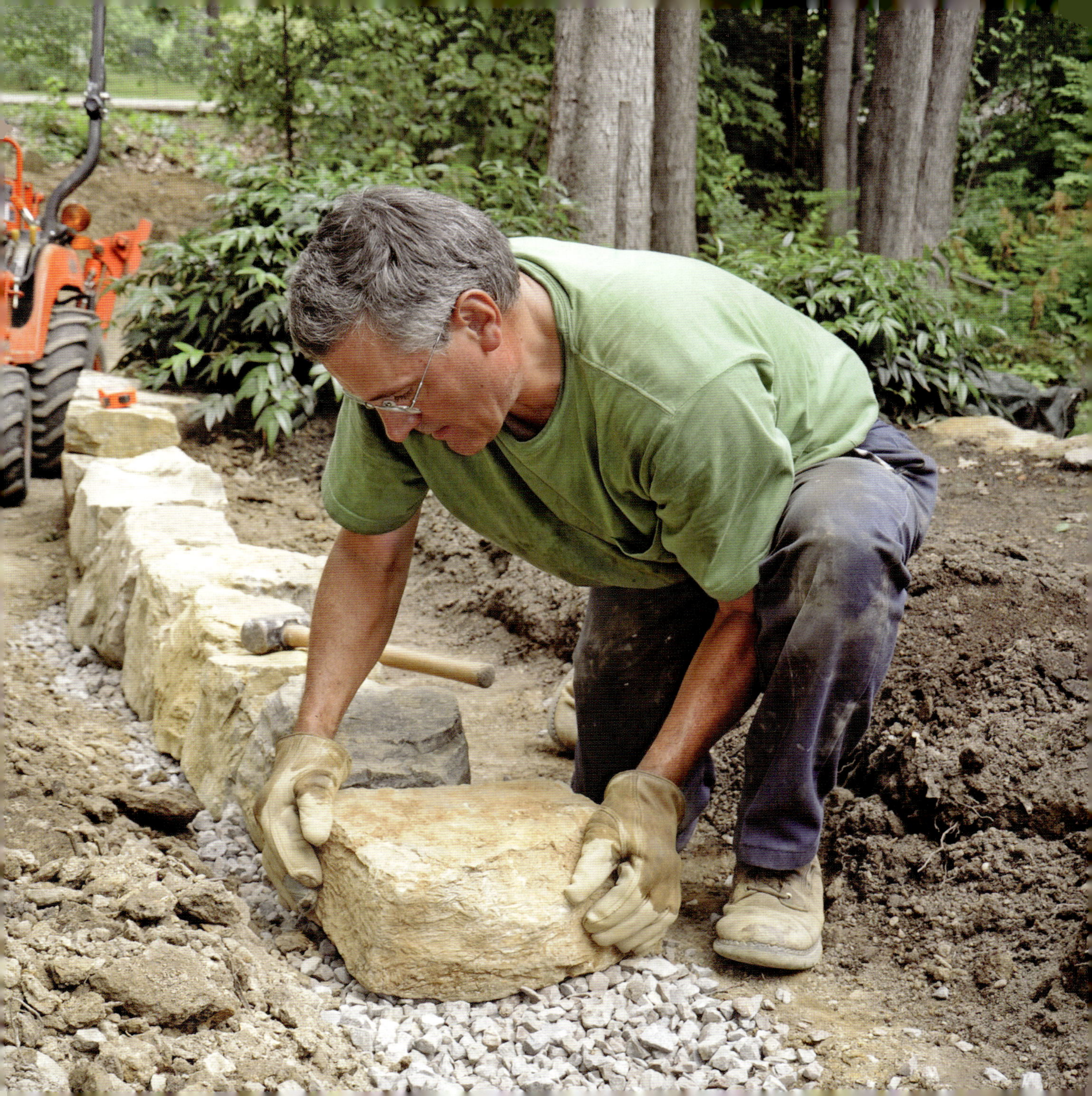

Probleme vermeiden Vorbeugen ist besser als heilen. In Kapitel 5, *Der gesunde Rücken,* finden Sie praktische Tipps dafür, wie Sie Ihren Rücken zu Hause und am Arbeitsplatz stark, geschmeidig und beweglich halten – einschließlich Informationen zu Nährstoffen, die gut für den Rücken sind.

Gesunde Bewegungen Eine Fülle effizienter Übungen werden Schritt für Schritt durch Fotos illustriert. Damit können Sie Ihren Rücken gesund erhalten sowie Schmerzen und Beschwerden lindern. Die detaillierten Anleitungen dazu stammen von einem Physiotherapeuten. Übungen, um den Rücken stark und beweglich zu erhalten, finden Sie in Kapitel 5, *Der gesunde Rücken,* ab Seite 164.

Welche Behandlung? Wird ein Rückenproblem bei Ihnen diagnostiziert, gilt es, eine Behandlungsmethode zu wählen. Ihr Arzt gibt Ihnen sicherlich Empfehlungen. Zur Erleichterung Ihrer Entscheidung finden Sie in Kapitel 6, *Lexikon der Behandlungsmethoden,* diverse Ansätze und Erklärungen zur Funktionsweise – von Physiotherapie und medikamentöser Behandlung bis Pilates und Shiatsu.

Mit dem gesunden Menschenverstand ▸▸

Die Übungen in diesem Buch wurden von Physiotherapeuten zum allgemeinen Training des Rückens oder zur Linderung von Beschwerden empfohlen. Bevor Sie diese Übungen ausführen, beachten Sie jedoch folgende Ratschläge:

- Wenn Sie bereits unter Rückenbeschwerden oder anderen gesundheitlichen Problemen leiden, sprechen Sie vor der Ausführung der Übungen mit Ihrem Arzt.
- Vor dem Ausführen der Übungen stets aufwärmen (siehe S. 96) und hinterher fünf Minuten entspannen (siehe S. 162). Üben Sie in einem warmen, gut belüfteten Raum, damit Ihre Muskeln sich besser dehnen und entspannen und Sie optimal mit Sauerstoff versorgt werden.
- Verschlimmern sich Ihre Beschwerden durch das Üben, dann hören Sie unbedingt auf damit und ziehen Ihren Arzt zurate.
- Gehen Sie nie über Ihre Schmerzgrenze! Dehnungen sollten sanft, nicht ruckartig erfolgen. Dehnen Sie, soweit es Ihre Beweglichkeit momentan erlaubt, niemals weiter – sonst kann es zum Muskeldehnungsreflex kommen, wobei ein überdehnter Muskel noch stärker kontrahiert.

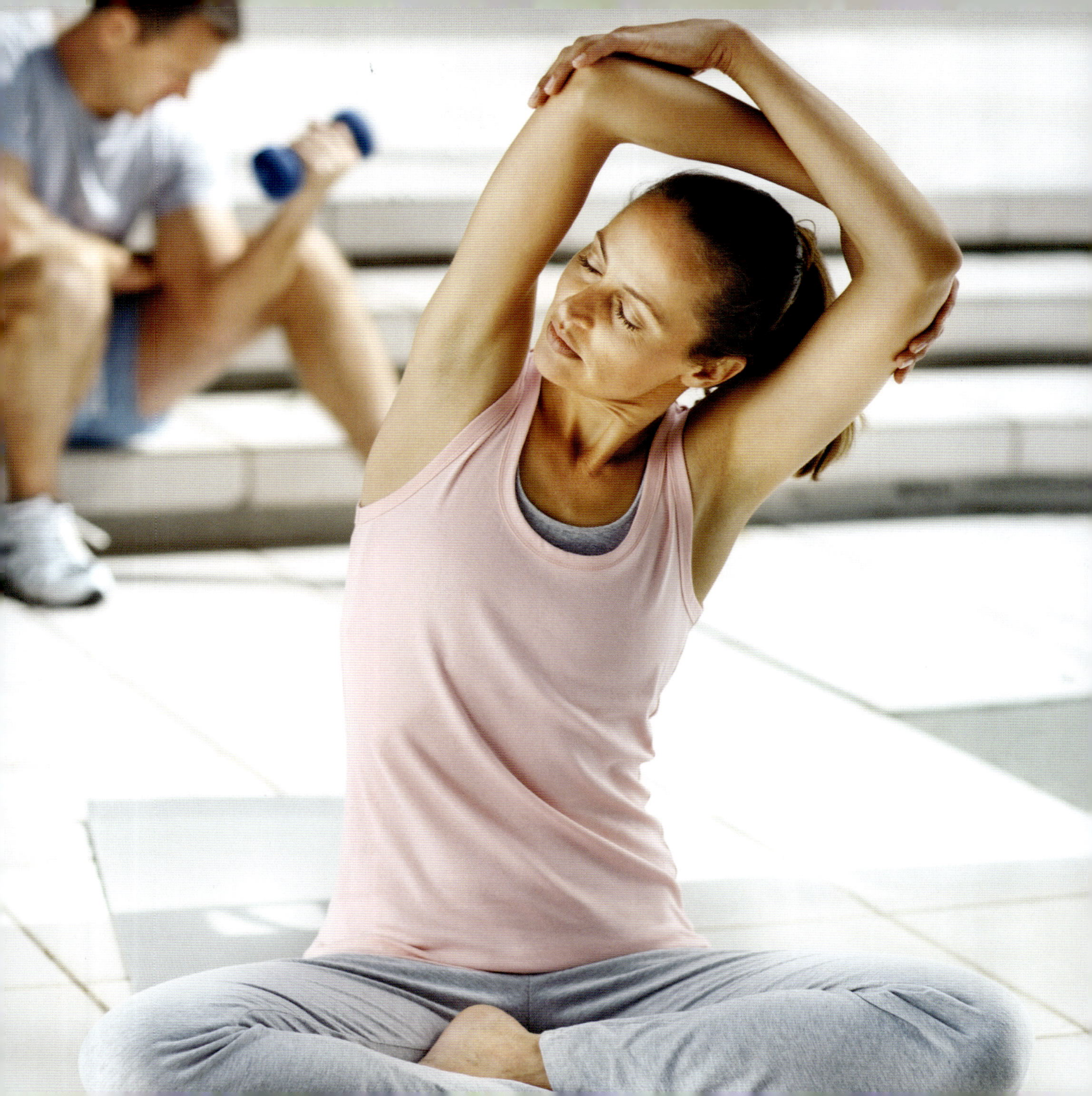

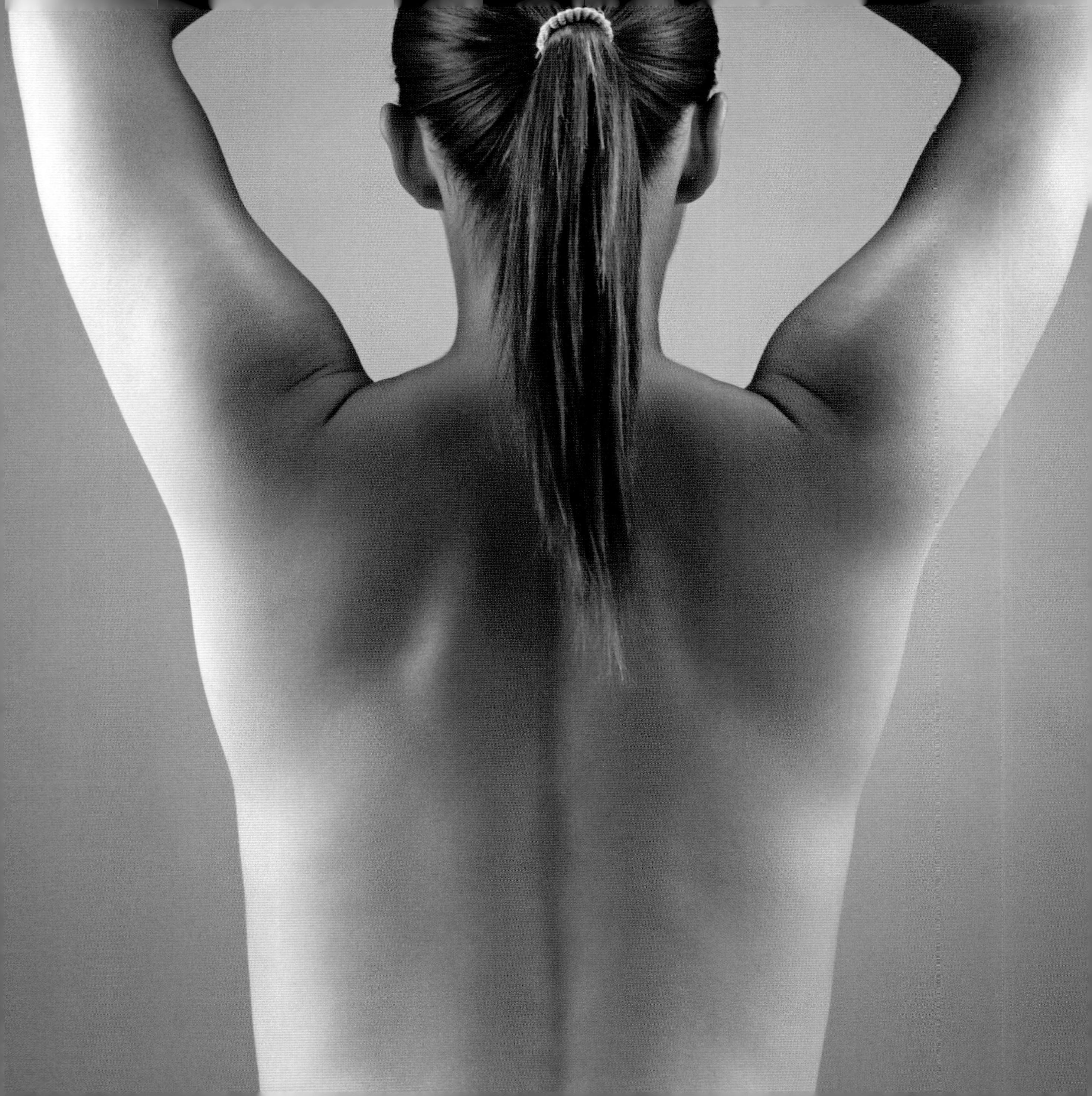

Kapitel 1

Der Rücken – Grundwissen

Die Abschnitte der Wirbelsäule mit diesem komplizierten System von Gelenken sorgt für die Stärke und Beweglichkeit, die wir im täglichen Leben brauchen. Dieses Kapitel gibt eine ausführliche Beschreibung der Anatomie des Rückens, seiner Knochen, Gelenke, Muskeln und Bänder sowie des Rückenmarks und der Nerven. Sie lernen auch, wie der Rücken funktioniert und welche Schäden Verletzungen und Krankheiten verursachen. Schließlich finden Sie Informationen zu Ursachen von Rückenbeschwerden und erfahren, was Sie dann tun können.

Der lebendige Rücken

Unser Rücken ist beweglich genug, um komplexe und präzise Bewegungen auszuführen, und stark genug, um unsere Gliedmaßen zu halten und den aufrechten Stand zu ermöglichen. Dennoch leiden viele von uns unter Rückenschmerzen – in der Regel Folge von Fehlbelastungen oder Nachlässigkeit.

Die Wirbelsäule ist rein äußerlich der eleganteste Teil unseres Rückens. Sie besteht aus 33 einzelnen Knochen, den Wirbeln.

Flexible Elemente Die Wirbelsäule ist so flexibel, dass wir uns verdrehen und bücken können, obwohl der Bewegungsspielraum zwischen den Wirbeln oftmals gering ist. Die Kreuz- und einige der Steißwirbel sind sogar vollkommen starr. Die Bewegungsfähigkeit der Wirbelsäule ermöglicht auch das Heben und Senken der Rippen beim Ein- und Ausatmen. Doch die Beweglichkeit geht nicht zu Lasten der Kraft: Die Wirbelsäule ist dennoch stark genug, um den Kopf zu tragen und die Muskeln für die unteren Gliedmaßen zu halten. Sie enthält auch das Rückenmark, das die Nerven des ganzen Körpers mit dem Gehirn verbindet.

Die meisten Wirbel finden sich im Bereich unter dem Hals bis zur Brustkorbmitte: die Brustwirbel. Jeder davon ist vom Wirbel darüber und darunter durch eine Bandscheibe aus Knorpelgewebe verbunden. Die Bandscheiben machen insgesamt etwa ein Viertel der Höhe der Wirbelsäule aus und dienen als Stoßdämpfer und auch als Kugellager. Sie machen das Drehen und Beugen der Wirbelsäule erst möglich.

DIE WIRBELSÄULE
Fünf Wirbelarten werden unterschieden: Hals-, Brust-, Lenden- (unterer Rücken) und Kreuzwirbel (zwischen den Gesäßbacken) sowie das Steißbein.

WIRBEL
Die Abbildung unten zeigt einen Brustwirbel. Der Wirbelkörper ist nach innen zur Bauchhöhle hin ausgerichtet, die Fortsätze weisen nach außen.

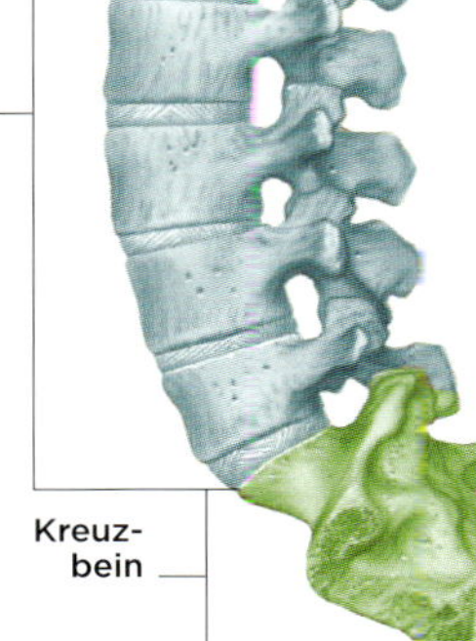

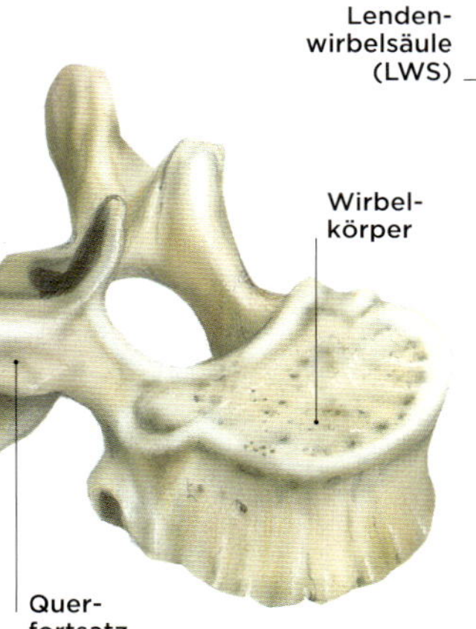

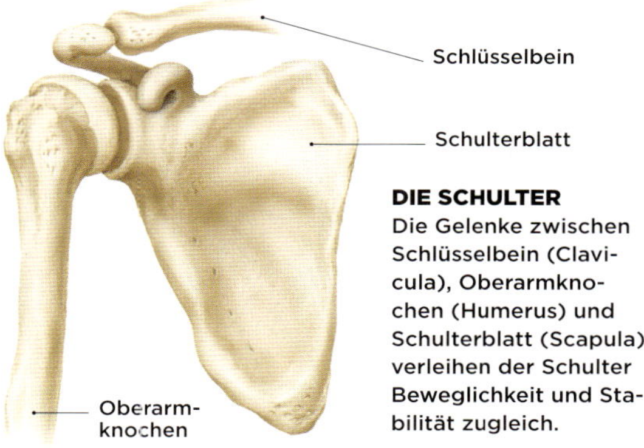

DIE SCHULTER
Die Gelenke zwischen Schlüsselbein (Clavicula), Oberarmknochen (Humerus) und Schulterblatt (Scapula) verleihen der Schulter Beweglichkeit und Stabilität zugleich.

Jeder Wirbel hat nicht nur die Zwischenwirbelgelenke, sondern auch echte Gelenke mit Gelenkflüssigkeit, die ähnlich wie das Motoröl bei einem Auto zu starke Abnutzung verhindert, wenn Knochen auf Knochen reibt. Die wichtigsten sind die Wirbelbogengelenke (siehe S. 16). Die Begriffe „Wirbelbogen-/Facettengelenk" werden kurz für die anatomische Bezeichnung „Zygapophysialgelenke" (Articulationes zygapophysiales) verwendet. Diese knochigen Vorsprünge verhindern, dass ein Wirbel über den nächsten heruntergleitet. Durch sie wird die Wirbelsäule zur biegsam-stabilen Knochenkette.

Morgens größer! ››

Der Kern der Bandscheiben, die zwischen den Wirbeln liegen, wird gern mit dem weichen Inneren eines harten Bonbons verglichen und besteht zu 85 % aus Wasser. In aufrechter Haltung drückt das Gewicht der Knochen der Wirbelsäule jede Bandscheibe um ca. 10 % zusammen. Im Liegen fehlt dieser Druck jedoch und die Bandscheiben saugen sich wieder mit Wasser voll, sodass man in der Früh beim Aufwachen um bis zu 2,5 cm größer sein kann als beim Zubettgehen.

Die Last schultern Seltsam, dass in einem Buch über den Rücken auch über die Schulter geredet wird. Tatsächlich sind beide sowohl anatomisch wie auch über ihre Arbeitsbeziehung verbunden. Daher machen sich viele Probleme der Wirbelsäule in der Schulter bemerkbar und umgekehrt. Zum Schultergelenk (siehe links und S. 88) gehören die angrenzenden Rückenknochen, das Schlüsselbein (Clavicula), das Schulterblatt (Scapula) und der Oberarmknochen (Humerus). Die meisten Muskeln, die das Schultergelenk stabilisieren, sind am Rücken befestigt, v. a. am Schulterblatt. Daher sind die Bewegungen von Gelenk und Arm untrennbar mit denen des Rückens verbunden.

Ein schützendes Becken Die Arme ankern an Rücken und Schultern, die Beine in der Pelvis. Das lateinische Wort *pelvis* bedeutet Becken, sehr treffend für das schützende Gebilde um so viele lebenswichtige Organe. Das Becken lässt sich auch als Teil des unteren Rückens betrachten, weil sein oberer Rand dazugehört und auch aufgrund der Stärke und Stabilität als Verankerungspunkt der Beine. Sie sind an den Hüftgelenkspfannen damit verbunden.

DAS BECKEN
Über das Becken sind die Beine mit der Wirbelsäule verbunden.

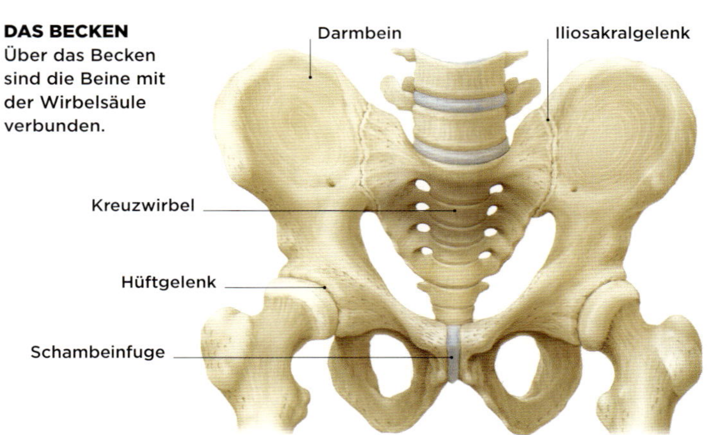

Beweglich und stabil

Die Knochen der Wirbelsäule, die Wirbel, sind durch ein komplexes System von Gelenken miteinander verbunden. Sie sorgen für die Beweglichkeit, um uns zu drehen, ohne den Rücken zu verrenken. Gleichzeitig bietet die Wirbelsäule auch Stabilität für die sichere Verankerung von Armen und Beinen.

Passgenau Abgesehen von den besonderen knöchernen Strukturen der Wirbel bestehen die Wirbelgelenke aus Weichgewebe, v. a. Knorpeln und Bändern. In einem gesunden Rücken ist jeder Wirbel von seinem Nachbarn durch ein Polster aus Knorpelgewebe getrennt; das wird Bandscheibe genannt. Die drei knochigen Auswüchse am hinteren Teil des Wirbels, die Fortsätze (siehe S. 14), sind ebenfalls verbunden. Bänder sorgen für eine feste und doch flexible Verbindung zwischen den Fortsätzen der Wirbel entlang der gesamten Wirbelsäule.

Bandscheiben Jede Bandscheibe hat einen weichen, gallertartigen Kern (Nucleus pulposus), der von einem festen Faserring (Anulus fibrosus) umgeben ist. Die Bandscheiben ermöglichen Bewegung, indem sie sich bei Verschiebungen der Wirbel gegeneinander anpassen und gleichzeitig den direkten Kontakt – und damit die Abnutzung – der Knochenflächen verhindern. Die Bandscheiben benötigen sowohl Ruhephasen wie auch Bewegung, um ihre schwammartige Elastizität zu behalten. In Ruhephasen gewinnen Bandscheiben ihre Form zurück, nachdem sie während unseren täglichen

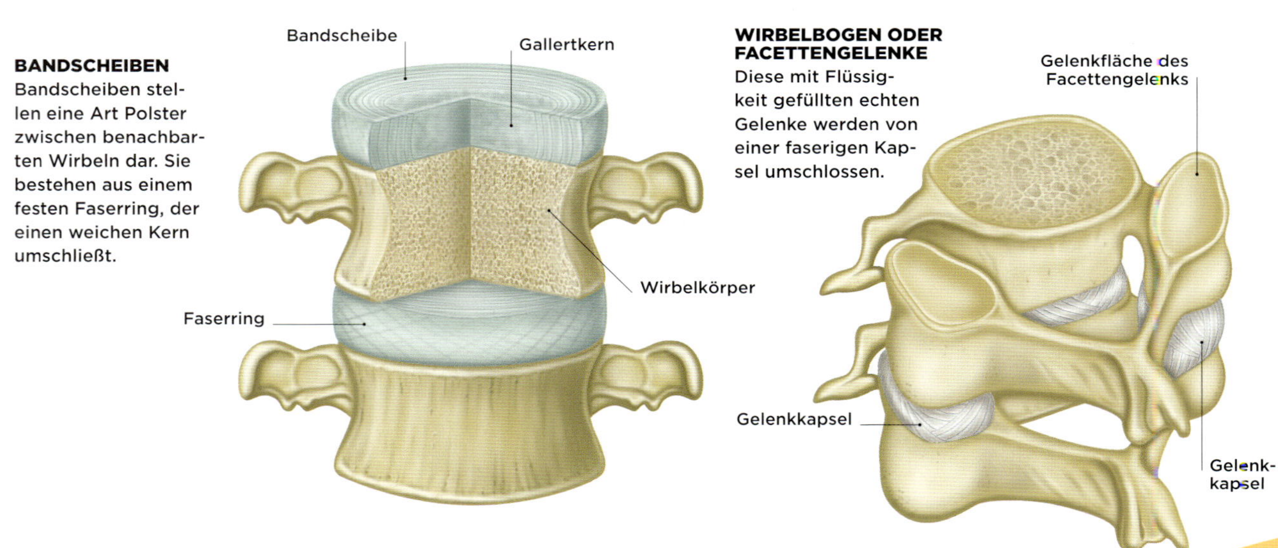

BANDSCHEIBEN
Bandscheiben stellen eine Art Polster zwischen benachbarten Wirbeln dar. Sie bestehen aus einem festen Faserring, der einen weichen Kern umschließt.

WIRBELBOGEN ODER FACETTENGELENKE
Diese mit Flüssigkeit gefüllten echten Gelenke werden von einer faserigen Kapsel umschlossen.

Aktivitäten Belastung ausgesetzt waren. Wenn Bandscheiben Flüssigkeit verlieren – eine natürliche Alterserscheinung –, ist ihr Schutz nicht mehr so effizient. Knochenveränderungen führen zu zunehmender Steife, und mit der Zeit kann es zur völligen Verschmelzung der Wirbel kommen. Sind Bandscheiben überlastet, können sie auch in den Wirbelkanal vorfallen (Prolaps) und Druck auf die umgebenden Nerven ausüben (siehe auch *Druck auf die Nervenwurzeln,* S. 116).

Wirbelbogengelenke Diese auch Facettengelenke genannten winzigen Gelenke verbinden die Querfortsätze an der Rückseite benachbarter Wirbel (siehe S. 14). Sie ermöglichen und beschränken zugleich Vor- und Rückbeugen der Wirbelsäule.

Jeder Wirbel hat vier Facettengelenkflächen, geschützt durch eine Knorpelschicht. Jedes Facettengelenk wird von einer mit Flüssigkeit gefüllten faserigen Kapsel umschlossen. Die Flüssigkeit reduziert Reibung, sorgt für geschmeidige Bewegungen und verhindert Abnutzung. Solche Gelenke nennt man echte Gelenke. Abnutzung der kleinen Wirbelgelenke oder Entzündungen infolge rheumatoider Arthritis (siehe S. 62) sind häufig Ursache von Rückenschmerzen.

Bänder bestehen aus starkem, faserigem Gewebe und liegen zwischen den Knochen, um die Gelenke zu stützen und vor extremen Bewegungen zu schützen. Die Längsbänder verlaufen entlang der gesamten Wirbelsäule an Vorder- und Rückseite sowie den Seiten der Wirbelkörper. Kürzere Bänder verbinden Fortsätze und kleine Wirbelgelenke. Sie sind bedingt elastisch und ermöglichen Bewegungen nur innerhalb eines bestimmten Spielraums. Bei einer Vorbeuge dehnen sie sich, bis sie straff sind, und verhindern dann eine Weiterbewegung.

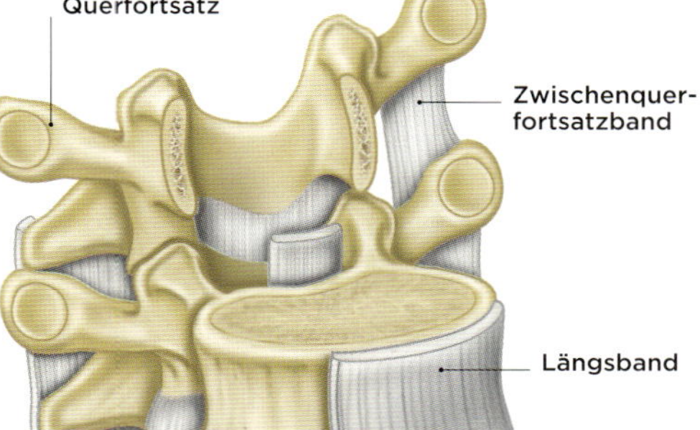

VERLAUF DER BÄNDER
Bänder aus festem, faserigem Gewebe verbinden die Teile der Wirbelsäule miteinander. Ihre begrenzte Elastizität ermöglicht eine gewisse Beweglichkeit.

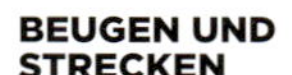

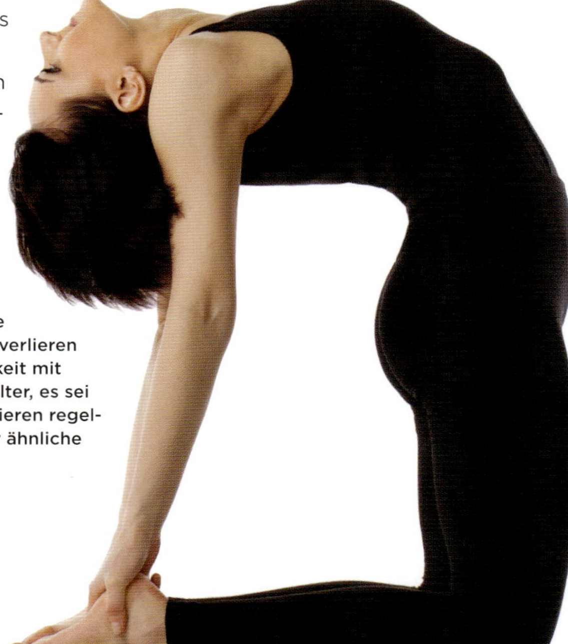

BEUGEN UND STRECKEN
Die Wirbelsäule erlaubt erstaunlich viele Bewegungen. Die meisten von uns verlieren diese Beweglichkeit mit zunehmendem Alter, es sei denn, wir praktizieren regelmäßig Yoga oder ähnliche Übungsformen.

Muskelaufbau

Die Muskeln um Wirbelsäule und Bauchraum ermöglichen die Bewegungen des Rückens. Sie verleihen der Konstruktion auch Stabilität. Die Rückenmuskeln sind paarweise symmetrisch und beidseitig der Wirbelsäule angeordnet und verlaufen zickzack über den Rumpf, von Schulter und Becken zu Wirbelsäule und Rippen, jedoch nie über die Wirbelsäule hinweg.

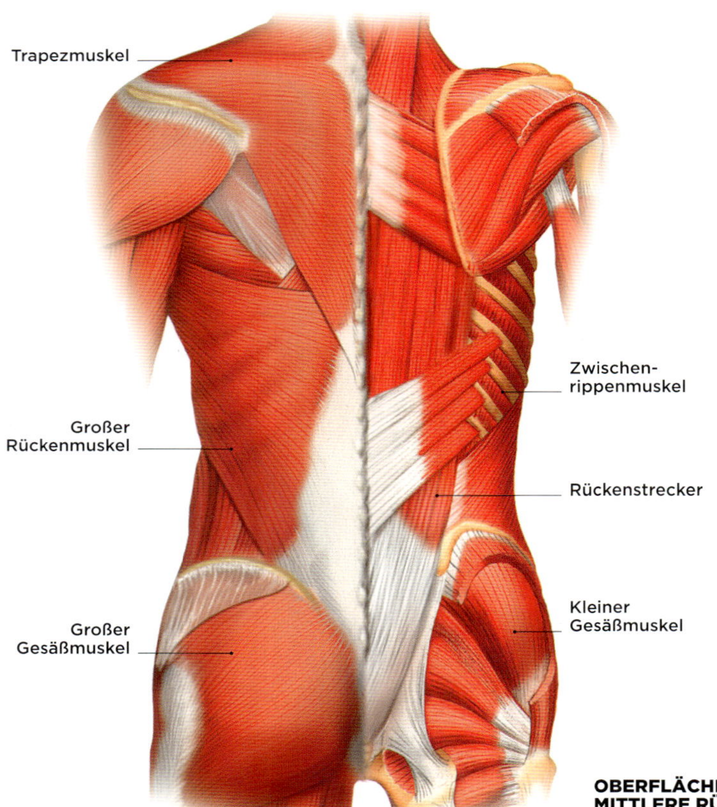

OBERFLÄCHLICHE UND MITTLERE RÜCKENMUSKELN
Die wichtigsten Muskeln dieser Schichten.

Muskeln und Sehnen Muskeln bestehen aus Bündeln langer, dünner Fasern, verbunden durch Bindegewebe. Die Muskeln, die die Bewegungen des Rückens steuern, sind Skelettmuskeln, d. h., sie sind an beiden Enden durch Faserstränge, sogenannte Sehnen, an einem Knochen befestigt. Reich an Blut und Nerven sind die Muskelfasern dafür ausgelegt, sich je nach Aufforderung bzw. Reiz durch die Nerven anzuspannen oder zu entspannen. Spannt sich ein Muskel an, so entspannt sich sein Gegenspieler, Knochen und Gelenke bewegen sich. Rückenmuskeln bestehen aus drei Hauptschichten:

- **Oberflächliche Schicht** Die Muskeln dieser Schicht sind die größten im Rückenbereich. Diese meist breiten, dreieckigen Muskelplatten verbinden die Fortsätze der Wirbelsäule (siehe S. 14) mit den Schulterblättern und dem Schultergelenk. Dazu gehören der Trapez- und der große Rückenmuskel. Diese kräftigen Muskeln geben dem Rumpf bei Armbewegungen Stabilität
- **Mittlere Schicht** Dies sind hauptsächlich Muskelzüge wie die Rückenstrecker. Sie strahlen fächerförmig vom Becken aus und sind an Wirbeln, Rippen und Schädel befestigt.
- **Tiefe Schicht** Die am tiefsten liegenden Muskeln sind auch die kürzesten. Sie verlaufen zwischen den Wirbeln und sorgen für die Auf-

richtung der Wirbelsäule. Wichtig ist, dass sie sich zusammenziehen, um die Wirbelsäule vor Bewegungen zu stabilisieren.

Den Bauch nicht vergessen Die Bauchmuskeln sind wichtige Partner der Rückenmuskeln, ihre Gegenspieler. Kontraktion der Bauchmuskeln bringt den Brustkorb näher ans Becken, sodass die Wirbelsäule sich vorbeugen kann. Auch bei Drehbewegungen arbeiten Bauch- und Rückenmuskeln zusammen.

Das Zusammenziehen der breiten Bauchmuskeln bewirkt erhöhten Druck auf die Bauchhöhle, was der Wirbelsäule zusätzliche Stabilität gibt. Dies ist bei besonderen Belastungen der Wirbelsäule – etwa beim Heben schwerer Lasten – entscheidend, um das Gewicht zu verteilen.

Die Lenden gürten Ein tief liegender Muskel mit besonderer Bedeutung für den Rücken ist der Psoas (Großer Lendenmuskel). Dieser lange, dicke Muskel verläuft innerhalb des Beckens von den Lendenwirbeln zur oberen Partie des Oberschenkelknochens (unterhalb des Hüftgelenks). Zusammen mit dem Iliacus (Darmbeinmuskel) bildet er den Iliopsoas-Muskel (Lenden-Darmbein-Muskel). Er beugt Hüften und Oberschenkel. Damit hilft er, die Haltung des unteren Rückens zu kontrollieren. Zieht er sich zusammen, presst er die Bandscheiben zwischen den Lendenwirbeln zusammen. Wer täglich viele Stunden sitzt, leidet oft unter verkürzten Iliopsoas-Muskeln. Das führt zu schlechter Haltung (siehe auch *Die richtige Haltung,* S. 148.)

Kennen Sie die Faszien? Faszien sind ein dünner Film aus Bindegewebe, der von Kopf bis Fuß alles in Ihrem Körper umgibt. Jeder Muskel und auch jede einzelne Muskelfaser ist davon umschlossen.

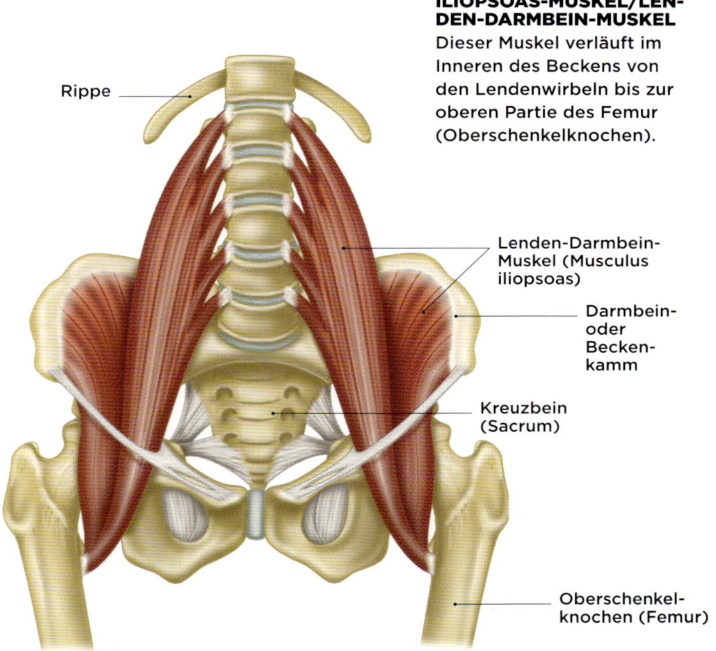

ILIOPSOAS-MUSKEL/LENDEN-DARMBEIN-MUSKEL
Dieser Muskel verläuft im Inneren des Beckens von den Lendenwirbeln bis zur oberen Partie des Femur (Oberschenkelknochen).

Betrachten Sie einmal ein gekochtes Hühnerbein: Wenn Sie es vorsichtig auseinanderziehen, erkennen Sie die Faszien – eine dünne Gewebeschicht.

Sie bestehen aus zahlreichen Schichten Kollagenfasern. Dehnt ein Muskel sich aus, dehnen sich auch die Kollagenfasern, bis sie auch voll gedehnt sind und eine weitere Bewegung verhindern. Gesunde Faszien können sich ausdehnen und zusammenziehen und sorgen dafür, dass Muskeln und andere Gewebe reibungslos übereinandergleiten. Sind die Faszien jedoch versteift oder mit einem verhärteten Muskel verbunden, verlieren sie ihre Elastizität. Werden sie dann überdehnt, reißen sie leichter. Das hat Schmerzen und Entzündungen zur Folge.

Kommunikationsbahnen

Die Knochenstruktur der Wirbelsäule hält nicht nur das Skelett zusammen. Sie dient auch als lebenswichtiger Schutzendkanal für das Rückenmark – die Kommunikationsautobahn zwischen Gehirn und übrigem Körper.

Wie wichtig das Rückenmark ist, kann gar nicht genug betont werden. Es ist Kernstück des Zentralnervensystems, zu dem auch das Gehirn gehört, und es ist die Bahn, über die alle Signale des Gehirns in den übrigen Körper geleitet und sensorische Signale des peripheren Nervensystems zurück zum Gehirn übermittelt werden. Der komplexe Aufbau der Wirbelkörper bildet im Inneren der Wirbelsäule einen Kanal. Öffnungen zwischen den Wirbeln zu beiden Seiten entlang der Wirbelsäule dienen als Austrittspunkte für die Rückenmarknerven (Spinalnerven).

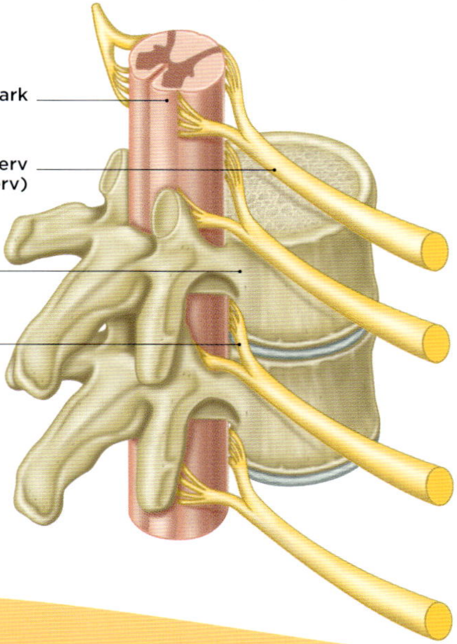

NERVENBAHNEN
Die Spinalnervenwurzeln leiten die Signale den ganzen Körpers. Sie sind mit dem Rückenmark verbunden und treten durch Zwischenwirbellöcher aus.

Aufbau des Rückenmarks Das Rückenmark ist zylindrisch geformt. Es besteht aus einem inneren Kern von Nervenfasern, die von Blutgefäßen umgeben und von drei Häuten umhüllt sind. Zwischen zweien von diesen zirkuliert die Gehirn-Rückenmark-Flüssigkeit (Liquor) – die gleiche Flüssigkeit, die auch das Gehirn umgibt – und bildet eine zusätzliche Schutzschicht.

Rückenmarknerven Die Spinalnerven entspringen am Rückenmark und dienen der Leitung von Nervensignalen aus dem Körper ans Gehirn und umgekehrt (siehe rechts). Vereinfacht ausgedrückt sind die Spinalnerven im Hals- und Schulterbereich der Wirbelsäule für Kopf, Hals und Arme zuständig, die im Brustwirbelbereich für den Rumpf und die im Lendenwirbelbereich für Taille und Beine. Das Rückenmark endet im oberen LWS-Bereich. Darunter befindet sich die Cauda equina (Pferdeschwanz), eine verästelte Struktur aus Nervenwurzeln, die für Beine, Gesäß und Unterleib zuständig ist. Neurologen schließen aus dem Bereich, in dem Symptome auftreten, auf die Lage eines geschädigten Spinalnervs.

Nervenfasern Es gibt zwei Arten von Nervenfasern für die Übermittlung unterschiedlicher Signale:

- **Motorische Nervenfasern** werden auch efferente Nervenfasern genannt. Sie übermitteln Nachrichten aus dem Gehirn, die Muskeln zur Kontraktion anregen und damit Bewegung auslösen. Diese willkürlichen Muskeln werden bewusst gesteuert, im Gegensatz zu unwillkürlichen, über die wir keine Kontrolle haben, etwa die des Herzens oder des Verdauungsapparats, und werden vom autonomen vegetativen Nervensystem gesteuert.

- **Sensible Nervenfasern** werden auch afferente Nervenfasern genannt. Sie übermitteln Nachrichten von den sensiblen Nervenenden im Körper ans Gehirn. Dort werden sie interpretiert, sodass sie bewusst verstanden werden. Ein Empfindungsreiz etwa tritt in der Hand auf, wird aber im Gehirn „gefühlt“.

Die Rückenmarknerven bestehen sowohl aus motorischen als auch sensiblen Fasern.

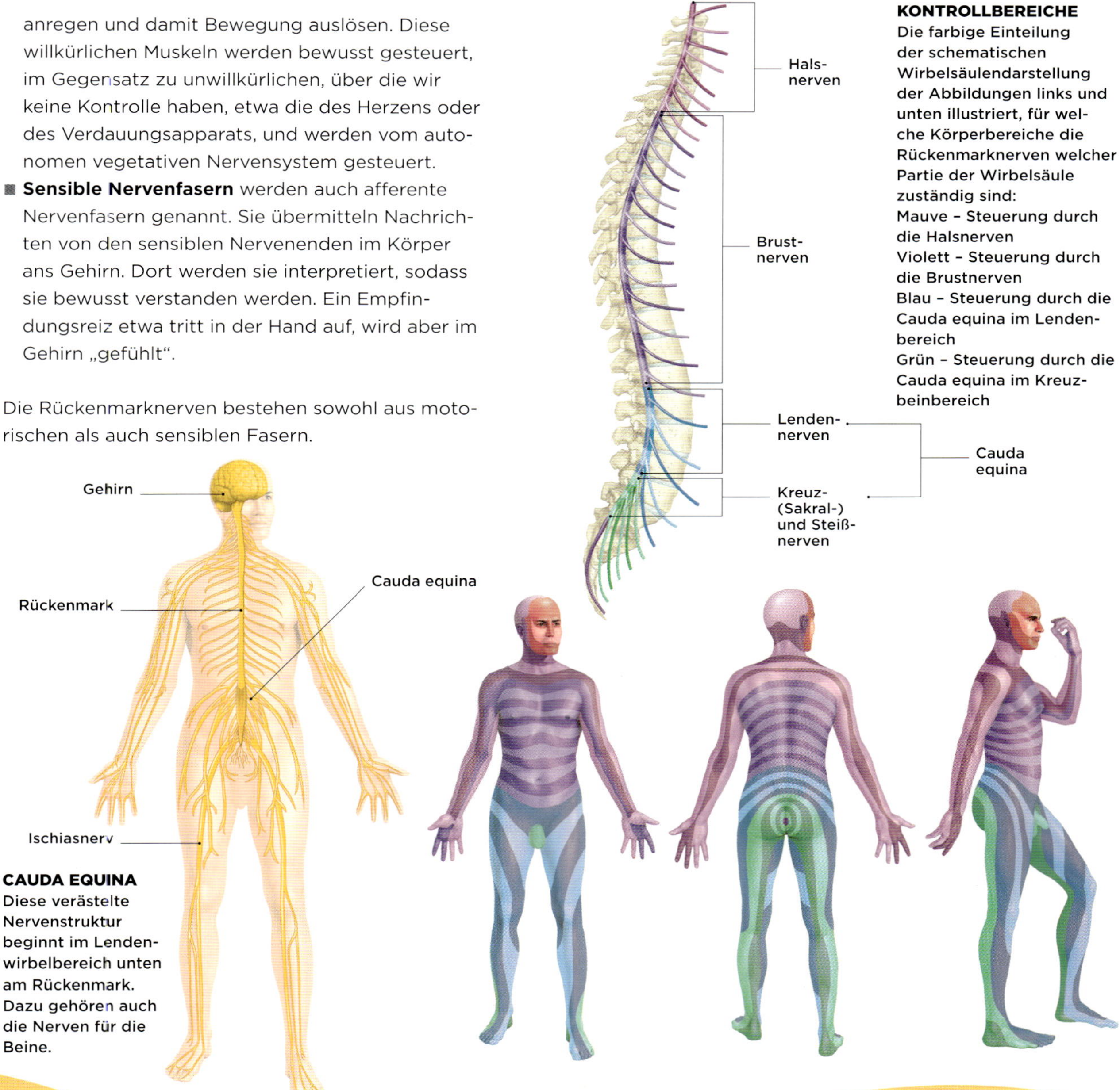

KONTROLLBEREICHE
Die farbige Einteilung der schematischen Wirbelsäulendarstellung der Abbildungen links und unten illustriert, für welche Körperbereiche die Rückenmarknerven welcher Partie der Wirbelsäule zuständig sind:
Mauve – Steuerung durch die Halsnerven
Violett – Steuerung durch die Brustnerven
Blau – Steuerung durch die Cauda equina im Lendenbereich
Grün – Steuerung durch die Cauda equina im Kreuzbeinbereich

CAUDA EQUINA
Diese verästelte Nervenstruktur beginnt im Lendenwirbelbereich unten am Rückenmark. Dazu gehören auch die Nerven für die Beine.

Rücken und Bewegung

Um zu verstehen, wie der Rücken als Einheit funktioniert, müssen wir die mechanischen Kräfte betrachten, die im Alltag auf ihn einwirken – und uns bewusst machen, wie er sich im Lauf der Evolution entwickelt hat. Damit beschäftigt sich die Wissenschaft der „Biomechanik".

In Bezug auf den Rücken untersucht die Biomechanik, wie sich Schwerkraft, Muskelbewegungen und unsere Aktivitäten auf die Knochen, Gelenke, Muskeln und Bänder auswirken, aus denen er besteht. Die biomechanischen Prozesse zu verstehen ist wichtig, da den meisten Rückenbeschwerden eine

Mensch und Tier ▸▸

Menschen gehören zu den wenigen Kreaturen in aufrechter Haltung. Daher muss unsere Wirbelsäule Belastungen aushalten, die bei den uns verwandten Primaten, die einen Großteil der Zeit auf allen vieren verbringen, gar nicht vorkommen.

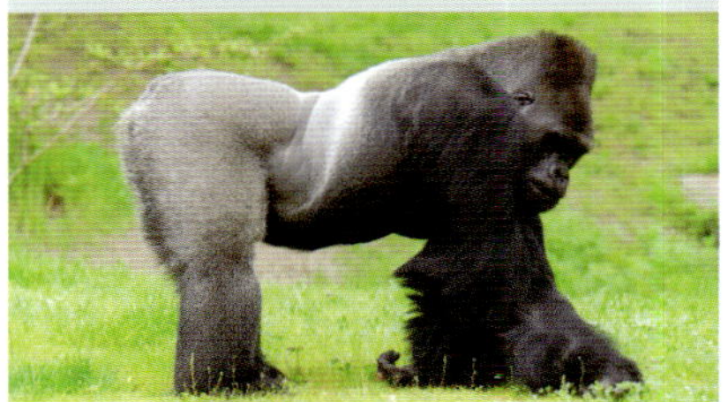

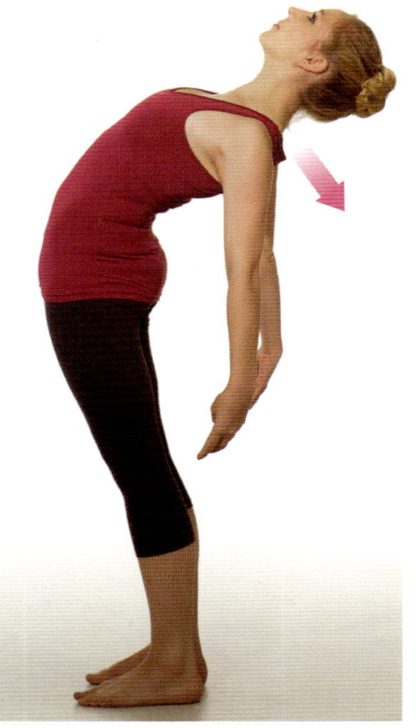

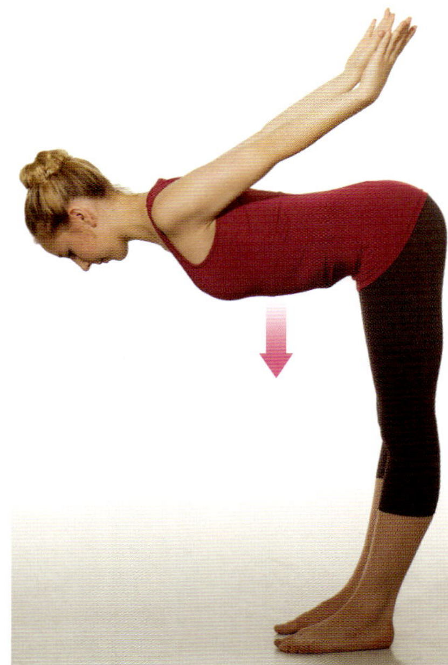

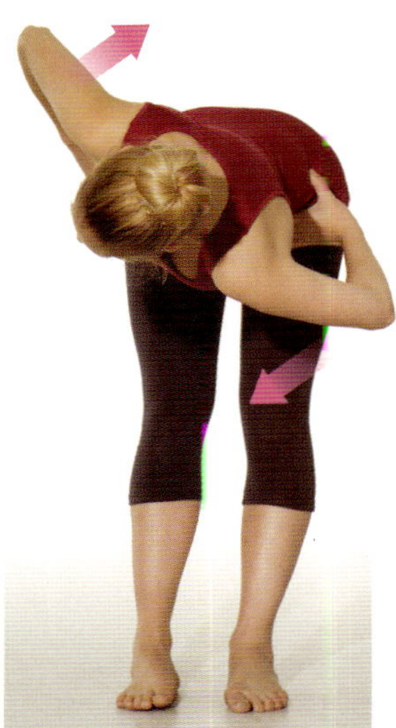

Störung des biomechanischen Systems zugrunde liegt, ob die Ursache dafür nun genetisch, krankheits- oder altersbedingt ist oder einfach mit unserer Art zusammenhängt, uns zu bewegen.

Die Kräfte dieses Spieles Eine Kraft ist etwas, was Druck ausübt, und es gibt eine allgegenwärtige Kraft, die ein Leben lang auf den Rücken einwirkt – die Schwerkraft. Sie drückt Wirbel und Bandscheiben zusammen. Diese Kompression ist ein rein menschliches Problem, da wir, anders als unsere Cousins, die Affen, stets aufrecht gehen. Leider musste unser Rücken in der Evolution Kompromisse eingehen, um dies zu ermöglichen. Denn eine Struktur, die starr genug ist, um dem Druck der Schwerkraft standzuhalten, zwangsläufig die Flexibilität vermindert, die wir für unsere Bewegungen im Alltag eigentlich benötigen.

Teils durch die aufrechte Haltung musste unser Rücken, außer mit der Kompression, auch noch mit anderen Kräften fertig werden, nämlich Zugspannung, Scherkräften und Verdrehung (Torsion):

BEWEGUNGSSPIELRAUM
Die Wirbelsäule ermöglicht verschiedene Bewegungsarten: Vorbeuge, Rückbeuge, Drehung (Rotation) und Seitneigung.

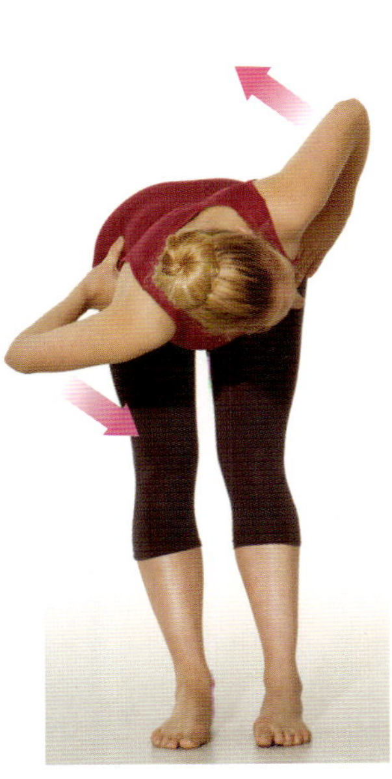

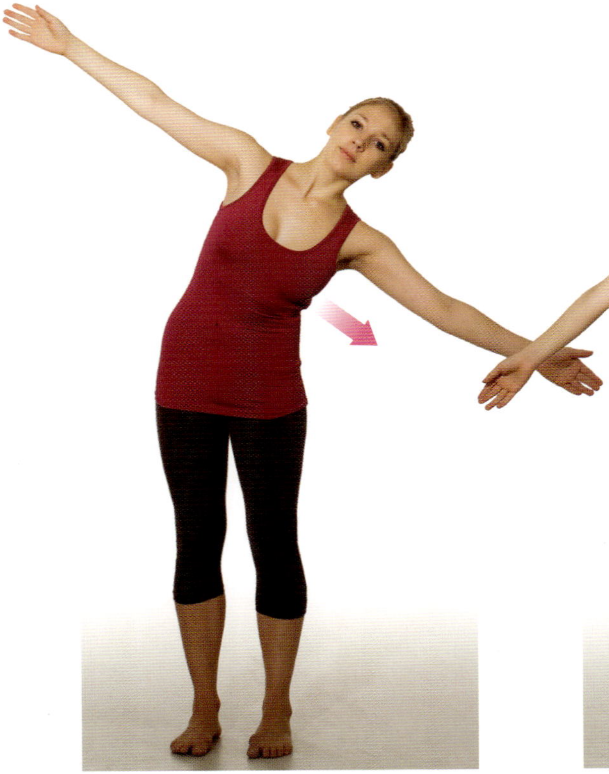

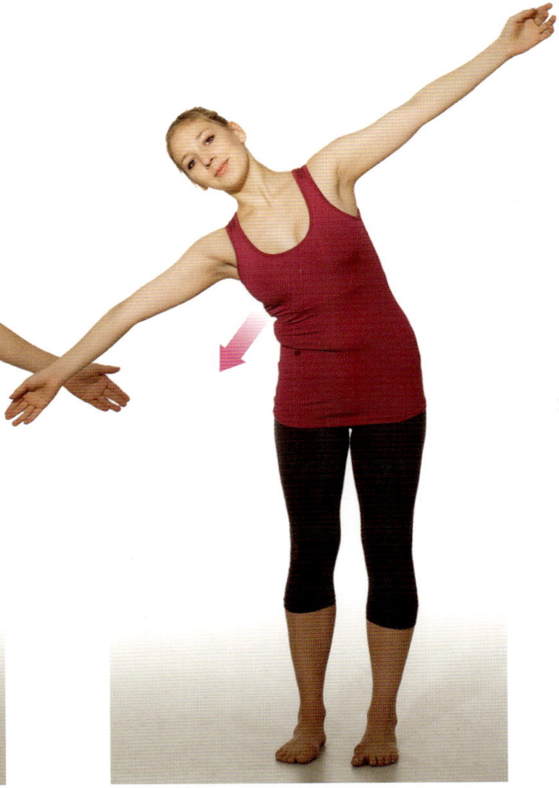

DIE KRÄFTE
Die Abbildungen veranschaulichen die Wirkungen der Kräfte, denen unsere Wirbelsäule im Alltag ausgesetzt ist. Zum Vergleich wird auch die neutrale Position, in der keine Kräfte einwirken, mit dargestellt.

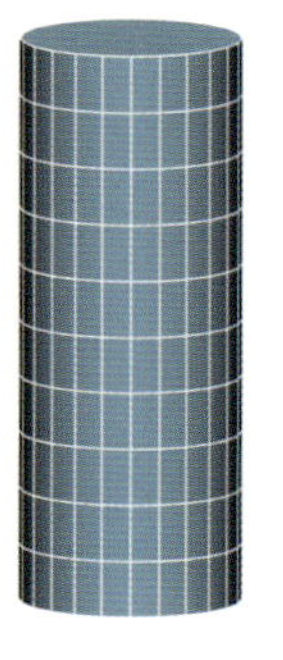

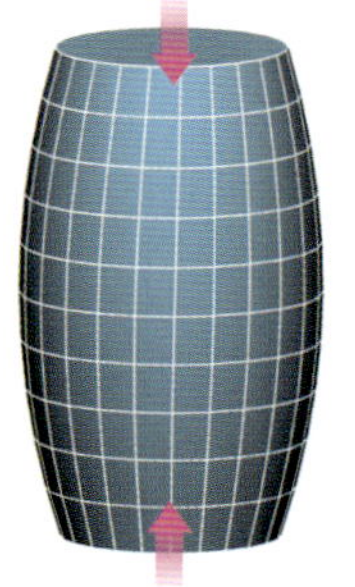

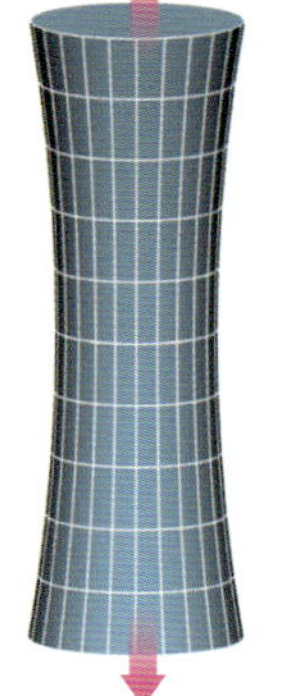

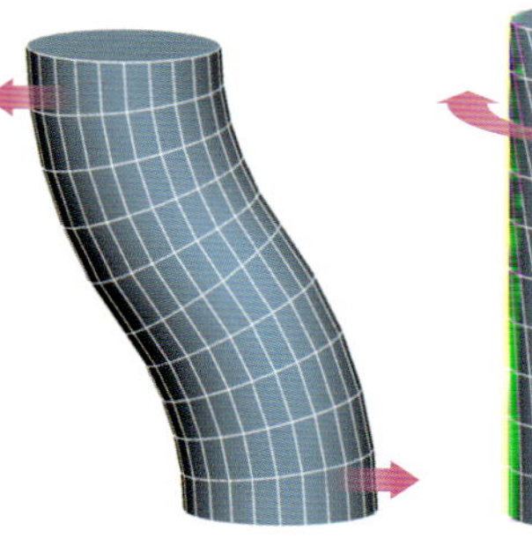

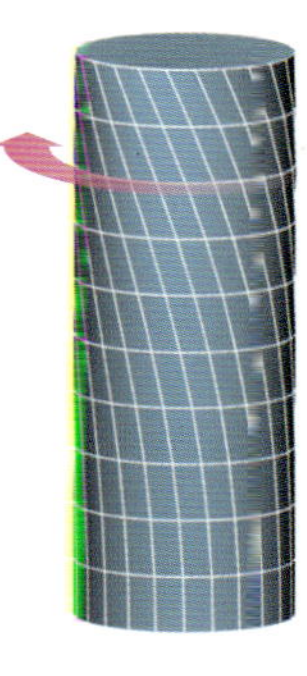

- **Zugspannung** Eine Zugkraft, die auf die Wirbelsäule einwirkt, etwa wenn Sie an einer Reckstange hängen.
- **Scherkräfte** kommen zur Wirkung, wenn Sie sich auf eine Seite neigen und somit die Wirbelsäule aus ihrer normalen Position der senkrechten Achse bringen.
- **Verdrehung (Torsion)** Diese Kraft verdreht die Wirbelsäule um ihre eigene Achse.

Damit die Wirbelsäule all diesen Kräften standhält, entwickelten sich diverse Schutzmechanismen, ohne die die Wirbel aus ihrer natürlichen Position verschoben und Bänder reißen würden, Bandscheiben würden beschädigt. Dennoch können die Schutzmechanismen durch die enormen Kräfte, die im Spiel sind, ausgeschaltet oder so weit überwunden werden, dass es zu Verletzungen kommt.

Kontrollsäulen Die Wirbelsäule bildet eigentlich zwei Säulen (ventral/vorn und dorsal/hinten), und zwar so, dass maximale Stabilität und Beweglichkeit erreicht werden, um den Kräften standzuhalten. Zur vorderen tragenden Partie gehören Wirbel und

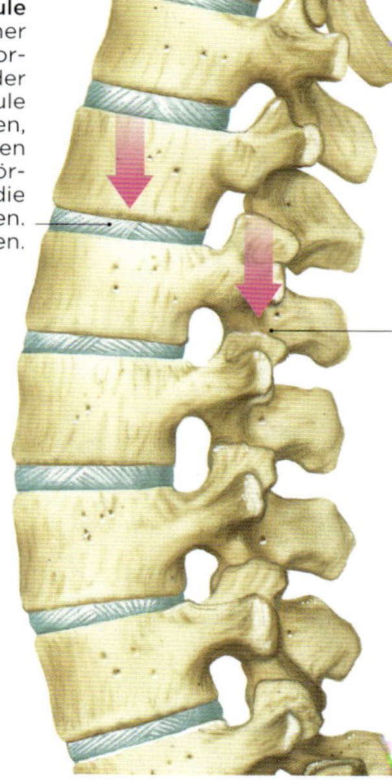

DOPPELTE KONTROLLE
Die einwirkenden Kräfte werden durch die doppelte Struktur der Wirbelsäule abgefangen: Wirbelkörper und Bandscheiben vorn, die durch Gelenke verbundenen Wirbelfortsätze hinten.

Bandscheiben, zur hinteren Partie – sie wird oft mit einer Zuggurtung verglichen – die Wirbelfortsätze, Facettengelenke und Bänder (weitere Informationen siehe S. 12–16).

Lasten ausbalancieren Im täglichen Leben ist die tragende Konstruktion der Wirbelsäule Druck ausgesetzt. Sie ist so gebaut, dass sie dem standhält. Problematisch wird es, wenn die Konstruktion durch Fehlhaltungen (siehe S. 148) oder Verschleißkrankheiten wie Arthrose verformt wird oder wenn wir sie beim Heben, Ausbalancieren oder Verdrehen nicht schützen.

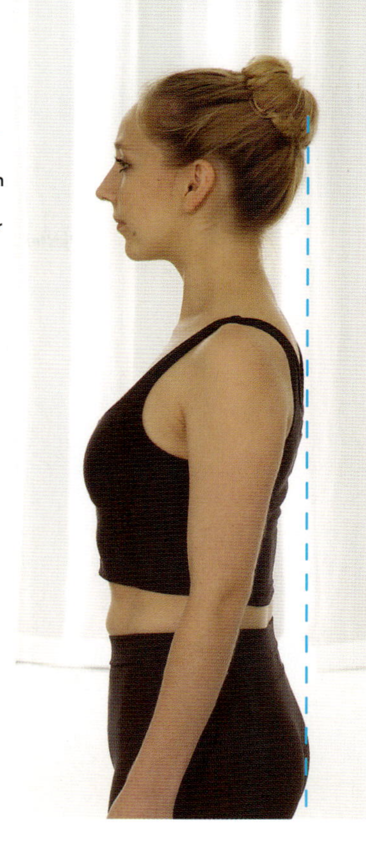

NEUTRALE POSITION
In der sogenannten neutralen Position schützen die natürlichen Krümmungen der Wirbelsäule den Rücken optimal vor Überlastung und Verrenkungen.

Die neutrale Zone Glücklicherweise haben eine Reihe von Studien gezeigt, dass Übungen für die „neutrale Zone“ (NZ) – so nennt das die Biomechanik – die Belastbarkeit des Rückens erhöhen und so Verletzungen und Schmerzen im unteren Rücken vorbeugen können. Bei diesen Übungen wird der Bewegungsspielraum der Wirbelsäule eingeschränkt, sodass keine nennenswerte Belastung der Bänder oder Bandscheiben erfolgt. Sie können solche Belastungen reduzieren, indem Sie versuchen, bei all Ihren Bewegungen die normale Krümmung der Wirbelsäule im Bereich von Lendenwirbeln und Becken beizubehalten. Betrachten Sie es einmal so: Beim Beugen der Lendenwirbelsäule setzen Sie Bänder, Bandscheiben und Muskeln unter Druck – ein mechanischer Nachteil für die Muskeln, die eventuelle Scherkräfte nicht auffangen können. Dies bedeutet ein erhöhtes Verletzungsrisiko. Aus der neutralen Position kann das Becken etwa gleich weit nach hinten (Gesäß nach vorn geschoben) oder vorn (Hohlkreuz) kippen. Die Kippübungen im Liegen und Sitzen (siehe S. 134) helfen dazu, die neutrale Position zu erreichen, und mit der Zeit wird Ihnen die korrekte Haltung zur zweiten Natur. Das reduziert Ihr Verletzungsrisiko.

TÄGLICHE BELASTUNGEN
Selbst eine einfache Tätigkeit wie das Tragen einer Einkaufstasche kann die Wirbelsäule schädigen.

Was falsch laufen kann

Dafür gibt es jede Menge Möglicheiten: Ihr Rücken und Beschwerden in diesem Zusammenhang verändern sich in jeder Lebensphase. Die Kindheit, das Ausüben neuer Aktivitäten, das Familienleben und das Älterwerden bringen jeweils neue Herausforderungen für den Rücken mit sich. Hier finden Sie einen Überblick über die Ursachen von Rückenbeschwerden.

Manchen Rückenproblemen lässt sich vorbeugen, andere sind die Folge eines Unfalls oder einer Krankheit. Menschen jeden Alters können betroffen sein wie auch jeder Bereich des Rückens. Ausführlichere Beschreibungen der Beschwerden sowie hilfreiche Übungen finden Sie in den nachfolgenden Kapiteln.

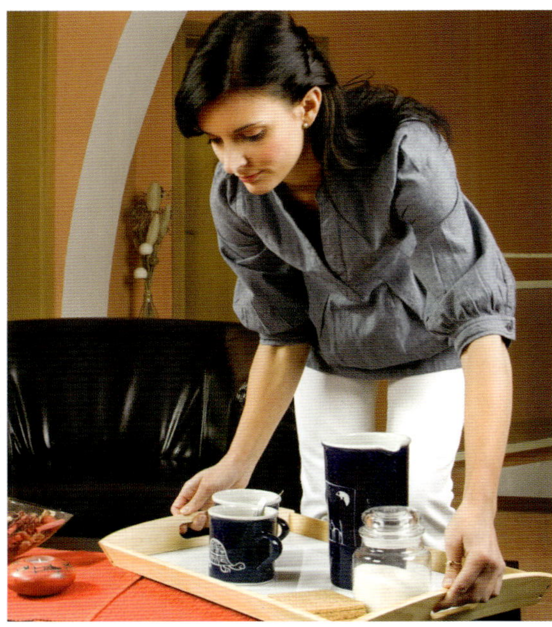

BELASTUNG IM ALLTAG
Manchmal führt eine einfache alltägliche Verrichtung wie das Heben eines Tabletts zu tagelangen Rückenschmerzen, verursacht durch durch Muskel- und Bänderzerrungen.

Muskel- und Bänderzerrungen Muskeln und Bänder halten eine Menge Bewegungen aus (siehe *Beweglich und stabil,* S. 17), können jedoch durch Überdehnung verletzt werden. Dabei kommt es zu Muskelfaserrissen, wobei betroffene Muskeln oft schmerzhaft verkrampfen („Muskelkater"), bis die Verletzung geheilt ist. Hauptursachen für muskulär bedingte Rückenbeschwerden sind:

- **Anstrengendes Training** Vor allem, wenn Sie nicht daran gewöhnt sind und sich zuvor nicht gut aufgewärmt haben, kommt es oft zu kleinen Muskelzerrungen. Sportarten mit vielen Drehbewegungen wie Racquetball oder Tennis führen ebenfalls häufig zu Muskel- und Bänderzerrungen, wenn diese nicht stark oder elastisch genug sind.
- **Falsches Heben** Ein weiterer Hauptgrund für Muskel- und Bänderzerrungen – die Lasten müssen dazu nicht einmal besonders schwer sein. Bei vielen Tätigkeiten ist eine Menge an Gewicht zu heben und zu tragen. Mit der Zeit kann solche wiederholte Belastung sich in Ihrem Rücken bemerkbar machen. Bedienungen in Restaurants etwa, die sich beim Tragen von Tabletts recken und verdrehen müssen, leiden oft unter chronischen

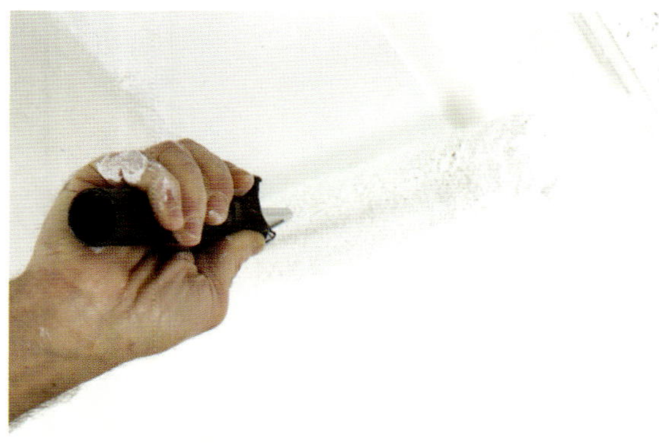

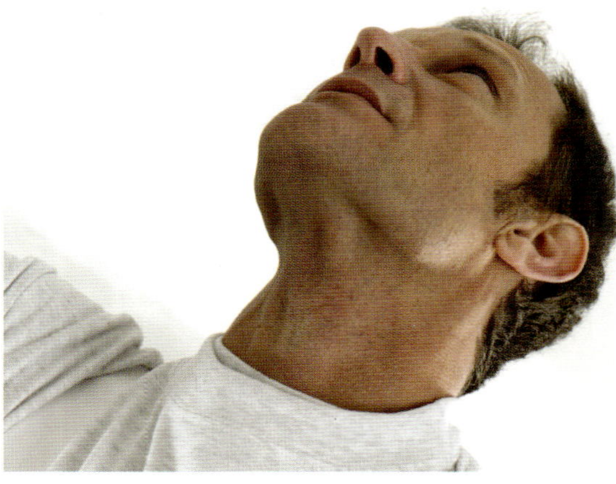

DIE RISIKEN DER WIEDERHOLUNG
Eine Hauptursache für Muskelzerrungen im Rückenbereich sind monotone Bewegungen wie etwa beim Streichen.

Rückenschmerzen. Falsche Hebetechnik bedingt leicht einen stark schmerzenden, steifen Rücken (Informationen zu korrekter Hebetechnik siehe *Überlastung vermeiden,* S. 152).

- **Monotone Bewegungen** Wiederholt man ein Bewegungsmuster über einen längeren Zeitraum, kann dies zu Muskelkater und Krämpfen führen – eine der Hauptursachen von Rückenschmerzen am Arbeitsplatz. Beispiele hierfür sind Tätigkeiten bei der Arbeit oder zu Hause wie Maler- oder Schreinerarbeiten, wobei wiederholt die gleiche Bewegung ausgeführt wird.
- **Übergewicht** Zu viel Körperfett oder eine Gewichtszunahme während einer Schwangerschaft (siehe *Schwangerschaft,* S. 130) – v. a. in der Körpermitte strapaziert Ihre Rückenmuskeln zusätzlich und überdehnt die Bauchmuskeln, sodass sie beim Heben nicht mehr so effizient mitarbeiten können (siehe auch *Gewicht reduzieren,* S. 158).

Stressbedingte Muskelkrämpfe Wir alle sind manchmal gestresst und manche von uns haben so viele Termine und Probleme, dass sie ständig angespannt sind. Leider äußert sich dies sehr häufig in körperlichen Beschwerden wie Rücken-, Nacken- oder Schulterschmerzen. Physiologisch betrachtet setzt auf einen bestimmten Stressfaktor eine „Kampf oder Flucht"-Reaktion ein. Durch die Freisetzung von Hormonen spannen sich die Muskeln an – für den Fall einer Bedrohung, die eine körperliche Reaktion erfordert. Das Ergebnis sind möglicherweise heftige Schmerzen (siehe auch *Entspannen,* S. 162).

Muskuläre Dysbalancen Ein gesunder Rücken ist symmetrisch – d. h., von hinten betrachtet ist die Wirbelsäule gerade und die Rückenmuskeln sind auf beiden Seiten gleichmäßig verteilt. Aber bei vielen Menschen führen durch Arbeit bedingte Fehlhaltungen oder routinemäßige Bewegungen zu muskulären Dysbalancen, die den Rücken belasten. Bei Tennisspielern etwa bilden sich auf der Seite der Schlägerhand meist stärkere Muskeln aus. Im Lauf

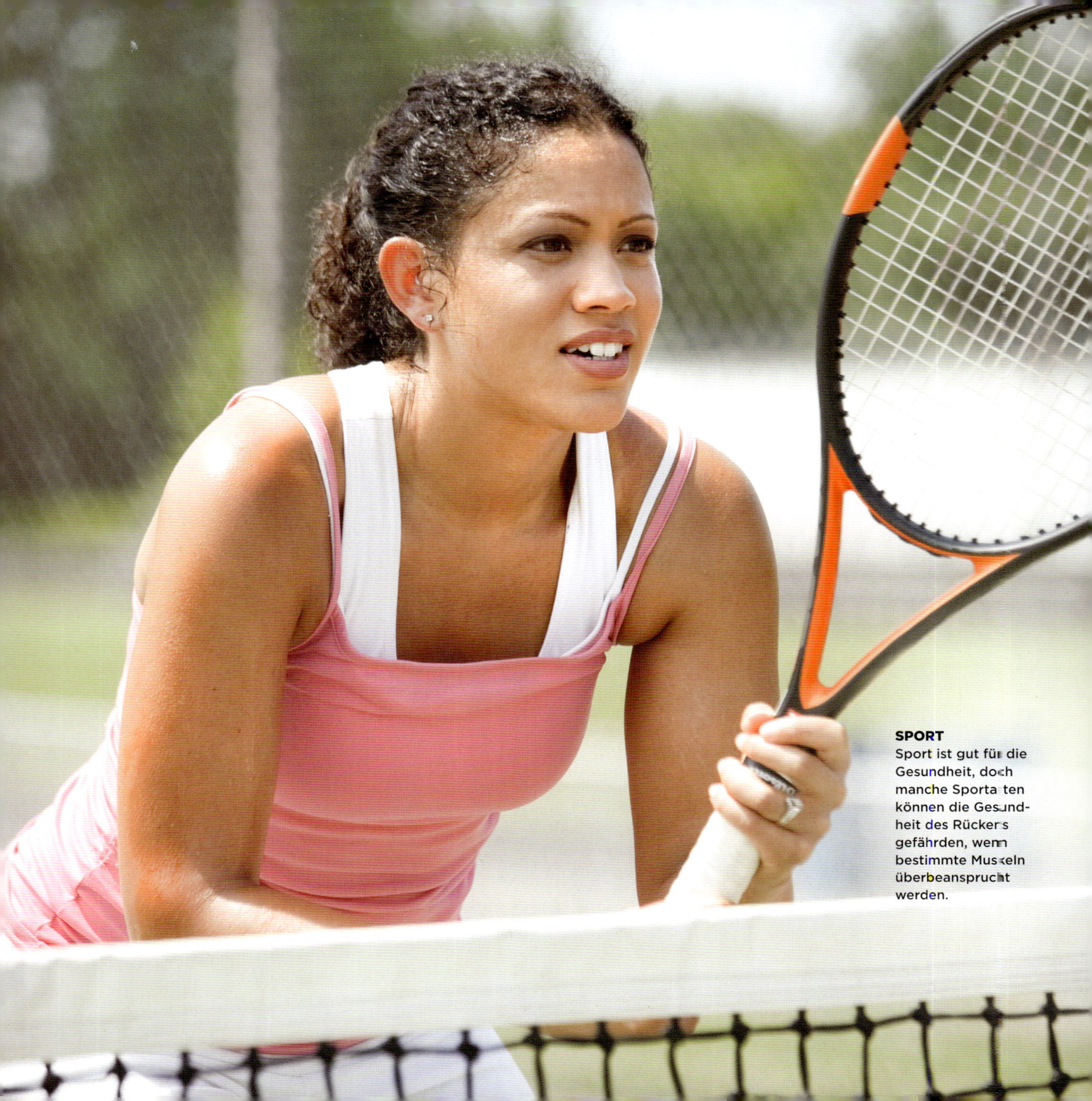

SPORT
Sport ist gut für die Gesundheit, doch manche Sportarten können die Gesundheit des Rückens gefährden, wenn bestimmte Muskeln überbeansprucht werden.

der Zeit überwiegt der Zug der Muskeln der stärkeren Seite den der schwächeren Seite. Die Lösung dafür liegt in speziellen Übungen zur Kräftigung von Arm und Rumpf der schwächeren Seite. Ein Physiotherapeut kennt die geeigneten Übungen.

Unfälle und Verletzungen Am häufigsten resultieren Rückenprobleme aus einem Sturz oder sonstigen Unfall, v. a. bei jüngeren Menschen. Ein Sturz kann zu Prellungen des Rückens oder in schwereren Fällen zum Bruch der Wirbelsäule führen. Letzterer birgt natürlich die Gefahr, dass das Rückenmark geschädigt sein könnte. Das kann zu bleibenden Behinderungen führen. Wie man sich im Falle eines Sturzes verhält, lesen Sie auf Seite 38.

Zu einem Schleudertrauma kommt es oft bei Autounfällen. Durch einen plötzlichen Ruck wird die Wirbelsäule (meist im Halsbereich) erst nach hinten, dann nach vorn überstreckt, sodass die stützenden Bänder, Muskeln und Facettengelenke überdehnt und gezerrt werden. Das Ergebnis sind Nacken- und Rückenschmerzen, ein steifer Hals und oft Kopfschmerzen. Vorsicht: Ein Schleudertrauma muss immer ärztlich behandelt werden.

Bandscheibenprobleme Der Begriff „Bandscheibenvorfall" ist geläufig im Zusammenhang mit Rückenschmerzen, die bewegungsunfähig machen, wenn eine Bandscheibe zwischen zwei Wirbeln (siehe S. 16) vortritt und möglicherweise der weiche, dämpfende Gallertkern „ausläuft". Das vorgefallene Gewebe kann auf Rückenmark und Nerven drücken, was Schmerzen und andere Symptome hervorruft. In der Regel geht einem Bandscheibenvorfall eine dauerhafte Überlastung des Rückens voraus, wodurch das Innere der Bandscheiben seine Elastizität verloren hat und der äußere Faserring einer oder mehrerer Bandscheiben gerissen ist.

Verletzung der Facettengelenke Diese kleinen Gelenke zwischen zwei Wirbeln (siehe *Beweglich und stabil*, S. 16) sind eine Hauptursache dauerhafter Rückenbeschwerden. Die Facettengelenke können durch zu starkes Zusammenpressen verletzt werden, etwa wenn

- die Bandscheiben zwischen den Wirbeln schrumpfen, sodass sich der Abstand zwischen den Wirbeln verringert.
- die umgebenden Bänder ausleiern wie bei älteren Menschen häufiger der Fall.
- man lange Zeit auf einer Stelle sitzt.
- man eine schlechte Haltung hat oder hohe Absätze trägt.

Knochenverschleiß Wirbel bestehen aus demselben Material wie die übrigen Knochen und sind daher anfällig für denselben Knochenverschleiß. Ursachen dafür können schlechte Ernährung, zu wenig Bewegung oder einfach der Alterungsprozess sein. Diese Probleme werden im Abschnitt über Osteoporose besprochen (siehe S. 68).

Nervenschäden Da die Wirbelsäule einen schützenden Kanal für die Hauptnervenbahnen des Körpers bildet, ist es nicht erstaunlich, dass viele Probleme, die von den Knochen und vom weichen Gewebe der Wirbelsäule ausgehen, sich auch auf die Nerven hier auswirken. Eine Entzündung des Gewebes rings um ein verletztes Facettengelenk etwa kann einen Spinalnerv beeinträchtigen, der an dieser Stelle der Wirbelsäule austritt. Ähnlich kann eine vorgefallene Bandscheibe Druck auf das Rückenmark ausüben. Verletzungen der Wirbelsäule können auch die Nerven selbst schädigen.

Verräterische Symptome für die Schädigung eines Nervs sind Taubheit und Kribbeln und/oder stechende Schmerzen. Die genaue Stelle, an der

Symptome auftreten, hängt von dem betroffenen Bereich des Rückens und der Lage der geschädigten Nerven ab. Schäden an bestimmten Nerven können auch die Funktion von Organen beeinträchtigen. Weitere Informationen zu den Auswirkungen von Nervenschäden finden Sie in *Probleme der zervikalen Nervenwurzeln* (siehe S. 82) und *Druck auf die Nervenwurzeln* (siehe S. 116).

Entzündungen Da die Wirbelsäule Teil des Bewegungsapparats ist, können hier auch sämtliche Beschwerden auftreten wie bei Knochen, Muskeln und Gelenken im übrigen Körper. Dazu gehören auch Gelenkentzündungen.

Eine Entzündung geht in der Regel mit Schwellung, Rötung und Erwärmung des betroffenen Bereichs einher. Dies ist die normale Reaktion des Körpers auf den Angriff von Keimen oder anderen „fremden" Substanzen. Leider kann es zu dieser Reaktion auch kommen, wenn gar keine Bedrohung vorliegt oder der Körper eigenes Gewebe als solche wahrnimmt. Solche „irrtümlichen" entzündlichen Reaktionen werden als Autoimmunerkrankungen bezeichnet. Davon betreffen den Rücken am häufigsten rheumatoide Arthritis (siehe S. 62) und Morbus Bechterew (siehe S. 66).

Wiederholte Schädigungen oder Traumata des Gewebes können ebenfalls Entzündungen auslösen. In der Wirbelsäule ist diese Art der Entzündung meist die Folge einer Arthrose, bei der es zum Abbau des schützenden Knorpels kommt und die Gelenke sich aufgrund des starken Verschleißes entzünden (Informationen dazu siehe S. 58).

Infektionen Bakterielle wie virale Infektionen des Rückens sind selten, können jedoch gefährlich werden, da sie das Rückenmark und in manchen Fällen auch das Gehirn angreifen. Speziell Meningitis ist hier zu nennen. Diese Hirnhautinfektion kann manchmal Schmerzen und Steifheit in Nacken und Rücken auslösen, außerdem starke Kopfschmerzen, Fieber, Erbrechen und/oder Lichtempfindlichkeit. Meningitis stellt einen medizinischen Notfall dar; verständigen Sie daher bei den genannten Symptomen unverzüglich einen Arzt.

Auch ein epiduraler Abszess, eine Infektion im Wirbelkanal um das Rückenmark kann Rückenschmerzen sowie Fieber und starke Müdigkeit auslösen. Er ist seltener als eine Meningitis, muss aber gleichfalls sofort ärztlich behandelt werden.

Schwangerschaft und Rückenschmerzen Die meisten Frauen leiden irgendwann im Laufe einer Schwangerschaft an Rückenschmerzen, meist im unteren Rücken. Dafür gibt es zwei Gründe: Der zunehmende Bauchumfang wurde bereits erwähnt (siehe *Übergewicht,* S. 27). Das zusätzliche Gewicht in diesem Bereich wirkt sich nicht nur auf den Tonus der Bauchmuskeln aus, es verlagert auch den Schwerpunkt der Schwangeren und damit ihre Haltung. Muskelschmerzen im Lendenwirbelbereich sind daher nichts Ungewöhnliches.

Der zweite Grund für Rückenschmerzen in der Schwangerschaft ist der Einfluss der hormonellen Veränderungen in dieser Zeit. Das Schwangerschaftshormon Relaxin macht die Bänder elastischer, sodass die Beckenknochen, die den Geburtskanal bilden, den Kopf des Babys durchlassen können.

Da die Hormone sich über den Blutkreislauf jedoch im ganzen Körper verteilen, lockern sich auch andere Bänder und es kommt generell leichter zu Gelenküberlastungen, so auch in der Wirbelsäule (Informationen zum Thema Rückenschmerzen in der Schwangerschaft siehe unter *Schwangerschaft,* S. 130).

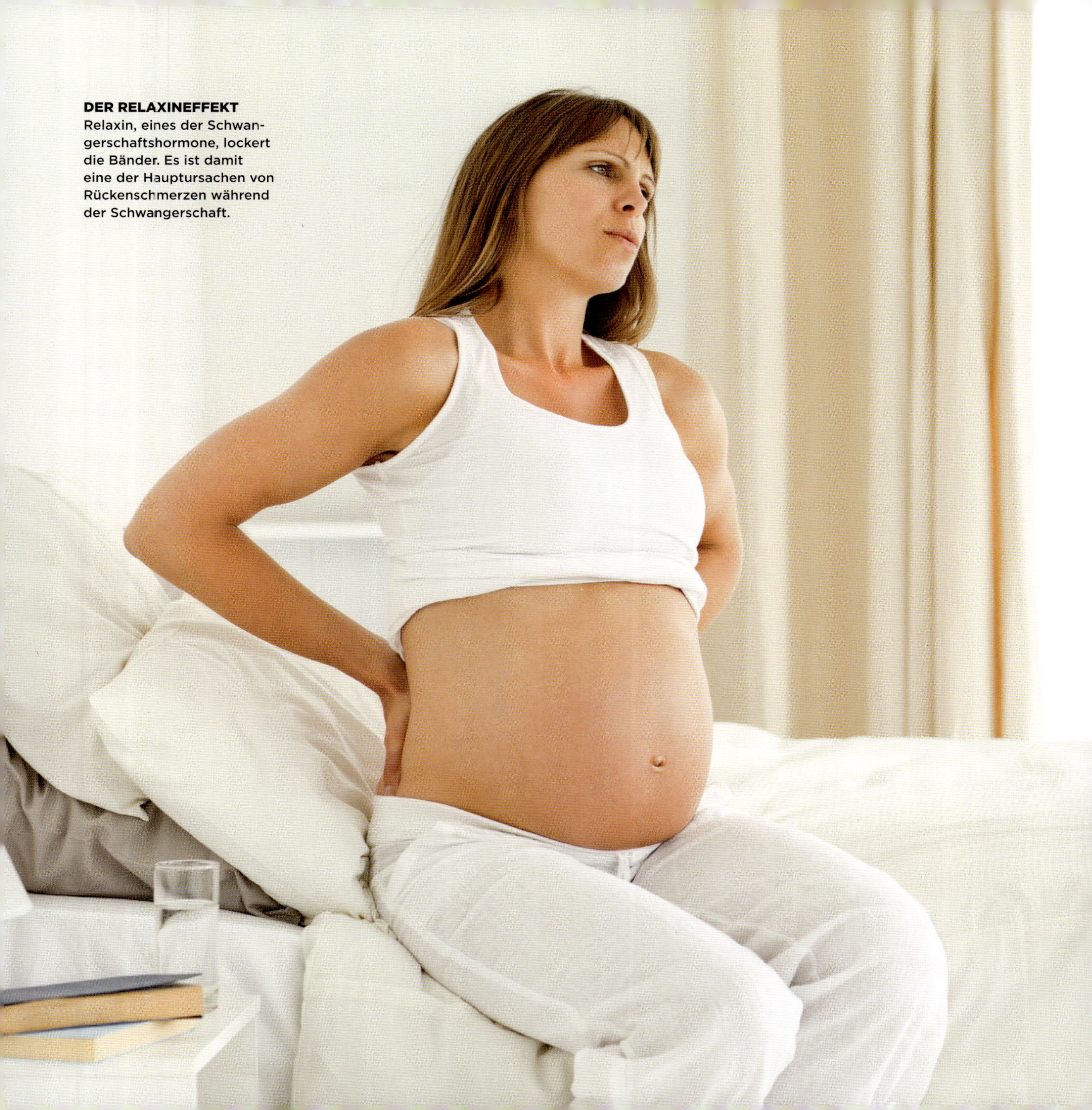

DER RELAXINEFFEKT
Relaxin, eines der Schwangerschaftshormone, lockert die Bänder. Es ist damit eine der Hauptursachen von Rückenschmerzen während der Schwangerschaft.

Ihr Rücken bei der Arbeit

Es gibt viele Tätigkeiten, die die Gesundheit Ihres Rückens gefährden, darunter auch manche Sportart und Freizeitaktivität. Da Sie aber wohl die längste Zeit Ihres Lebens beruflich tätig sind, stellt eine „rückenunfreundliche" Situation am Arbeitsplatz einen erhöhten Risikofaktor für chronische Rückenbeschwerden dar. Dem können Sie entgegenwirken.

Ist mein Job ein „Rückenrisiko"? Nahezu jeder Job gefährdet Ihren Rücken, wenn Sie nicht vorbeugen, um die Risiken zu minimieren. Es leuchtet ein, dass schwere körperliche Arbeit dem Rücken schadet (Tipps dazu siehe *Sicher heben,* S. 153). Doch auch Jobs, von denen man das auf den ersten Blick gar nicht denken würde, können ebenfalls zu Rückenbeschwerden führen. Sehen wir uns an, welche Arbeiten ein Risiko für den Rücken bedeuten.

Schreibtischarbeit Jede Arbeit, bei der man stundenlang sitzt, womöglich auch noch in immer der gleichen Haltung, ist eine Belastung für die Bandscheiben. Wenn Sie sitzen, übt der Iliopsoas-Muskel (siehe S. 19) ständig Druck auf die Wirbel des unteren Rückens aus. Dies erhöht das Risiko, dass eine Bandscheibe sich verschiebt oder der weiche Gallertkern austritt (siehe S. 16). Zudem wird der Abstand zwischen den Wirbeln verringert, wodurch es leichter zu Problemen mit den Wirbelgelenken kommt (siehe S. 17). Mehr noch, wenn Ihre Sitzposition nicht gut ist, besteht die Gefahr, dass Ihre Beschwerden chronisch werden.

Risiken reduzieren – so geht's:

- Öfters Pausen einlegen; bewegen Sie sich, gehen Sie herum, dehnen Sie sich.
- Die Sitzposition korrigieren (siehe S. 156).
- Überprüfen, ob Bürostuhl und Schreibtisch die richtige Höhe haben und die Rückenlehne im richtigen Winkel eingestellt ist (siehe S. 156).

Jobs am Steuer Jede Arbeit, bei der man lange am Steuer sitzt, bedeutet ein Risiko für die Gesundheit des Rückens. Die Ursachen sind zum Teil die gleichen wie bei anderen sitzenden Tätigkeiten – v. a. die Überlastung der Bandscheiben. Es mag Sie überraschen, dass das Steuern eines Pkws ein größeres Risiko darstellt als das eines Lkws oder Busses. Das liegt daran, dass die abgewinkelte Sitzposition im Pkw den Rücken stärker belastet als die aufrechtere Haltung in einem Lkw. Wenn Sie sich zurücklehnen, verlagern Sie viel Gewicht auf den unteren Rücken, während bei einer aufrechten Position die Oberschenkel einen Großteil des Gewichts tragen. Die schädlichen Auswirkungen der ständigen Erschütterungen beim Fahren sind hingegen bei allen Fahrzeugarten gleich.

Auch das Risiko eines Schleudertraumas (siehe auch *Unfälle und Verletzungen,* S. 29) gehört hierher – bei Auffahrunfällen ein hohes Risiko. Oft sind monatelange Rücken-, Nacken- und Schulterschmerzen die Folge. Die Art des Aufpralls, die zu einem Schleudertrauma führt, kann jedoch gelegentlich auch zu gravierenderen Schäden an der Wirbelsäule führen.

Risiken reduzieren – so geht's:

- Stellen Sie stets die Kopfstütze korrekt ein; das verhindert, dass der Nacken bei einem Aufprall nach hinten überdehnt wird.
- Tipps zu rückenschonendem Sitzen im Auto siehe S. 157.

Stehende Tätigkeiten Bei vielen Jobs steht man stundenlang, etwa im Einzelhandel, bei Sicherheitsdiensten, in Restaurants, Bars etc. Das Risiko dieser Tätigkeiten besteht darin, dass Müdigkeit meistens zu Fehlhaltungen führt und das wiederum zu einer Überlastung der Wirbelsäule und ihrer Muskeln (zur Bedeutung korrekter Haltung siehe unter *Die richtige Haltung,* S. 148).

Risiken reduzieren – so geht's:

- Sich bewegen, wann immer möglich.
- Möglichst einen Fuß auf einen Schemel oder Fußlauf stellen, das entlastet den unteren Rücken enorm; dabei öfters links und rechts abwechseln.
- Etwa stündlich Dehnübungen machen.
- Legen Sie sich bei längeren Pausen hin.

Monotone Bewegungen/Heben und Tragen schwerer Lasten Auch Arbeiten mit regelmäßigem Tragen von eher geringerem Gewicht (etwa Tabletts im Restaurant) oder Heben bei seitlichem Verdrehen wie an der Supermarktkasse, in der Krankenpflege oder beim Hausputz zählen hierzu.

Sie können eine Bewegung tage- und wochenlang ohne Probleme ausführen, bis Sie eines Tages merken, wie Ihr Rücken „nachgibt". Das liegt daran, dass ständige Überlastung der Wirbelsäule bei schlechter Haltung im Lauf der Zeit die Bandscheiben schädigt, sodass irgendwann selbst eine leichte Belastung zu einem Bandscheibenvorfall führt. Dauerhafte Überlastung bewirkt auch Entzündungen der Wirbelgelenke und Überdehnen der Bänder – beides schwächt die Konstruktion, sodass die Wirbel aus ihrer normalen Position gleiten.

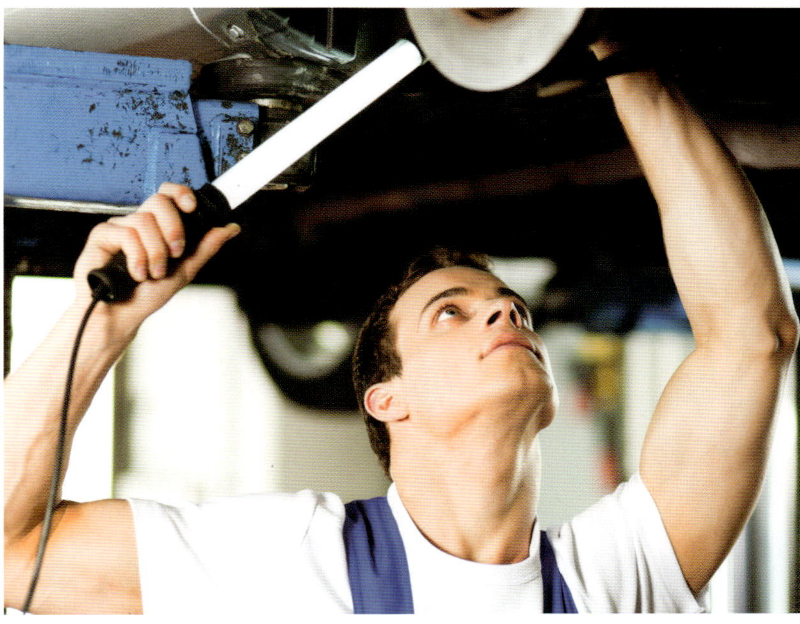

UNTER DRUCK
Jobs, bei denen Sie mit den Armen über dem Kopf arbeiten und dabei womöglich noch Druck ausüben müssen, können leicht zu Rückenproblemen führen.

Risiken reduzieren – so geht's:

- Vermeiden Sie gleichzeitige Hebe- und Drehbewegungen. Schwere Lasten immer gerade vor dem Körper heben.
- Legen Sie häufige Pausen ein, wenn Sie eine Tätigkeit ausüben, bei der Sie über längere Zeit dieselbe Bewegung ausführen müssen.
- Befolgen Sie stets die Tipps zum richtigen Heben und Tragen auf Seite 153, auch bei geringen Gewichten.

Rückenschmerzen – Typen

Für die Lösung von Rückenproblemen ist es von Bedeutung, die Ursachen dafür zu kennen. Hier erfahren Sie, wie bestimmte Reize als Schmerz wahrgenommen werden – das sollten Sie wissen, wenn Sie mit Ihrem Arzt über Behandlungsmethoden sprechen.

Die Schmerzbahnen Wenn wir Schmerzen empfinden, interpretiert das Gehirn Signale aus einem Bereich des Körpers, die über periphere Nerven und das Rückenmark von der betroffenen Partie weitergeleitet wurden. Schmerzen deuten nicht immer auf eine neue Schädigung hin, sondern können auch eine Reaktion auf ein bereits länger zurückliegendes Problem sein. Sie treten sogar ohne offensichtlichen körperlichen Grund auf und bedeuten beispielsweise Aufregung oder Angst. „Boten" für Schmerzsignale sind chemische Stoffe, die in den Nervenzellen gebildet werden, sogenannte Neurotransmitter. Diese leiten eine Botschaft von Zelle zu Zelle bis zum Gehirn. Dort werden die Signale „übersetzt", sodass wir Schmerz empfinden.

Die Schranke Mit der Gate-Control- oder Kontrollschrankentheorie des Schmerzes erklären Wissenschaftler die Übertragung von Schmerzreizen. Sie gilt als grundlegendes Konzept der Schmerzthe-

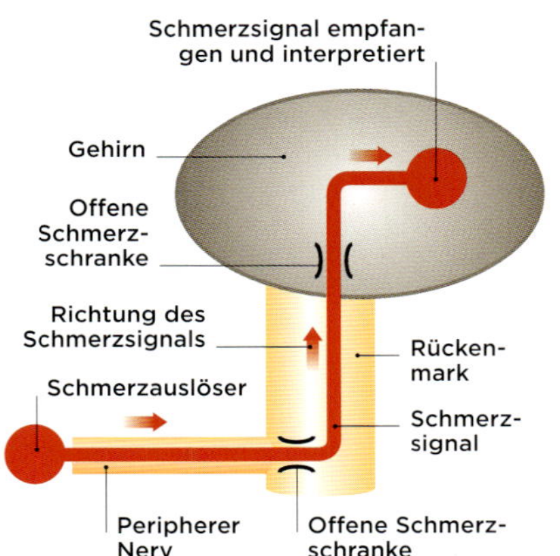

KEINE SCHMERZLINDERUNG
Nach einem Schmerzreiz wandert das Schmerzsignal durch einen peripheren Nerv über das Rückenmark zum Gehirn und wird als Schmerz interpretiert.

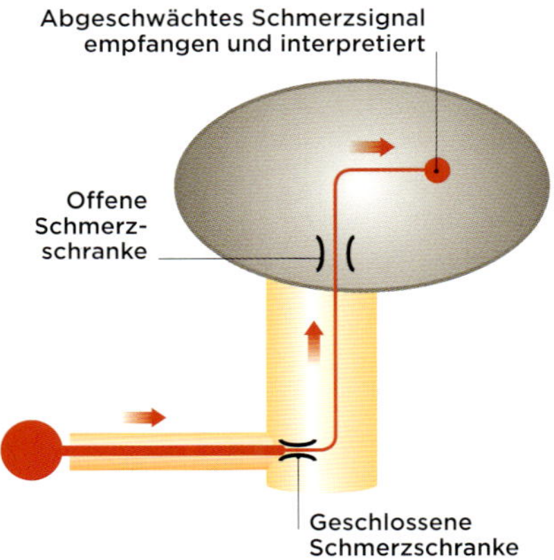

SCHMERZLINDERUNG IM RÜCKENMARK
Stimulation von Nerven durch Massage oder TENS kann die Schmerzschranke im Rückenmark schließen und so die Intensität der Schmerzsignale zum Gehirn abschwächen.

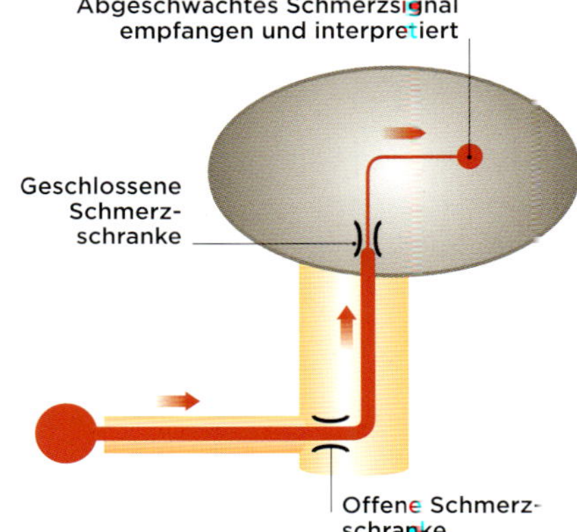

SCHMERZLINDERUNG IM GEHIRN
Endorphine werden in Reaktion auf Angst oder andere Reize ausgeschüttet und schließen die Schmerzschranke im Gehirn. Manche Schmerzmittel imitieren dieses Prinzip.

Faserfakten ▸▸

Zwei Arten von Nervenfasern sind an der Schmerzübertragung beteiligt: A- und C-Fasern.

A-Fasern sind von der fetthaltigen Substanz Myelin bedeckt, durch die Nervenreize besonders schnell geleitet werden. Diese Fasern übertragen Signale, die durch Druck oder Verletzungen wie Schnitte, Verbrennungen oder Muskelrisse ausgesendet werden. Sie lösen sofort heftige Schmerzen aus. C-Fasern haben keine Myelinschicht. Sie leiten langsamere Signale und melden Krankheit oder Störungen im Körper bei ziehenden oder dumpfen Schmerzen.

Die meisten Rückenschmerzen werden über C-Fasern weitergeleitet und können durch Stimulation der nahe gelegenen A-Fasern ausgeschaltet werden, etwa durch Reiben. Dies bringt zumindest vorübergehende Schmerzlinderung.

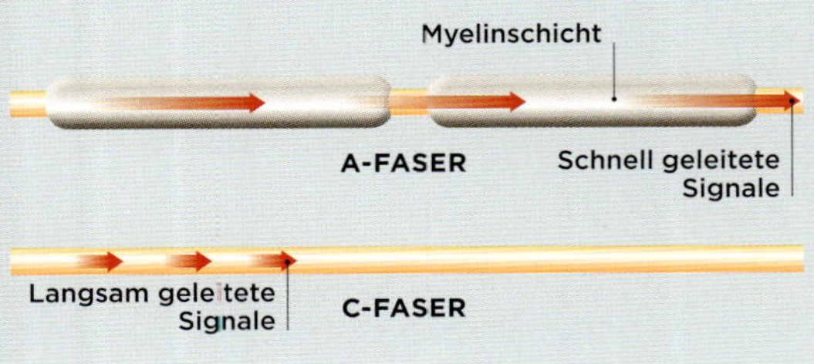

rapie. Denn wenn man begreift, wie die Schmerzübertragung funktioniert, weiß man auch, wie man die Signale unterbricht und so Schmerzen lindert.

Wissenschaftler stellen sich das folgendermaßen vor (siehe auch Abb. links): Auf ihrem Weg von der Schmerzstelle zum Gehirn müssen Nervensignale mehrere Knotenpunkte oder „Schranken" passieren. Die erste befindet sich an der Stelle, an der die peripheren Nerven auf das Rückenmark treffen. Wenn zu viele Signale die Schranke passieren wollen, werden die Signale bevorzugt, die von den sogenannten A-Fasern (siehe Kasten) weitergeleitet werden. A-Fasern sind wie eine nur für Rettungsfahrzeuge vorgesehene Spur auf der Autobahn. Sobald die A-Fasern jedoch die Schranke passiert haben, werden auch normale Schmerzsignale, die von den C-Fasern geleitet werden, durchgelassen.

Weitere Schranken auf der Schmerzübertragungsbahn zum Gehirn hin und dortselbst funktionieren anders: Sie werden durch die Endorphine geschlossen – im Gehirn gebildete chemische Substanzen. Diese können Schmerz unterdrücken. Sie werden als Reaktion auf Angst, körperliche Aktivität, Entspannung und Schlaf ausgeschüttet. Viele Schmerzmittel imitieren dieses Prinzip (siehe auch *Medikamentöse Behandlung,* S. 204).

Akut oder chronisch? Bei Rückenschmerzen wird gewöhnlich zwischen akut und chronisch unterschieden. Plötzlich auftretende Rückenschmerzen sind demnach akut – von einem dumpfen Ziehen bis zu heftigen Schmerzen mit Bewegungsunfähigkeit reicht die Spanne. In der Regel tritt innerhalb von sechs Wochen Besserung ein. Akuter Schmerz wird meist durch Überanstrengung oder Verletzung bei Tätigkeiten wie schweres Heben ausgelöst, kann jedoch auch infolge plötzlicher Verschlimmerung dauerhafter (chronischer) Beschwerden auftreten.

Chronische Rückenschmerzen sind hartnäckig und lang dauernd – meist länger als sechs Wochen und oft in wechselnder Intensität. Chronische Rückenschmerzen haben viele Ursachen, darunter verschiedene Formen der Arthritis, haltungs- oder tätigkeitsbedingte Probleme, die Krümmung der Wirbelsäule oder muskuläre Dysbalancen.

Ob Schmerzen akut oder chronisch sind, entscheidet darüber, wie dringend Sie etwas dagegen tun sollten (Informationen zur Hilfesuche siehe unter *Erkennen, wenn etwas nicht stimmt,* S. 38).

Reine Kopfsache? ▸▸

Viele Menschen meinen, ohne nachweisbaren körperlichen Grund für Schmerzen könne man diese als Einbildung abtun. In der modernen Schmerztherapie ist jedoch anerkannt, dass unser mentales Befinden sich erheblich auf unser Schmerzempfinden auswirken kann. Da sämtliche Schmerzen im Gehirn interpretiert werden, sind Schmerzen psychischen Ursprungs nicht weniger real oder schmerzhaft als aus einer körperlichen Verletzung.

Zumeist haben Schmerzen sowohl einen physischen als auch einen psychischen Aspekt. Was für den einen nur das leichte Zwicken eines überanstrengten Rückens ist, bedeutet für den anderen die reinste Qual – und muss daher anders behandelt werden.

Wenn bei einer Untersuchung keine körperliche Ursache für Rückenschmerzen gefunden wird, bedeutet dies nicht, dass es keine gibt. Dann sind einfach weitere Untersuchungen nötig.

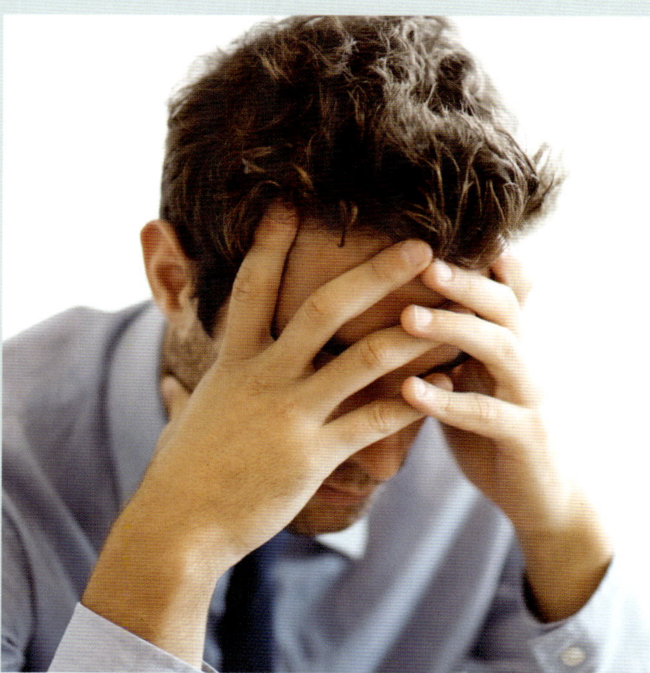

Wo liegt das Problem? Im Rückenmark entspringen Nerven für alle Bereiche des Körpers. Daher können Verletzungen oder Erkrankungen der Wirbelsäule zusätzlich Schmerzen bereiten – durch Kompression oder Entzündung eines peripheren Nervs an dessen Verbindungsstelle mit dem Rückenmark oder an einer der Nervenwurzeln zwischen den Wirbeln des Rückenmarks.

Eine geschädigte Wirbelsäule kann Symptome auslösen, die das Gehirn interpretiert, als stammten sie aus dem Bereich des zuständigen Nervs. Die Verletzung eines Halswirbels etwa kann Schmerzen auslösen, die aus dem Arm zu kommen scheinen; Kompression der Lendenwirbel kann stechende Schmerzen hinten am Bein verursachen (Ischias). Übertragungsschmerz äußert sich auch so, dass Schmerzen aus anderen Körperbereichen vom Gehirn so wahrgenommen werden, als kämen sie aus dem Rücken.

URSPRUNG VON ÜBERTRAGUNGSSCHMERZ
In der Tabelle unten sind einige häufige Ursachen von Übertragungsschmerz aufgelistet.

Extern bedingter Rückenschmerz ▸▸

Erkrankung	Schmerzender Bereich
Herzinfarkt oder Angina pectoris	Rücken sowie Brust und/oder Arm
Gallenblasenprobleme	direkt unterhalb des Schulterblatts
Lungenentzündung	mittlerer Rücken
Magengeschwür oder -krebs	zwischen den Schulterblättern
Bauchspeicheldrüsenentzündung	phasenweise im mittleren Rücken
Menstruationsbeschwerden oder Entzündung der Gebärmutter	unterer Rücken

Die Sprache von Schmerzen ▸▸

Erläuterungen einiger Fachbegriffe, die Ärzte in Gesprächen über Schmerz eventuell verwenden:

- **Analgesie** Schmerzfreiheit; Schmerzmittel heißen auch Analgetika
- **Zentraler Schmerz** Schmerz durch Schädigung des Zentralnervensystems (Gehirn, Rückenmark)
- **Neuritis** Nervenentzündung
- **Neurogener Schmerz** Schmerz durch Schädigung von Nervengewebe oder einer Nervenfunktionsstörung
- **Neuropathie** Nervenschädigung oder Nervenfunktionsstörung
- **Schmerzschwelle** Unterstes Niveau, ab der ein Schmerz wahrgenommen wird
- **Radikulopathie** Reizung oder Schädigung einer Nervenwurzel an der Wirbelsäule – etwa Brachialgie oder Ischialgie

Schmerzgrad Es ist nicht leicht zu bestimmen, wie stark ein Schmerz ist. Forscher der Universität Aberdeen (Schottland) haben dafür einen Fragebogen entwickelt, mit dem Patienten mit Beschwerden im unteren Rücken den Grad ihres Schmerzes bestimmen können. Zu Behandlungsbeginn sowie mehrfach im Verlauf der Behandlung füllt man den Fragebogen aus. Daraus ergibt sich, wie die Symptome sich von Tag zu Tag bessern. Sie können den Fragebogen vom Centre of Evidence Based Physiotherapy (www.cebp.nl) herunterladen.

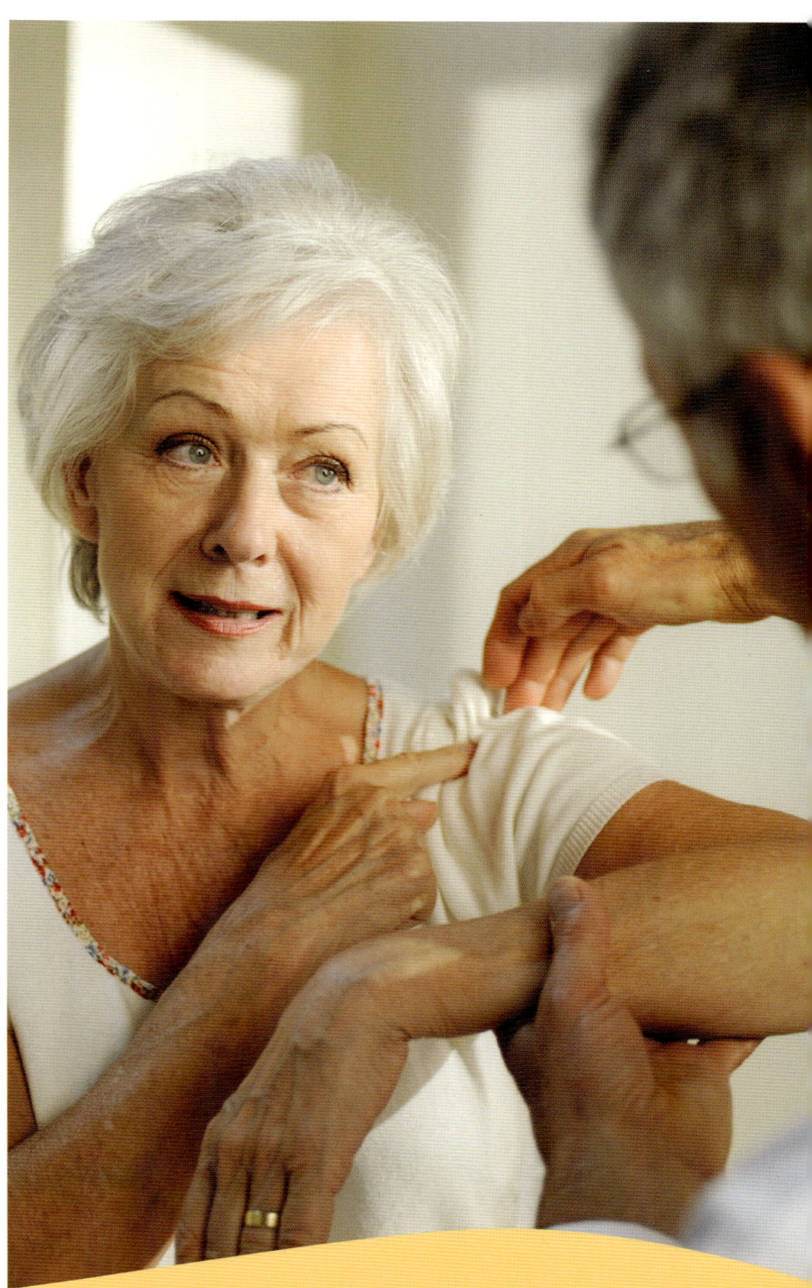

SCHMERZ IM ARM
Eine ärztliche Untersuchung zeigt, ob der Schmerz im Arm seinen Ursprung im Rücken oder anderswo hat.

Erkennen, wenn etwas nicht stimmt

Schmerz ist entweder akut (plötzlich, oft heftig) oder chronisch (wiederkehrend, lang anhaltend). Beides kann die Hilfe eines Experten erfordern, manchmal sogar den Notarzt. Die Informationen hier sollen Ihnen bei der Problemerkennung helfen. Zögern Sie aber nicht, für die Diagnose, ob es sich um harmlose oder ernste Beschwerden handelt, einen Arzt zu konsultieren.

Hilfe holen im Notfall ▸▸

Bei starken Schmerzen oder Taubheitsgefühlen, Kribbeln oder Schwäche in Armen oder Beinen sowie Kontrollverlust über den Schließmuskel von Darm oder Blase (oder Harn- bzw. Stuhlverhalt) nach einer Verletzung ist ein Notarzt zu rufen (Telefon 112). Bewegen Sie weder Rücken noch Hals und lassen Sie sich nur von einem Sanitäter bewegen. Bis Hilfe kommt, liegen bleiben und warm halten!

Für eine erste Prüfung der Ursachen von Beschwerden suchen Sie hier die Beschreibung, die am ehesten auf Sie zutrifft. Sie sollten jedoch stets einen Arzt um Rat fragen, wenn Sie Zweifel an den Ursachen Ihrer Symptome haben, v. a. wenn chronische Schmerzen sich verschlimmern. Doch egal welche Ursachen Sie vermuten, wenn Sie starke, ungewöhnliche oder zunehmende Schmerzen haben, ziehen Sie in jedem Fall einen Arzt hinzu.

PLÖTZLICHE RÜCKENSCHMERZEN

Plötzliche, oft starke Schmerzen nach einem Unfall oder anderer außergewöhnlicher Belastung des Rückens, aber ohne offensichtlichen Grund.

Nach Sturz oder Verletzung Außer bei ganz leichten Prellungen sind Verletzungen des Rückens grundsätzlich ernst zu nehmen. Es gibt Schäden, die ohne professionelle Behandlung zu einer dauerhaften Behinderung führen können. Auch scheinbar geringfügige Verletzungen können schwere Folgen haben und gehören sofort in die Hand eines Arztes.

- **Was ist zu tun?** Verständigen Sie in jedem Fall unverzüglich Ihren Hausarzt. Kontrollieren Sie die im Kasten links aufgeführte Symptomliste und ergreifen Sie entsprechende Maßnahmen.

Nach schwerem Heben oder Verdrehen Durch plötzliche Drehung, v. a. unter Anspannung, können Facettengelenke ausgerenkt werden. Sie schwellen an und entzünden sich, umgebende Muskeln verkrampfen. Eine weitere Folge ist ein Bandscheibenvorfall, wobei das vorgefallene Gewebe auf das Rückenmark drückt (siehe S. 116).

- **Was ist zu tun?** Bei Rückenschmerzen mit Empfindungs- oder Bewegungsstörungen in Armen oder Beinen sofort einen Arzt verständigen, nur auf ärztliche Anweisung die Selbsthilfetipps (siehe S. 214) befolgen. Die Ischias-Entlastungsposition und die McKenzie-Übung (siehe S. 138) bringen eventuell Linderung.

Zusätzliche Schmerzen in Armen oder Schultern deuten möglicherweise auf eine Brachialgie hin (siehe S. 82).

- **Was ist zu tun?** Verständigen Sie Ihren Hausarzt, nur auf ärztliches Anraten die Selbsthilfetipps (siehe S. 214) befolgen. In den ersten Tagen sollte eine Halskrause den Nacken stützen und die Nackenmuskeln entlasten.

Zusätzliche Schmerzen an der Rückseite der Beine deuten auf eine Ischialgie hin (siehe S. 118).

- **Was ist zu tun?** Nach Rücksprache mit Ihrem Arzt legen Sie sich auf den Rücken, Kissen unter den Knien, bei starken Schmerzen für 24 Stunden. Versuchen Sie, bald aufzustehen und zu gehen. Die Tipps auf Seite 214 können Ihnen helfen, die Symptome zu lindern. Bei anhaltenden oder stärker werdenden Schmerzen erneut den Arzt konsultieren.

STARKE RÜCKENSCHMERZEN BEGINNEN SCHLEICHEND

Dies bezieht sich auf Schmerzen, die im Verlauf mehrerer Tage zugenommen haben und nun sehr stark sind. Beobachten Sie weitere Symptome wie

Nervenschmerzen ⏩

Nerven können entweder in der Wirbelsäule oder in den Wirbellöchern eingeklemmt oder verletzt werden. Im Bereich der Halswirbel führt dies zu Kopfschmerzen, zu Kribbeln und Taubheitsgefühlen in Schulter und Arm, bei den Brustwirbeln zu Schmerzen im Brustkorb, speziell bei tiefen Atemzügen, beim Niesen oder Lachen, und schließlich im Lenden- und Kreuzwirbelbereich zu Schmerzen, Kribbeln oder Taubheitsgefühlen in Gesäß und Beinen (siehe auch *Wo liegt das Problem?*, S. 36).

Meningitisalarm ⏩

Ein Symptom der Meningitis, einer Krankheit, die oft rasch und lebensbedrohlich verläuft , ist ein steifer Hals. Haben Sie einen steifen Hals, müssen Sie Meningitis sicher ausschließen können. Prüfen Sie, ob im Lauf der letzten Stunden oder Tage weitere häufige Symptome aufgetreten sind: Kopfschmerzen, Fieber, Übelkeit und Erbrechen sowie Lichtempfindlichkeit. Ausschlag, der nicht blasser wird, wenn man mit einem Glas daraufdrückt, kann ebenfalls ein Symptom von Meningitis sein; das tritt jedoch nicht immer auf.

Beim geringsten Zweifel verständigen Sie sofort den Hausarzt oder ärztlichen Notdienst.

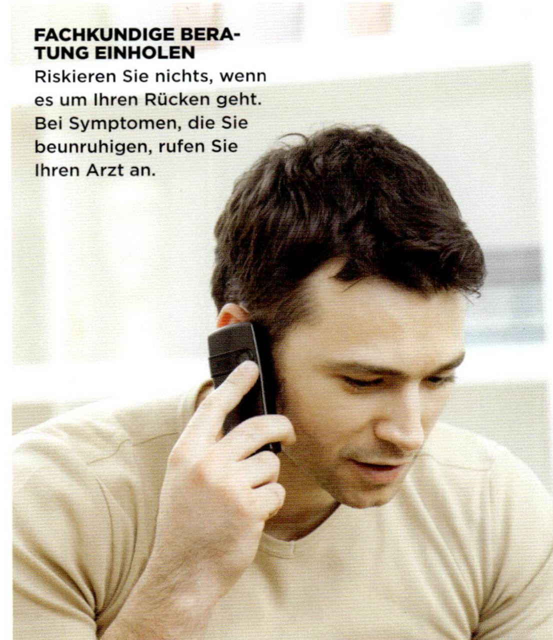

FACHKUNDIGE BERATUNG EINHOLEN
Riskieren Sie nichts, wenn es um Ihren Rücken geht. Bei Symptomen, die Sie beunruhigen, rufen Sie Ihren Arzt an.

Müdigkeit, Gewichtsverlust, bei Fieber und Schmerzen im Ruhezustand liegt eventuell eine Infektion oder eine Ursache außerhalb der Wirbelsäule vor. Sie sollten unverzüglich Ihren Hausarzt aufsuchen.

Harn-/Stuhlinkontinenz (auch Harn-/Stuhlverhalt) oder Taubheitsgefühl im Gesäß: Hier müssen ernstliche Erkrankungen der Wirbelsäule (siehe S. 50) ausgeschlossen werden.

- **Was ist zu tun?** Unverzüglich den Notarzt verständigen oder aufsuchen.

Zusätzliche Schmerzen in den Beinen: Möglicherweise sind eine Ischialgie (siehe S. 118) oder Durchblutungsstörungen der Beine die Ursache.

- **Was ist zu tun?** Suchen Sie für eine exakte Diagnose Ihren Hausarzt auf.

Schleichend beginnender Schmerz zwischen unterem Rücken und oberem Gesäß: Die Ursache kann eine Entzündung des Iliosakralgelenks (siehe S. 124), aber auch Morbus Bechterew (siehe S. 66) oder in manchen Fällen können es ungleich lange Beine sein. Diese Art Rückenschmerzen tritt auch häufig in der Schwangerschaft auf (siehe S. 130).

- **Was ist zu tun?** Suchen Sie für eine Diagnose und Behandlungsempfehlungen Ihren Hausarzt auf.

CHRONISCHE RÜCKENSCHMERZEN

Wiederkehrende oder dauerhafte Schmerzen, die Sie nicht ganz außer Gefecht setzen, jedoch normale Aktivitäten einschränken, sind chronische Rückenschmerzen. Als häufigste Ursache gelten Fehlhaltungen, doch eine schlechte Hebetechnik, plötzliche Überlastung und Alterungsverschleiß

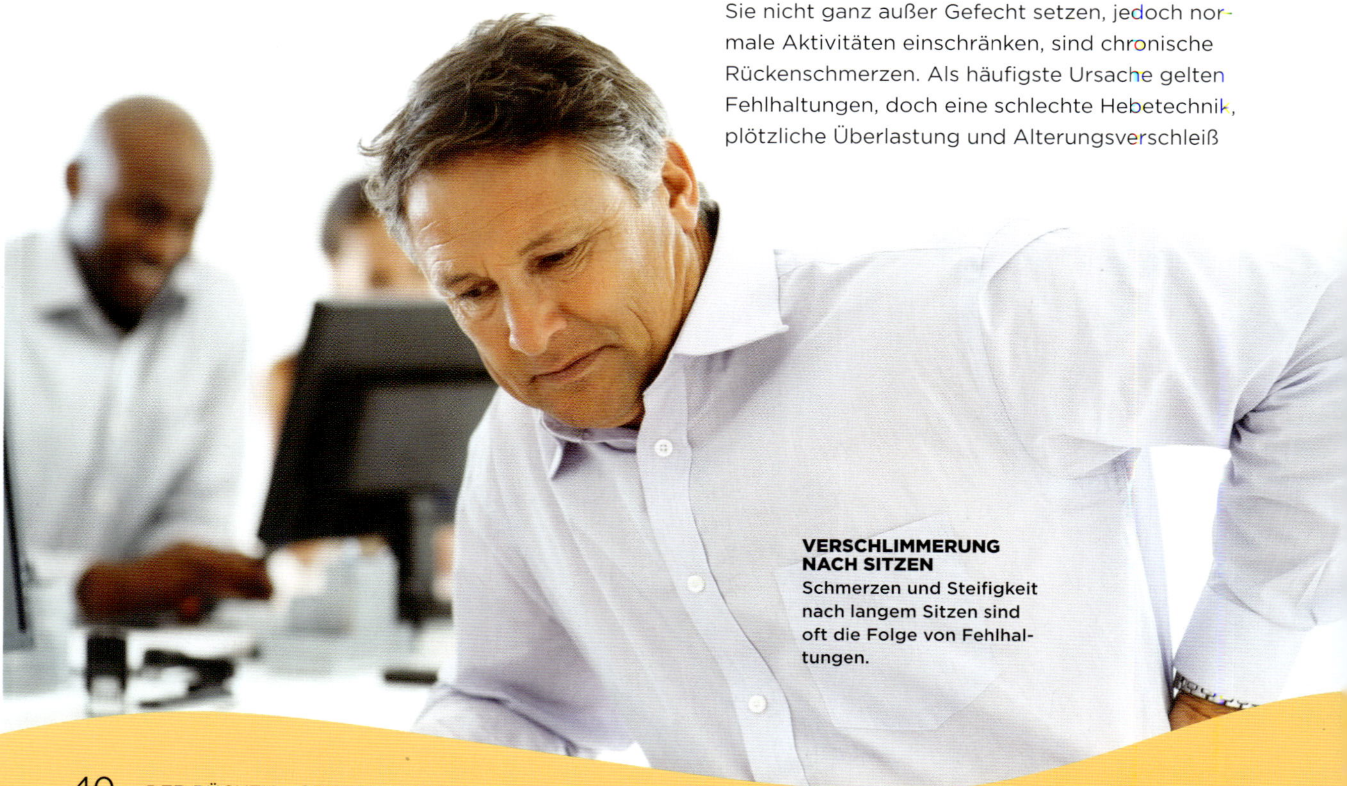

VERSCHLIMMERUNG NACH SITZEN
Schmerzen und Steifigkeit nach langem Sitzen sind oft die Folge von Fehlhaltungen.

spielen auch eine Rolle. Halten die Rückenschmerzen an – v. a. mit Verschlimmerung –, sollten Sie einen Arzt konsultieren. Hier folgt eine Liste häufiger Ursachen für chronische Rückenschmerzen.

Gehen Sie mit diesen Symptomen unbedingt zum Arzt: Fieber, Schüttelfrost, ungewöhnlicher Gewichtsverlust oder Nachtschweiß; Taubheit oder Schwäche in Armen oder Beinen, wenn Sie schon einmal einen Tumor hatten, wenn Ihre Schmerzen sich durch Hinlegen nicht bessern oder wenn Sie zusätzliche Schmerzen in Arm oder Bein haben.

Kommen und gehen die Schmerzen ohne Grund häufig, sind die wahrscheinlichen Ursachen Stress (siehe S. 162), Fehlhaltungen (siehe S. 148) oder Überlastung durch schweres Heben (siehe S. 152).

- **Was ist zu tun?** Für die Diagnose den Hausarzt aufsuchen. Auf den Seiten 162, 148 bzw. 152 finden Sie Tipps zu Entspannung, korrekter Haltung und Vermeidung von Überlastung.

Sind Sie schon älter, Ihre Schmerzen halten an und werden stärker: Dann ist eine Entzündung (siehe S. 30) wohl Ursache, es können jedoch auch ein Tumor (siehe S. 50), Arthrose (siehe S. 58) oder zervikale Spondylose (siehe S. 92) sein. Bessern sich bei jüngeren Patienten Schmerzen durch Bewegungsübungen, liegt evtl. Morbus Bechterew vor.

- **Was ist zu tun?** Immer den Hausarzt aufsuchen.

Tritt Ihr Schmerz nach Heben oder Tragen schwerer Lasten oder ungewöhnlichen Aktivitäten auf, sind Muskelkrämpfe, Muskelkater und Bänderdehnungen (siehe S. 29) wahrscheinliche Ursachen.

- **Was ist zu tun?** Für eine fundierte Diagnose immer den Hausarzt aufsuchen.

Sitzt Ihr Schmerz zwischen den Schulterblättern, könnte es sich um ein muskuläres Ungleichgewicht (muskuläre Dysbalance) handeln (siehe S. 27).

- **Was ist zu tun?** Gehen Sie zum Hausarzt; evtl. schaltet er einen Physiotherapeuten ein (siehe S. 178).

Frauen und Rückenschmerzen ▸▸

Chronische Rückenschmerzen bei älteren Frauen können durch Osteoporose (siehe S. 68) ausgelöst werden. Auch verschiedene gynäkologische Beschwerden wie Endometriose und Myome können chronische Schmerzen im unteren Rücken verursachen. Frauen mit dauerhaften, anhaltenden oder wiederkehrenden Rückenschmerzen sollten in jedem Fall ihren Hausarzt aufsuchen.

Bei lang anhaltenden Schmerzen im mittleren Rücken, nicht nur nach körperlicher Betätigung, könnten Sie Magen- oder Gallenprobleme haben.

- **Was ist zu tun?** Suchen Sie den Hausarzt auf.

Verschlimmern sich Ihre Schmerzen nach körperlicher Betätigung und/oder durch Kälte, könnten Arthrose (siehe S. 58) oder zervikale Spondylitis (siehe S. 92) dahinterstecken.

- **Was ist zu tun?** Suchen Sie den Hausarzt auf.

Verschlimmern sich Ihre Schmerzen durch langes Sitzen oder Stehen, sind Fehlhaltungen (siehe S. 148) oder muskuläre Probleme (siehe S. 27) mögliche Erklärungen.

- **Was ist zu tun?** Sie können die Tipps auf den Seiten weiter hinten befolgen, doch konsultieren Sie für eine sichere Diagnose zunächst den Hausarzt.

Untersuchung durch Spezialisten

Wenn Sie professionelle Hilfe suchen, möchten Sie sicherlich wissen, was Sie erwartet. Hier werden einige der gängigsten Untersuchungsmethoden und Tests zur Diagnose vorgestellt.

Zuhören Das Erste, was beim Arzt ansteht, ist eine ausführliche Diagnose aufgrund Ihres Berichts über die Symptome. Das ist die Basis jeder ärztlichen Behandlung, wie sich der Schmerz anfühlt, wann er auftritt, wodurch er schlimmer oder besser wird.

Sehen Bei vielen Rückenbeschwerden kann Ihre Haltung und die Art, wie Sie gehen, dem diagnostizierenden Arzt aufschlussreiche Hinweise geben. Danach folgt vermutlich eine genauere Untersuchung Ihres Rückens (siehe folgende Seite):

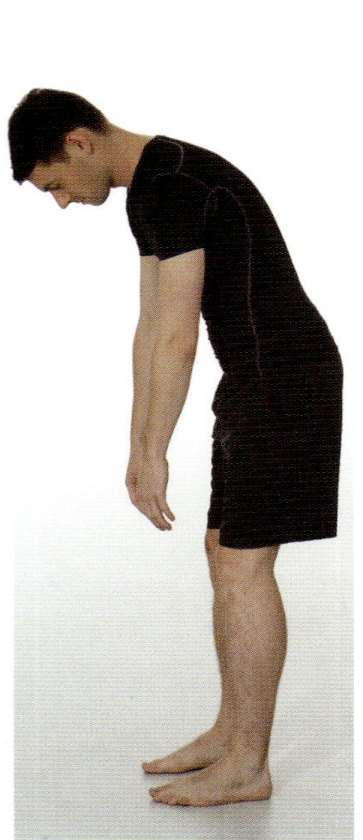

VORBEUGE

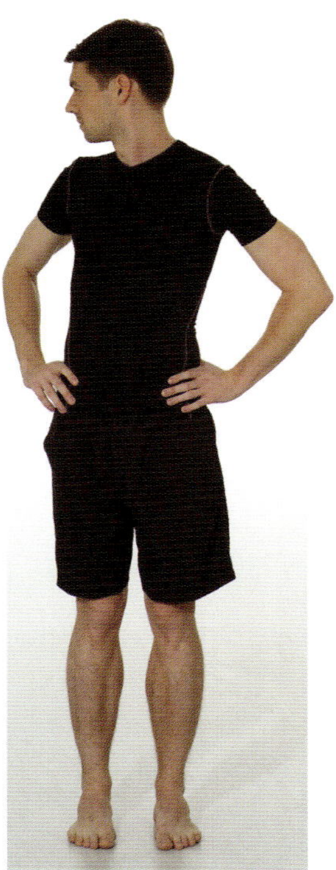

DREHEN

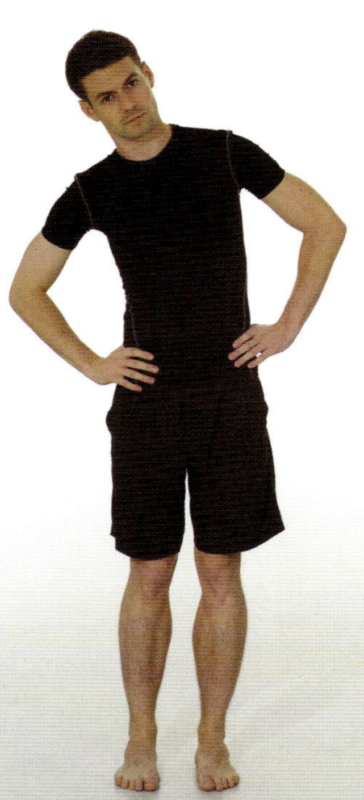

SEITBEUGE

WIE WEIT KÖNNEN SIE SICH BEWEGEN?
Wahrscheinlich möchte Ihr Arzt sich ansehen, wie weit Sie sich vorbeugen, verdrehen und zu den Seiten beugen können. Daraus kann er wohl auf den betroffenen Bereich schließen und erkennen, wie gravierend Ihre Beschwerden sind.

- Untersuchung der Wirbelsäule auf weiche Stellen
- Kontrolle des Bewegungsspielraums der Wirbelsäule durch Bewegungen im Stehen und Liegen
- Kontrolle, ob der Rücken ungewöhnliche Beulen oder Höcker aufweist
- Kontrolle der Knie- und Knöchelreflexe sowie weitere Tests zur Funktion der Nerven
- Untersuchung des Bewegungsspielraums von Hüften oder Schultern (je nach betroffener Rückenpartie)

Testen Zumeist werden die oben aufgeführten Untersuchungen für eine vorläufige Diagnose ausreichen, doch häufig sind weitere Tests erforderlich,

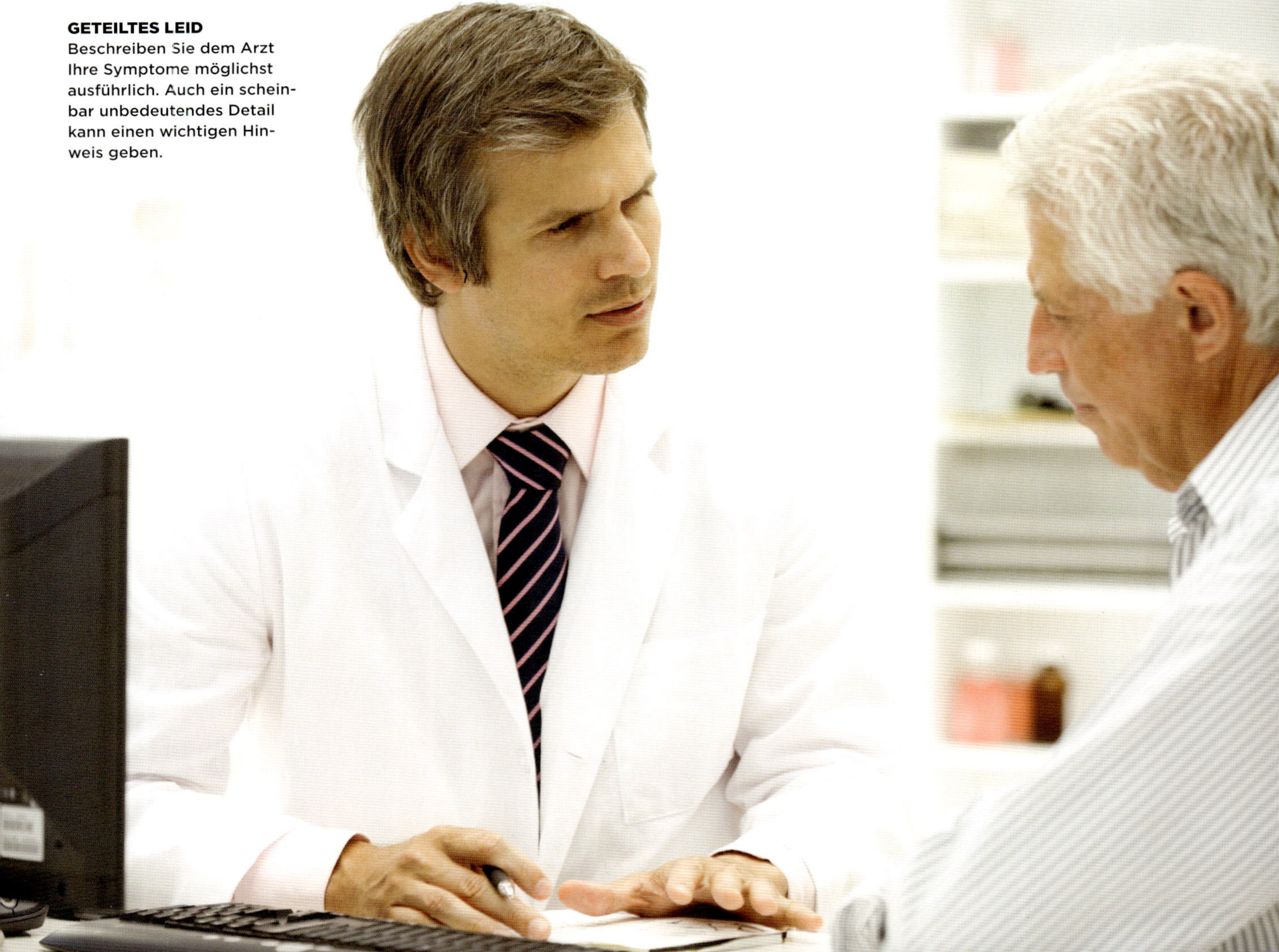

GETEILTES LEID
Beschreiben Sie dem Arzt Ihre Symptome möglichst ausführlich. Auch ein scheinbar unbedeutendes Detail kann einen wichtigen Hinweis geben.

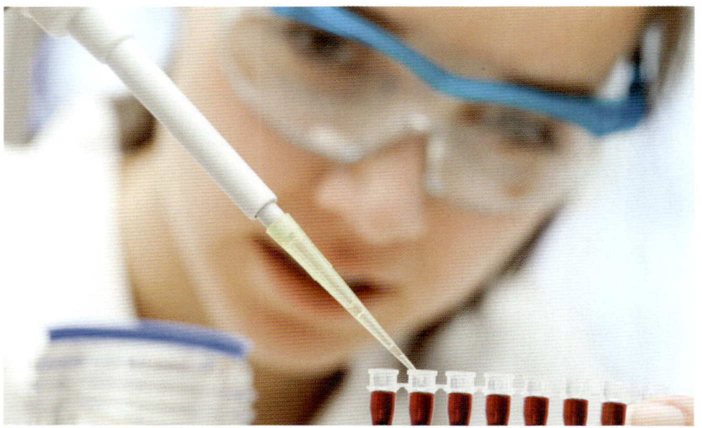

um die Erkenntnisse zu verifizieren. Zumeist werden diese Tests in einem Krankenhaus durchgeführt. Abhängig von der Symptomatik kann es um folgende Untersuchungen gehen:

ES LIEGT IM BLUT
Eine Blutuntersuchung ergibt wichtige Informationen zum allgemeinen Gesundheitszustand.

- **Blutuntersuchung** Blutproben werden auf Entzündungen, Infektionen oder andere Krankheitsbilder untersucht.
- **Knochendichtemessung** Die genauere Bezeichnung lautet Dual-Röntgen-Absorptiometrie oder DXA (vom englischen „dual-energy X-ray absorptiometry"); gibt Auskunft darüber, ob Sie an Substanzverlust der Knochen leiden und daher anfälliger für Knochenbrüche sind (siehe *Osteoporose,* S. 68).
- **Röntgen** Eine Röntgenaufnahme der Wirbelsäule kann eine Reihe von Auffälligkeiten an den Wirbeln zeigen – von Brüchen bis zu Fehlstellungen oder Gelenkschäden (siehe *Arthrose,* S. 58), jedoch keine Verletzungen des Weichgewebes.
- **Myelografie** Bei diesem bildgebenden Verfahren wird (unter örtlicher Betäubung) ein Kontrastmittel in den Wirbelkanal gespritzt. Eine Röntgenaufnahme zeigt dann, ob eine Verengung des Wirbelkanals vorliegt (siehe *Spinalstenose,* S. 116).
- **Diskografie** Unter örtlicher Betäubung wird ein Kontrastmittel in eine Bandscheibe gespritzt. Die anschließende Röntgenaufnahme zeigt, ob ein Bandscheibenvorfall oder -verschleiß vorliegt.
- **Computertomografie (CT)** Ein bildgebendes Verfahren, bei dem Röntgenbilder aus verschiedenen Richtungen aufgenommen und zu Schnittbildern

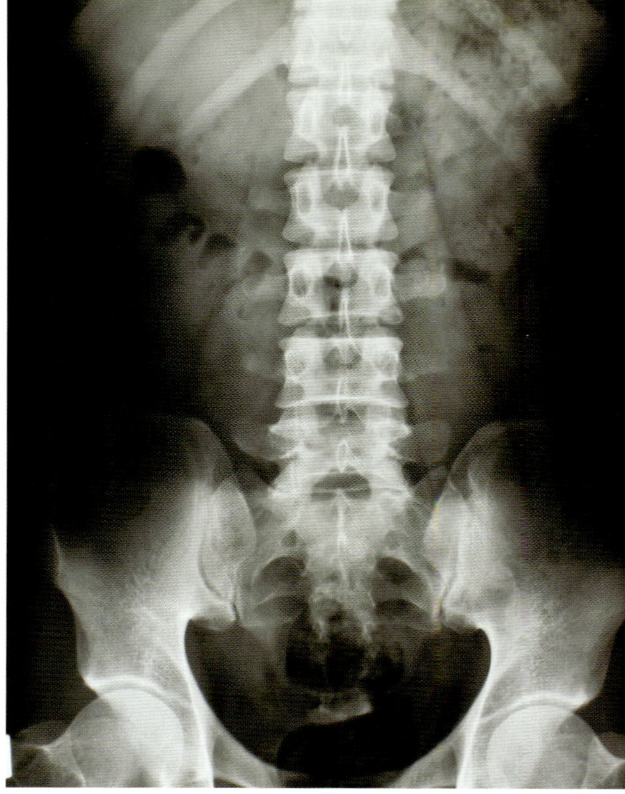

RÖNTGENBILD
Ein Röntgenbild der Wirbelsäule gibt Auskunft über den Zustand der Knochen; hier eine Lendenwirbelsäule samt Kreuzbein und Becken.

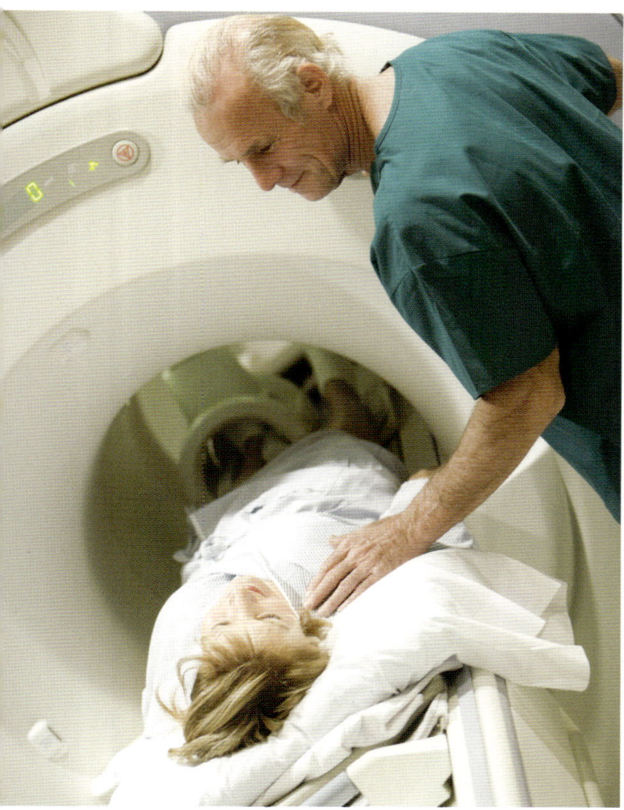

COMPUTERTOMOGRAFIE
Bilder hieraus sind nützlich für die Diagnose von Knochenproblemen. Auch Abnormalitäten der Weichteile können durch CT-Bilder dargestellt werden.

des Körpers zusammengefügt werden. Das ergibt detaillierte Informationen über die Knochen, was der Diagnose von Brüchen, Bandscheibenschäden, Verengungen des Wirbelkanals (siehe *Spinalstenose,* S. 116), Knochenauswüchse (siehe *Arthrose,* S. 58) und Knochenschäden durch Tumore (siehe *Ernst, aber selten,* S. 50) dient.

- **MRT** Die Magnetresonanztomografie ist ein bildgebendes Verfahren, das mithilfe von Funkwellen die Wirbelsäule mit Knochen und Weichteilen detailliert darstellt. So können die verschiedensten Krankheitsbilder erkannt werden – von Bandscheibenproblemen bis zu Tumoren. Diese Untersuchung erfolgt in einer Röhre. Falls Sie zu Beklemmungen neigen, hilft ein Beruhigungsmittel. Da sich Metallteile im Körper durch die Untersuchung verschieben können, sollten Sie den Arzt vorher über Metallimplantate informieren.

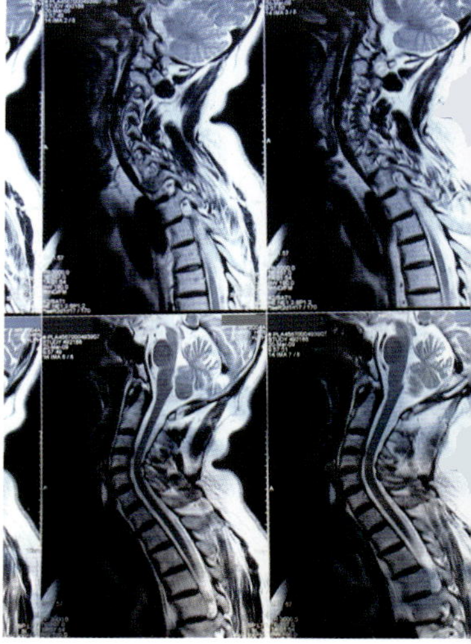

MRT-BILDER
Das MRT-Verfahren liefert erstaunlich detaillierte Bilder. Auf diesen Aufnahmen eines Halses sind die Wirbel und das Rückenmark deutlich zu erkennen.

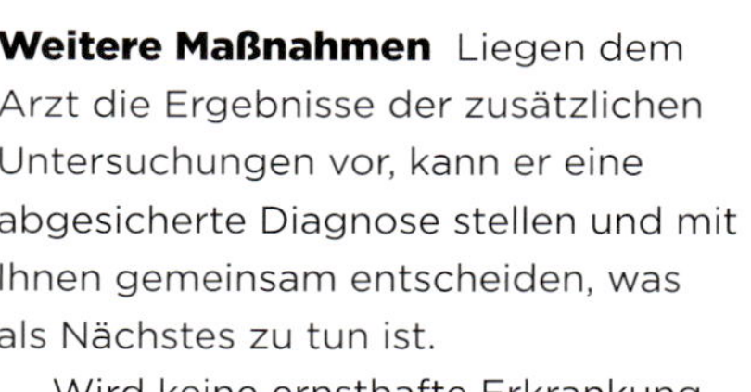

Weitere Maßnahmen Liegen dem Arzt die Ergebnisse der zusätzlichen Untersuchungen vor, kann er eine abgesicherte Diagnose stellen und mit Ihnen gemeinsam entscheiden, was als Nächstes zu tun ist.

Wird keine ernsthafte Erkrankung festgestellt, kann er Ihnen je nach Ihrem Befinden Medikamente verordnen, eine Veränderung Ihres Lebensstils empfehlen und/oder Sie zur Physiotherapie schicken (siehe S. 178). In einigen Fällen wird er vielleicht Heilmethoden wie Massage vorschlagen (siehe die Informationen zu den Behandlungsmöglichkeiten in Kapitel 6).

Sollte sich herausstellen, dass hinter Ihren Rückenbeschwerden ein Krankheitsbild steckt, werden Sie zur Weiterbehandlung wohl an einen Spezialisten überwiesen. Auch die Überweisung in eine Rückenklinik ist eine Möglichkeit, falls andere Maßnahmen keine Linderung der Symptome bringen.

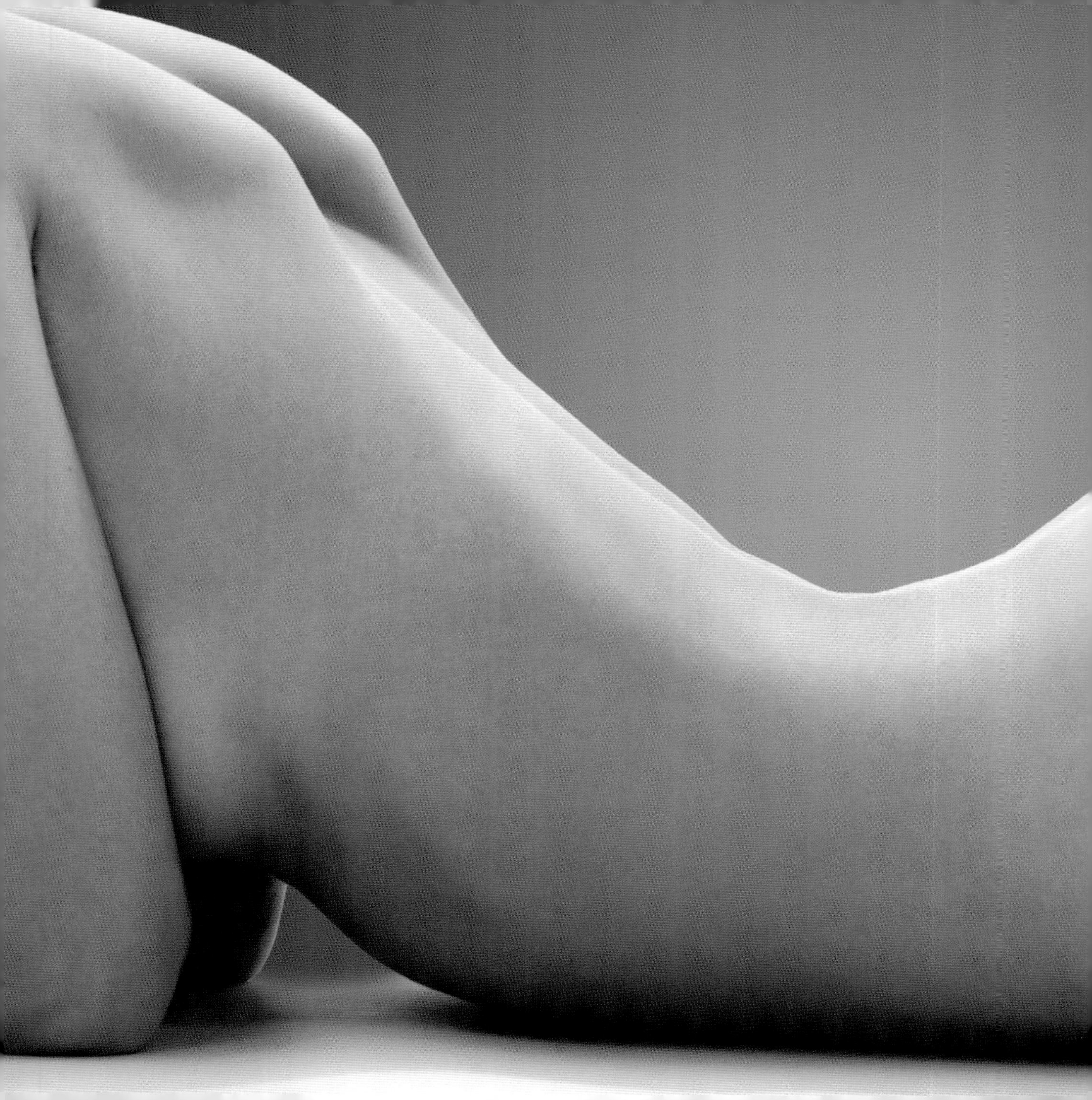

Kapitel 2

Der ganze Rücken

Dieses Kapitel gibt einen Überblick über die Krankheitsbilder einzelner Bereiche des Rückens und der gesamten Wirbelsäule. Dazu gehören auch Beschwerden, die andere Bereiche des Körpers betreffen können, etwa Osteoporose oder rheumatoide Arthritis, aber auch rückenspezifische Probleme wie Wirbelsäulenverkrümmungen.

Beschwerden

Der Rücken ist ein komplexes Gebilde von Einzelteilen. Dadurch ist er flexibel und doch stark. Diese Komplexität bedingt auch, dass sich eine Fehlfunktion in einem Bereich auf einen anderen auswirkt. Daher betreffen Rückenbeschwerden manchmal nicht nur einen Teilbereich, sondern den gesamten Rücken.

Der Grund für viele Rückenbeschwerden sind Probleme mit der Wirbelsäule oder allgemeinere Krankheiten. Wenn Sie also wegen Rückenschmerzen zum Arzt gehen, wird dieser berücksichtigen, dass das Problem vielleicht nicht auf die Wirbelsäule beschränkt ist (siehe auch *Untersuchung durch Spezialisten,* S. 42).

Fehlstellungen und Verschleiß Zu den Krankheitsbildern in jedem Bereich des Rückens gehören Veränderungen der normalen Biegungen der Wirbelsäule. Dazu gehören krankhafte Verkrümmungen, angeborene wie erworbene.

Einzelne Knochen der Wirbelsäule können auch durch Verschleiß der Gelenke beschädigt werden. Diese Arthrose (siehe S. 58) kann früher oder später jedes stark beanspruchte Gelenk im Körper befallen. Bei älteren Menschen lässt sich fast immer ein gewisser Grad von Arthrose feststellen, auch wenn sie keine Symptome verspüren.

Ebenfalls den gesamten Rücken betreffen Beschwerden, bei denen die Knochendichte in der Wirbelsäule und im übrigen Körper abnimmt, sodass die Knochen anfälliger für Absplitterungen und Brüche werden. Osteoporose (siehe S. 68) ist das bekannteste dieser Krankheitsbilder und eine Hauptursache von Rückenschmerzen bei älteren Menschen.

Entzündungen und Infektionen Manche Rückenbeschwerden entstehen aus einer Entzündung in anderen Bereichen des Körpers. Dazu gehören die Autoimmunerkrankungen, bei denen sich die natürlichen Abwehrmechanismen des Körpers gegen sein eigenes Gewebe richten, z. B. rheumatoide Arthritis (siehe S. 62) und Morbus Bechterew (siehe S. 66). Dabei kommt es zu ausgedehnten Entzündungen mit meist starken Schmerzen, die bewegungsunfähig machen können. Eine weitere Autoimmunerkrankung ist die Multiple Sklerose (siehe S. 51). Hierbei ist die Reizleitung der Nervenzellen im ganzen Körper gestört, das kann auch den Rücken betreffen. In seltenen Fällen kommt es zu bakteriellen Infektionen der Bandscheiben. Diese Diszitis kann in allen Partien der Wirbelsäule auftreten. In der Regel werden die Keime über die Blutbahn aus anderen Körperteilen übertragen, gelegentlich jedoch auch durch einen chirurgischen Eingriff im Rückenmark.

Druck auf das Rückenmark Bei bestimmten Krankheitsbildern wird Druck auf das Rückenmark ausgeübt oder dieses auf sonstige Weise betroffen, was zu anhaltenden Schmerzen führt und häufig die Funktion der Hauptnervenbahn beeinträchtigt. Rückenmarkinfarkte sowie gutartige und bösartige Tumore (siehe S. 50) zählen zu den Hauptursachen von Rückenmarkproblemen.

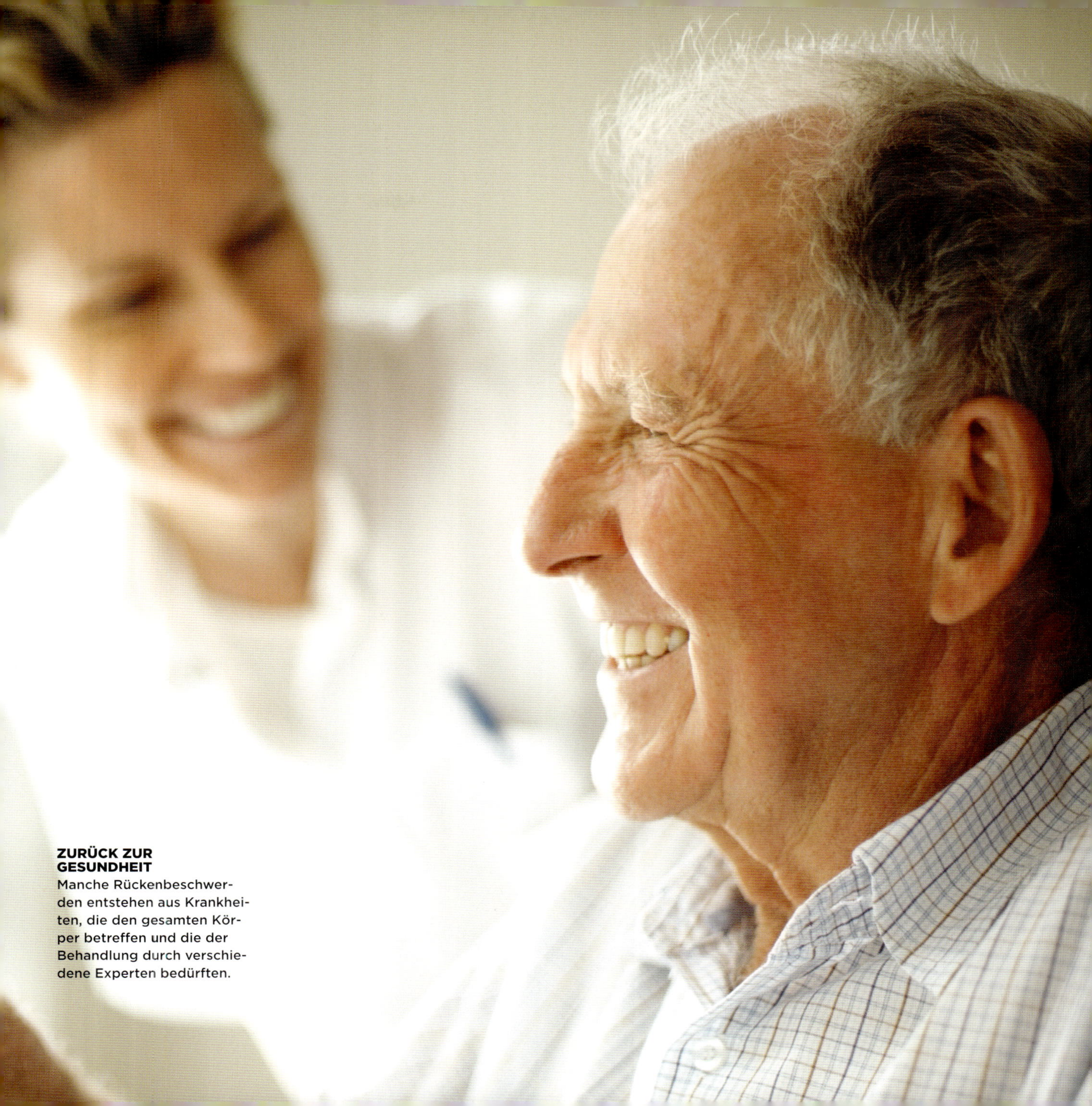

ZURÜCK ZUR GESUNDHEIT
Manche Rückenbeschwerden entstehen aus Krankheiten, die den gesamten Körper betreffen und die der Behandlung durch verschiedene Experten bedürften.

ERNST, ABER SELTEN

Unter den Beschwerden, die an beliebiger Stelle der Wirbelsäule – und manchmal anderer Bereiche des Körpers – auftreten können, gibt es einige, die einen schweren Verlauf nehmen können. Sie sind jedoch zum Glück selten. Zu nennen sind hier Rückenmarkinfarkt und -tumore sowie Multiple Sklerose.

Rückenmarkinfarkt/Schlaganfall des Rückenmarks Bei Schlaganfall denken die meisten Menschen ans Gehirn, doch dieses Phänomen gibt es auch im Rückenmark, zum Glück aber selten. Etwa zwölf von 100 000 Amerikanern sind jährlich betroffen, durchschnittlich im Alter von 52 Jahren. Bei einem Schlaganfall (Rückenmarkinfarkt) werden ein Blutgefäß und umgebendes Gewebe geschädigt durch einen Mangel an sauerstoffhaltigem Blut infolge eines Blutgerinnsels (ischämischer Schlaganfall) oder seltener durch eine Blutung (hämorrhagischer Schlaganfall) mit Schwellung als Folge.

Ein Rückenmarkinfarkt tritt plötzlich auf und kann verschiedene Symptome auslösen, je nach betroffenem Wirbelsäulenbereich. Oft kommt es zu plötzlichen Lähmungserscheinungen. Sie können zu Inkontinenz führen. Bei einem Infarkt im oberen Rücken kann die Atmung beeinträchtigt sein. Beobachten Sie an sich plötzliche Lähmungserscheinungen oder einen Verlust der Kontrolle über Blase oder Schließmuskel, verständigen Sie unverzüglich den Notarzt oder den ärztlichen Notfalldienst.

Wichtigstes Diagnoseinstrument ist dann die Magnetresonanztomografie (MRT) mit einer körperlichen Untersuchung, Blutuntersuchung und Anamnese (Erhebung der Krankengeschichte). Weitere Informationen zu diagnostischen Verfahren siehe unter *Untersuchung beim Experten,* S. 42.

Rückenmarktumor Tumor bezeichnet ein abnormales Zellwachstum, es kann gutartig oder bösartig sein. Bösartige Tumore streuen über kurz oder lang in andere Bereiche des Körpers. Gutartige Tumore streuen nicht, können jedoch je nach Lage zu ernsthaften Problemen führen, etwa zu Lähmungen. Tumore in der Wirbelsäule heißen primär; häufiger streuen (metastasieren) jedoch Tumore aus anderen Körpergegenden in die Wirbelsäule (sekundäre)

Unmittelbare Folge beider Tumorarten ist, dass durch das abnormale Zellwachstum die Funktion der Blutgefäße, Spinalnerven und Knochen der Wirbelsäule beeinträchtigt wird, je nach Lage und Beschaffenheit des Tumors. Die Symptome variieren, es kann jedoch zu Empfindungsstörungen in Armen und Beinen kommen, ferner zu zunehmenden Rückenschmerzen, gegen die auch Schmerzmittel nicht helfen. Auch Inkontinenz

PROFESSIONELLE HILFE
Bei ernsthaften Rückenproblemen sollten Sie eng mit Ihrem Arzt zusammenarbeiten, um die richtige Behandlung zu erhalten.

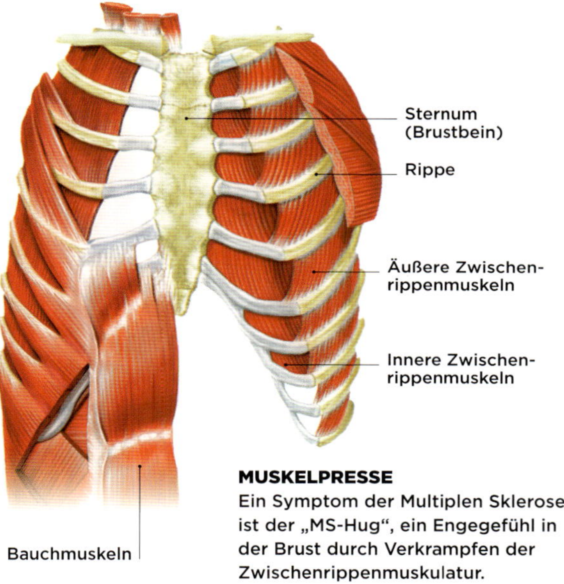

MUSKELPRESSE
Ein Symptom der Multiplen Sklerose ist der „MS-Hug", ein Engegefühl in der Brust durch Verkrampfen der Zwischenrippenmuskulatur.

oder Muskelkrämpfe können auftreten. Beobachten Sie derartige Symptome an sich, dann konsultieren Sie unverzüglich Ihren Arzt. Jedes Zögern kann zu bleibenden Schäden führen. Das gilt auch für ehemalige Krebspatienten.

Die Diagnose wird durch eine körperliche Untersuchung, gefolgt von Röntgenuntersuchungen, MRT, Blutbildern und Untersuchungen der Rückenmarkflüssigkeit gestellt.

Multiple Sklerose Diese Krankheit (kurz: MS) betrifft laut Website der Deutschen Multiple-Sklerose-Gesellschaft etwa 130 000 Deutsche; Frauen erkranken doppelt so häufig wie Männer. Es handelt sich um eine Autoimmunerkrankung, die zwischen dem 20. und 40. Lebensjahr ausbricht und bei der die Myelinschutzschicht der Nerven geschädigt wird. Das beeinträchtigt die Weiterleitung elektrischer Nervensignale. Leider verschlechtert sich der Zustand der Betroffenen kontinuierlich, auch wenn dies sehr langsam und oft in Schüben erfolgt.

MS kann viele Bereiche des Körpers betreffen, auch das Rückenmark. Schmerzen im unteren Rücken sind ein häufiges Symptom. Eventuell tritt auch das Lhermitte-Zeichen auf (siehe Kasten). Ein weiteres typisches Symptom ist der MS-Hug (Spastik der Zwischenrippenmuskulatur), bei der die Betroffenen ein brennendes, schmerzhaftes Engegefühl um den oberen Rumpf verspüren, da die Intercostalmuskulatur (zwischen den Rippen) sich verkrampft, dann unverzüglich einen Arzt konsultieren. Das Symptom kann durch Muskelrelaxanzien und Schmerzmittel gelindert werden (siehe S. 204).

Lhermitte-Zeichen ▸▸

Im englischsprachigen Raum als „Barber's Chair Phenomenon" bekannt – ein schmerzhaftes Gefühl ähnlich einem Elektroschock: Beim Vorbeugen des Nackens schießt es vom Hinterkopf aus durch die Wirbelsäule – in einer Haltung, die man einnimmt, damit der Friseur den Haaransatz im Nacken ausrasieren kann. Die Empfindung kann auch in beide Arme und Beine ausstrahlen und hält ein bis zwei Sekunden an.

Ursache ist in der Regel Druck auf das Rückenmark, der die Folge von Multipler Sklerose, zervikaler Spondylose (siehe S. 92), einem Bandscheibenvorfall (siehe S. 116), einem Tumor oder Vitamin-B12-Mangel sein kann.

Bei Schmerzen dieser Art unbedingt sofort den Arzt konsultieren.

Wirbelsäulenverkrümmung

Es gibt drei Arten der Wirbelsäulenverkrümmung: Kyphose (Rundrücken), die Wirbelsäule ist im oberen Rücken nach vorn verkrümmt; Skoliose, die Wirbelsäule ist nach rechts oder links verkrümmt; Lordose (Hohlkreuz), der untere Rücken schiebt sich nach außen; alle Formen sind entweder angeboren oder später erworben.

KYPHOSE

Bei vielen Menschen ist der obere Rücken leicht nach vorn gerundet; ab einer Krümmung von 40 % gilt dies aus medizinischer Sicht als krankhaft. Ist die Ursache einer Kyphose eine andauernde Fehlhaltung oder liegt eine Krankheit zugrunde, wird die Krümmung vermutlich weiter zunehmen und kann irgendwann Schmerzen verursachen.

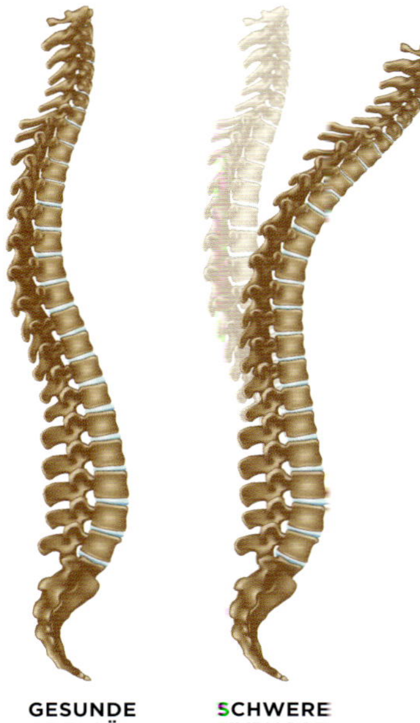

KYPHOTISCHE WIRBELSÄULE
Die obere Partie einer von Kyphosis betroffenen Wirbelsäule krümmt sich nach vorn, wobei die natürliche Krümmung im unteren Rücken abflacht.

Der Buckel ››

Auch der Witwenbuckel ist eine Form der Kyphose und wird oft durch Osteoporose (siehe S. 68) verursacht. Er tritt bei beiden Geschlechtern auf, bei älteren Frauen jedoch häufiger – daher der Name. Werden Wirbel durch abnehmende Knochendichte geschwächt, steigt die Gefahr von Kompressionsbrüchen (siehe *Osteoporose*, siehe S. 68). Dabei sackt die ventrale Partie der Wirbel in sich zusammen, es entstehen Keilwirbel. Dies führt zu einer gebeugten Haltung und einem buckligen Rücken. Im fortgeschrittenen Stadium ermüdet die gebeugte Haltung und behindert die Atmung. Die Übungen rechts helfen in vielen Fällen, die Beschwerden zu minimieren.

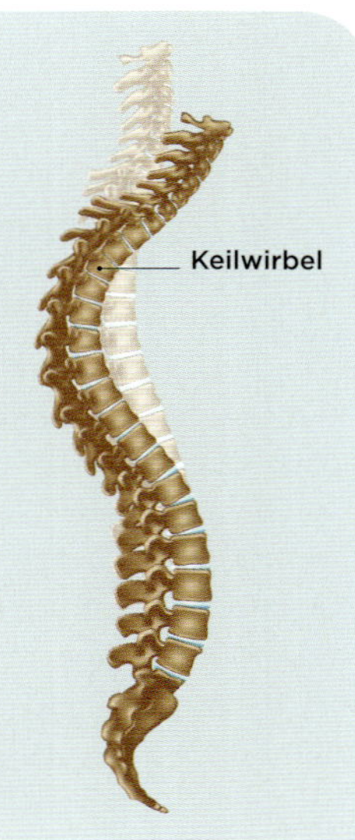

Symptome Bei einer Kyphose kann es neben dem Rundrücken auch zu Rückenschmerzen und zur Beeinträchtigung der Atmung kommen; dies, weil die Rippen durch die Krümmung in die Lungen gedrückt werden und so das Atemvolumen verringern.

Ursachen Eine angeborene Krümmung beruht wahrscheinlich auf einer seltenen Entwicklungsstörung, bei der die Wirbel des Babys missgebildet oder verschmolzen sind. Eine Kyphose kann sich auch – v. a. bei Mädchen – in der Jugend entwickeln, wenn eine nachlässige Haltung die Bänder des Stützapparats der Wirbelsäule dehnt (siehe S. 16). Der sich ähnlich auswirkende Morbus Scheuermann ist dagegen eine Krankheit, deren Ursachen unbekannt sind (erbliche Faktoren scheinen eine gewisse Rolle zu spielen) und die Jungen häufiger betrifft als Mädchen. Einer Kyphose, die im Erwachsenenalter entsteht, liegt meist eine andere Erkrankung zugrunde, auch wenn Fehlhaltungen ebenfalls eine Rolle spielen. Infrage kommen hier Osteoporose (siehe S. 68) – führt manchmal auch zu einem Witwenbuckel (siehe Kasten links) –, Arthrose (siehe S. 58), rheumatoide Arthritis (siehe S. 62) und Morbus Bechterew (siehe S. 66). Gelegentlich sind auch Erkrankungen von Muskeln und Bindegewebe (siehe S. 18) oder Tumore (siehe S. 50) verantwortlich.

Prävention Gute Haltung ist entscheidend, v.a. in der späten Kindheit und Jugend, Erwachsenen hilft Alexander-Technik oder Pilates. Wenn Sie glauben, dass Sie eine Kyphose entwickeln, gehen Sie zum Arzt. Gibt es keine tiefer liegende Ursache, können die Übungen rechts helfen. Befragen Sie dazu jedoch zuerst Ihren Arzt.

Problemerkennung Der Arzt bittet Sie wohl, Bewegungen durchzuführen, wobei er Ihre Wirbelsäule von der Seite betrachtet. Vielleicht schickt er Sie zum Röntgen, um Verschleißerscheinungen zu erkennen. Möglicherweise wird auch untersucht, ob die Kyphose Ihre Atmung beeinflusst.

Problembehebung Kinder und Jugendliche mit Morbus Scheuermann erhalten in der Regel ein Korsett. Eventuell ist auch eine Operation erforderlich, bei der die Wirbel miteinander verschmolzen werden (siehe S. 210), die Krümmung reduziert wird. Bei anderen Formen der Kyphose werden jungen Leuten gymnastische Übungen verordnet, bei Erwachsenen wird an der tiefer liegenden Ursache für die Kyphose angesetzt. Eventuell werden auch Physiotherapie (siehe S. 178), ein Übungsprogramm und andere Therapien wie Osteopathie (siehe S. 182) empfohlen (siehe *Was könnte helfen?*, S. 176). Eine Operation ist die letzte Option.

Übungen bei Kyphose ▸▸

Lesen Sie vor der Durchführung der Übungen die Hinweise auf Seite 10.

Schulterblattübung

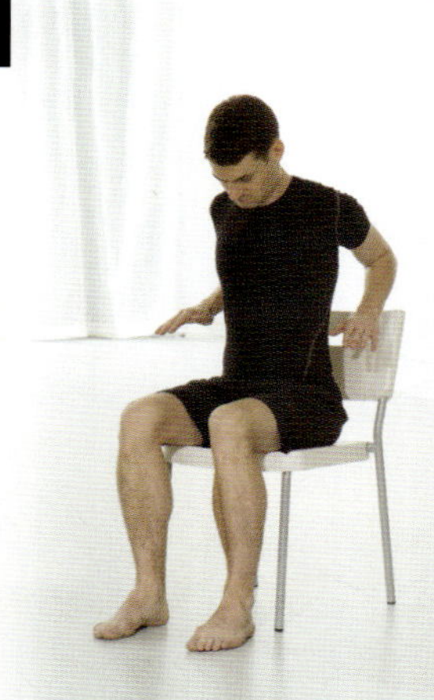

Auf einen Hocker oder Stuhl mit niedriger Lehne setzen, sodass Sie die Arme ungehindert bewegen können. Das Kinn zur Brust ziehen. Das Brustbein anheben und die Schulterblätter zusammenziehen, sodass die Ellbogen nach hinten gezogen werden. Fünf Sekunden halten, dann lockern. Zehnmal wiederholen.

Reverse Fly

Für diese Übung benötigen Sie Gewichte (wassergefüllte Plastikflaschen eignen sich gut) und geringen Bewegungsspielraum. Den Rücken gerade halten und die Bauchmuskeln anspannen.

1 Auf einen Stuhl setzen, die Gewichte in die Hand nehmen und vorbeugen, sodass Sie auf den Boden schauen. Die Gewichte, Handflächen nach innen, neben den Knöcheln halten. Kopf und Nacken bilden eine Linie mit der Wirbelsäule.

2 Die Arme seitlich nicht weiter als Schulterhöhe anheben, die Schulterblätter dabei zusammenpressen. Wieder absenken, zehnmal wiederholen.

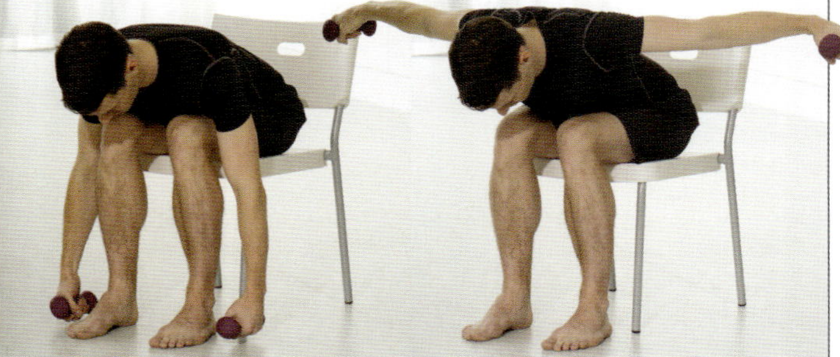

SKOLIOSE

Bei der Skoliose liegt eine seitliche Krümmung vor. Bei der klassischen Skoliose nimmt die Wirbelsäule eine C- oder eine S-Form an. Mädchen sind doppelt so häufig betroffen wie Jungen. Skoliose entsteht meist irgendwann zwischen der frühen Kindheit und dem Ende des Jugendalters.

Symptome Außer einer Verkrümmung der Wirbelsäule und manchmal Unterschieden in der Höhe der Schultern oder Hüften gibt es oft keine Symptome, auch wenn gelegentlich Rückenschmerzen auftreten. In schweren Fällen beeinträchtigt die Krümmung der Wirbelsäule die Bewegungen der Rippen und sogar das Herz, das kann zu Kurzatmigkeit und Brustschmerzen führen.

Ursachen In der Mehrzahl der Fälle sind die Ursachen der Skoliose unbekannt (idiopathische Skoliose), auch wenn Vererbung eine gewisse Rolle zu spielen scheint. Eine „scheinbare" Skoliose – die Wirbelsäule ist tatsächlich gerade, erscheint aber verkrümmt – kann auch auf muskulärer Dysbalance durch Fehlhaltungen beruhen, auf unterschiedlichen Beinlängen oder einer Überentwicklung der Muskulatur auf einer Seite der Wirbelsäule, wie man sie zuweilen bei Profi-Tennisspielern beobachtet. Eine weitere Art wird allgemein als funktionelle Skoliose bezeichnet und kann sich als Reaktion auf einen Schmerzreiz (etwa bei Bandscheibenvorfall) entwickeln. Eine schwere Form entsteht durch eine Fehlbildung bei der Entwicklung der Wirbelsäule im Mutterleib (kongenitale Skoliose).

Arthrose (siehe S. 58) und Osteoporose (siehe S. 68) können ebenfalls zu einer Skoliose führen, wenn die Schäden durch diese Erkrankungen hauptsächlich auf einer Seite der Wirbelsäule auftreten.

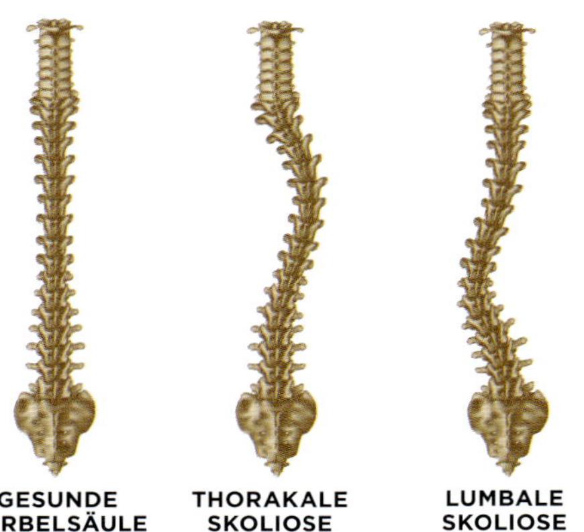

ARTEN DER SKOLIOSE
Bei einer Verkrümmung im oberen Rücken spricht man von thorakaler Skoliose, bei überwiegender Verkrümmung des unteren Rückens von lumbaler.

Prävention Einer Skoliose ist nur vorzubeugen wenn sie auf einer muskulären Dysbalance aufgrund von Fehlhaltungen beruht (siehe S. 148). In diesem Fall kann durch korrekte Haltung und Übungen (siehe rechts) eine Besserung herbeigeführt werden.

Problemerkennung Der Arzt wird Sie vermutlich bitten, mit bloßem Rücken Ihre Zehen anzufassen, damit er beurteilen kann, ob die Wirbelsäule asymmetrisch ist. Bei Patienten, die noch im Wachstum sind, veranlasst er eventuell auch eine Röntgenaufnahme der Wirbelsäule und notiert Körpergröße und Gewicht, sodass eine zukünftige Verschlimmerung erkannt werden kann.

Problembehebung Bei der funktionellen Skoliose wird die Ursache behandelt, die zur muskulären Dysbalance führte, oft in Form von Physiotherapie (siehe S. 178). Bei idiopathischer Skoliose bei jungen Menschen kann ein Korsett angepasst werden, damit die Verkrümmung sich im Wachstum nicht verschlimmert, bei Erwachsenen bringt das nichts. In vielen Fällen bessert sich eine idiopathische Skoliose von allein, v. a. wenn sie schon in jungen Jahren aufgetreten ist. Eine Operation wird generell empfohlen, wenn eine Skoliose bei jungen Menschen stark ausgeprägt ist, bei Patienten jeden Alters, wenn zusätzliche Symptome wie Schmerzen, Atembeschwerden oder Herzprobleme auftreten. Abhängig von der Ursache können dabei die Wirbel gerade ausgerichtet und anschließend versteift werden (siehe S. 212), um sie an ihrem Platz zu halten, oder es werden Osteophyten – Knochenanbauten an den Wirbelkörpern – entfernt, die sich infolge einer Arthrose (siehe S. 58) gebildet haben.

Übungen bei haltungsbedingter Skoliose ▸▸

Lesen Sie vor der Ausführung der Übungen die Hinweise auf Seite 10.

Diagonalcrunch

1 Mit angewinkelten Beinen (Knie rechtwinklig) auf den Rücken legen, Füße flach auf den Boden. Die rechte Hand auf den rechten Brustkorb legen, die linke auf den linken Hüftknochen.

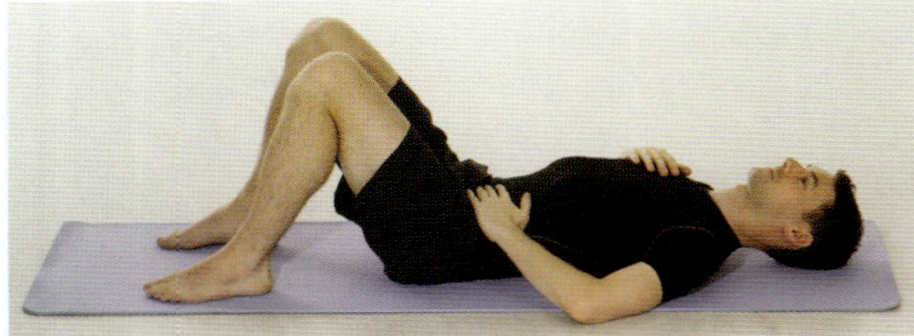

2 Einatmen. Beim Ausatmen die Bauchmuskeln anspannen und die rechte Rumpfseite fünfmal leicht anheben, um die Hände dichter zueinanderzubringen; Handposition wechseln und auch linksseitig fünfmal.

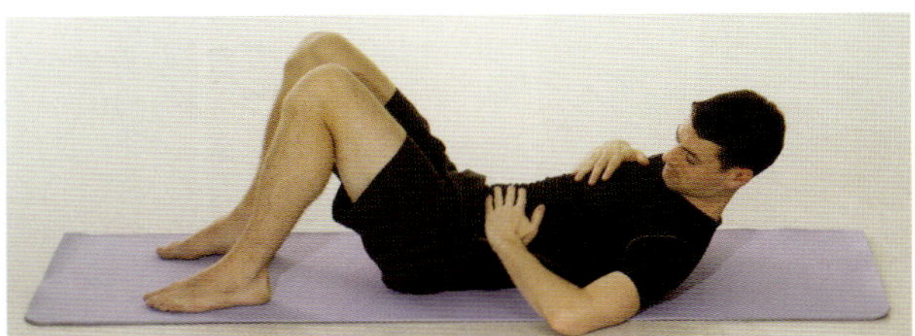

Knie-über-Kreuz-Übung

Ausgangsposition wie beim Diagonalcrunch (s. o.); die Hände liegen jedoch mit den Handflächen auf dem Boden neben dem Körper.

1 Ein Bein über das andere schlagen, die Knie langsam möglichst weit von einer Seite zur anderen schaukeln, Körperkontakt zur Matte halten. Auf beiden Seiten gleich weit ausführen, insgesamt zehnmal.

2 Das andere Bein überschlagen und die Übung so wiederholen.

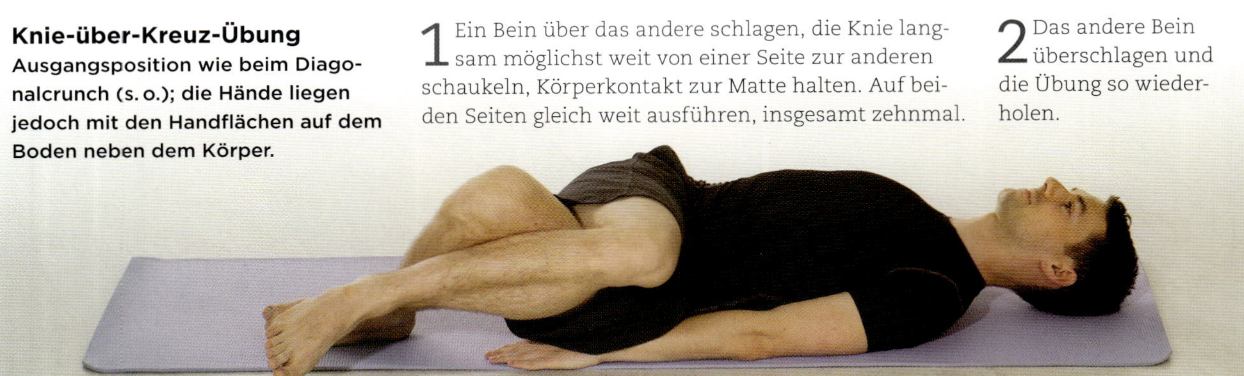

HYPERLORDOSE

Die Abbildung Seite 14 zeigt, dass die normale Wirbelsäule sowohl im Halswirbel- als auch im Lendenwirbelbereich eine natürliche Krümmung nach innen aufweist. Bei manchen Menschen ist diese übermäßig ausgeprägt; dann liegt eine Hyperlordose vor. Bei lumbaler Hyperlordose (unterer Rücken) spricht man auch von einem Hohlkreuz. Im unteren Rücken ragt das Gesäß stärker nach außen oben als üblich, im Nackenbereich sieht es aus, als wäre der Kopf nach vorn geschoben worden.

Eine Hyperlordose sieht unschön aus und kann Schmerzen verursachen und die Beweglichkeit einschränken. Außerdem verliert sie einen Teil ihrer Funktion als Stoßdämpfer, sodass Muskeln, Bänder und Wirbel anfälliger werden für Verletzungen.

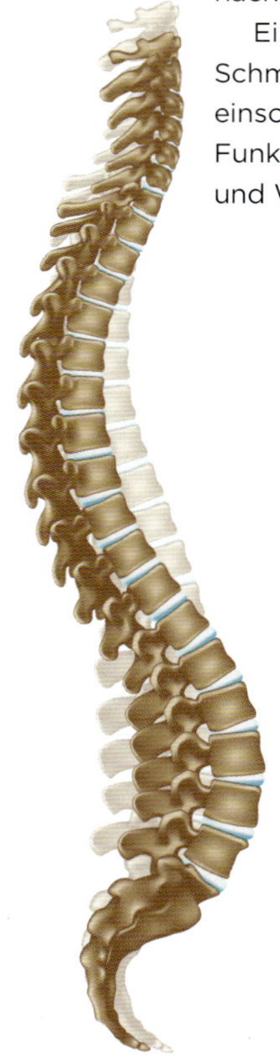

HYPERLORDOSE

Ursachen Auch wenn Vererbung eine gewisse Rolle spielt und eine Hyperlordose in seltenen Fällen aufgrund einer Entwicklungsstörung im Mutterleib angeboren sein kann, sind Fehlhaltungen (siehe S. 148) die Hauptursache. Die Verkrümmung kann auch im fortgeschrittenen Alter als Folge von Erkrankungen auftreten, die zu einem Verschleiß der Wirbelsäule führen, etwa Arthrose (siehe S. 58) und Osteoporose (siehe S. 68). Auch Verletzungen von Hals oder Rücken können auslösende Faktoren sein.

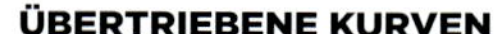

ÜBERTRIEBENE KURVEN
Eine Wirbelsäule mit Hyperlordose ist im Vergleich zur gesunden Wirbelsäule im Hals- und Lendenbereich stärker gekrümmt.

Symptome Abgesehen von einer unnatürlichen und ungelenken Haltung verursachen die zervikale wie auch die lumbale Hyperlordose in der Regel keine Symptome außer einer leichten Bewegungseinschränkung und einem unangenehmen Gefühl. In seltenen schweren Fällen wird Druck auf Nerven ausgeübt, die vom Rückenmark ausgehen. Das führt dann meistens zu Nervenwurzelbeschwerden (siehe S. 116).

Prävention Die wichtigste Maßnahme gegen Hyperlordose besteht darin, auf eine gute Haltung zu achten und sich dabei immer wieder zu korrigieren (siehe S. 148). Ältere Personen sollten Maßnahmen zur Vermeidung von Arthrose (siehe S. 58) und Osteoporose (siehe S. 68) ergreifen.

Problemerkennung Die Diagnose von Hyperlordose wird per Augenschein gestellt und durch Röntgenaufnahmen bestätigt. Ihr Arzt wird auch den Bewegungsspielraum Ihrer Wirbelsäule überprüfen, um eventuelle Einschränkungen festzustellen.

Problembehebung Leichte Formen der Hyperlordose bedürfen oft keiner besonderen Behandlung. Bei Schmerzen werden Ihnen vielleicht Schmerzmittel empfohlen – freiverkäufliche Produkte wie Ibuprofen sind oft ausreichend (siehe die Informationen zu Medikamenten ab S. 204).

Eventuell wird auch Physiotherapie verordnet, um Ihren Bewegungsspielraum zu verbessern – Beispiele für geeignete Übungen finden Sie rechts. In schwereren Fällen kann das Tragen eines Korsetts empfohlen werden.

Schwerpunkt der Behandlung ist jedoch die kontinuierliche Korrektur der Haltung (siehe S. 148), die auch bei Besserung des Krankheitsbilds nicht nachlassen sollte.

Übungen bei Hyperlordose ▸▸

Beachten Sie vor der Ausführung einer Übung die Hinweise auf Seite 10.

An der Wand entlang

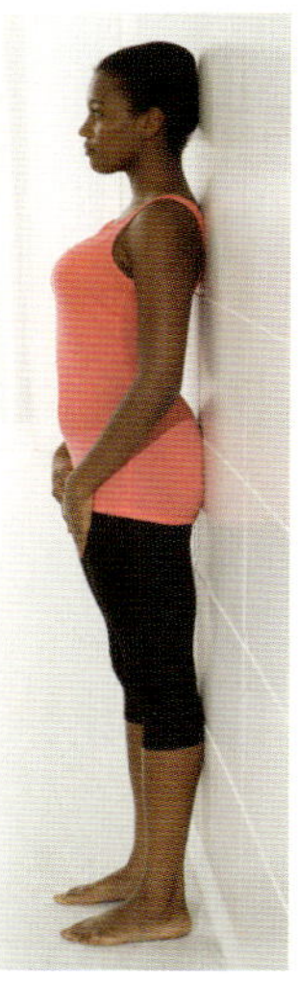

1 Einen Platz mit freier Wandfläche und rutschfestem Boden suchen. Gerade an die Wand stellen, Füße schulterbreit auseinander, sodass Kopf, oberer Rücken und Kreuzbein die Wand berühren.

2 Die Füße eine Fußlänge von der Wand entfernt aufstellen, Knie leicht beugen.

3 Ausatmend so weit an der Wand herabgleiten wie möglich, maximal bis zum rechten Winkel der Knie. Den unteren Rücken dabei fest an die Wand drücken. Halten und bis zehn zählen. Einatmend wieder an der Wand hochschieben, dabei den unteren Rücken immer noch fest andrücken. Zehnmal wiederholen.

Knie zur Brust

1 In Rückenlage die Füße so aufstellen, dass die Knie rechtwinklig sind. Den Nacken mit den Händen abstützen. Kreuzbeinbereich in die Matte drücken. Ausatmend ein Knie zur Brust ziehen.

2 Einatmend das Bein wieder senken, dabei den Kreuzbeinbereich weiterhin in die Matte drücken. Fünfmal wiederholen. Zunächst mit dem anderen Bein, dann mit beiden Knien wiederholen.

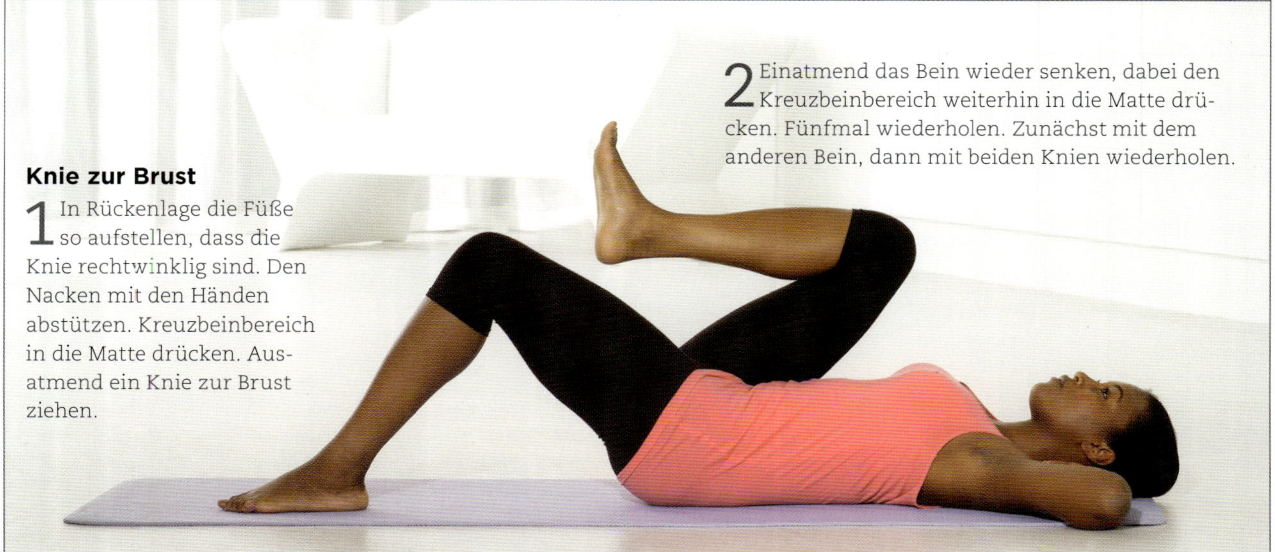

Arthrose

Gelenkschäden infolge von Alterung und Überbeanspruchung werden Arthrose genannt. Um die vier Millionen Deutsche leiden darunter. Es gibt verschiedene Behandlungsmethoden, um die Beweglichkeit wiederzuerlangen und die Schmerzen zu lindern. In vielen Fällen verbessert das die Lebensqualität erheblich.

Auf diesen Seiten geht es hauptsächlich um die degenerative Arthrose der Wirbelsäule. Bei einer Arthrose der Halswirbel sprechen die Ärzte vielleicht auch von einer zervikalen Spondylose (siehe S. 92); ist der untere Rücken betroffen, ist auch von degenerativen Bandscheibenveränderungen der Lendenwirbelsäule die Rede.

Symptome Arthrosesymptome entwickeln sich in der Regel langsam, oft über Jahre hinweg. Hauptsymptom ist Schmerz als Folge einer Entzündung der Gelenkflächen durch das Aneinanderreiben der Knochen. Bei Belastung der betroffenen Gelenke durch Bewegung nimmt der Schmerz meist zu. Auch muskuläre Dysbalancen durch Schonhaltungen, womit der Körper versucht, Gelenke zu schützen, können den Schmerz verstärken.

Oft verläuft eine Arthrose jedoch symptomlos. Das ist bekannt, da laut Röntgenaufnahmen die meisten Menschen über 60 Jahre Gelenkverschleiß haben, jedoch keine Symptome verspüren.

Ursachen Man unterscheidet zwischen primärer und sekundärer Arthrose. Erstere ist mit Abstand die häufigste Form und meist eine Alterserscheinung. Mit zunehmendem Alter nimmt der Wassergehalt des Bandscheibenknorpels ab, wodurch er schrumpft und rau wird. Gleichzeitig werden die

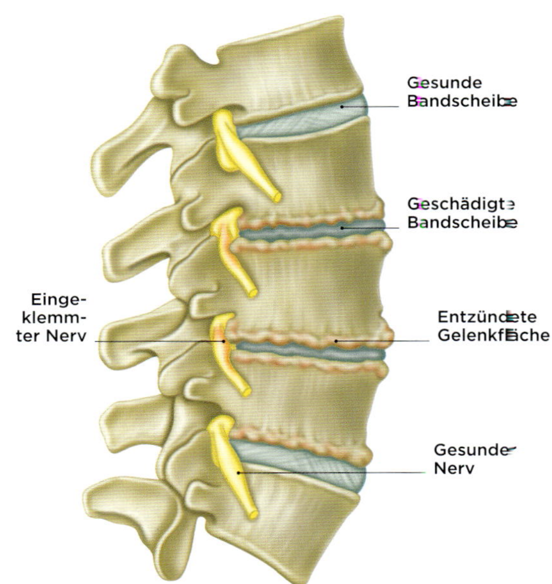

ARTHROSE DER WIRBELSÄULE
Durch Wasserverlust der Bandscheiben verringert sich der Abstand zwischen den Wirbeln, sodass die Knochen aneinanderreiben. Es kommt zu schmerzhaften Entzündungen.

Gelenkkapseln der Facettengelenke (siehe S. 16) und die stützenden Bänder dicker und steifer. All dies hat zur Folge, dass sich die Abstände zwischen den Wirbeln verringern, v. a. im Hals- und Lendenwirbelbereich. Übergewicht verstärkt noch den Druck auf die Wirbel. Schließlich reiben die Knochen schmerzhaft aneinander und die Zwischenwirbelgelenke entzünden sich. Möglicherweise im Bestreben, die Gelenke zu schützen, bilden sich an deren Rändern oft Knochenanbauten, sogenannte Osteophyten. Sie verursachen jedoch nicht immer Symptome. Diese degenerativen Veränderungen können die Nerven in der Wirbelsäule beeinträchtigen.

Bei der sekundären Arthrose läuft derselbe Prozess ab, Ursache können jedoch eine Gelenkverletzung, genetisch bedingte Knorpelveränderungen, Diabetes, muskuläre Dysbalancen in Rücken oder Becken oder verschiedene Faktoren sein, die eine Gelenkentzündung auslösen.

Prävention Die Möglichkeiten zur Vorbeugung einer durch jahrelange Belastung der Gelenke ausgelösten Arthrose sind begrenzt. Training mit Gewichten begünstigt die Entstehung von Arthrose, wird jedoch zur Vorbeugung von Osteoporose (siehe S. 68) empfohlen - es gilt, die richtige Balance zu finden.

Es ist eine gute Strategie, um einer Arthrose entgegenzuwirken, auf gesundes Körpergewicht zu achten (siehe S. 158) und sich gelenkschonend (ohne Gewichte) sportlich zu betätigen, etwa durch Schwimmen.

Problemerkennung Anhand der Symptome, der Krankengeschichte und einer Untersuchung der Gelenke kann ein Arzt eine Diagnose stellen. Zur Bestätigung und Beurteilung des Ausmaßes der Gelenkschäden nützt auch eine Röntgenaufnahme.

Risikofaktoren ▸▸

Manche Menschen haben das Glück, ohne Arthrose ein hohes Alter zu erreichen – auch wenn das Arthroserisiko steigt, müssen Sie also nicht zwangsläufig Probleme bekommen. Folgende Risikofaktoren sind bekannt:

- Das Geschlecht: Frauen sind dreimal so häufig von primärer Arthrose betroffen wie Männer.
- Genetische Disposition (Arthrosefälle in der Familie).
- Übergewicht – nur 5 kg können nach Ansicht mancher Fachleute schon einen Unterschied machen.
- Verletzungen oder angeborene Fehlstellungen, die zu übermäßiger Gelenkbelastung führen.
- Wenig Bewegung, was zu eingeschränkter Beweglichkeit der Gelenke führt.
- Krankheiten wie Diabetes oder Gicht, die zu Knorpelverschleiß führen können.
- Überlastung – möglicherweise durch einen Beruf, bei dem Sie viel heben müssen.

DIE WAAGE IM BLICK
Indem Sie die Waage im Auge behalten und entschlossen gegen überflüssige Pfunde vorgehen, können Sie Ihr Arthroserisiko senken.

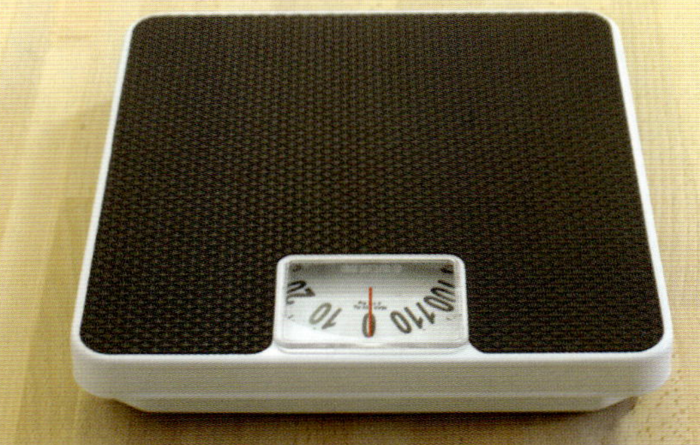

Problembehebung Zunächst wird oft mit freiverkäuflichen Schmerzmitteln wie Paracetamol behandelt. Helfen diese nicht, werden stärkere nichtsteroidale Antirheumatika (NSAR) verschrieben (weitere Informationen zu Medikamenten siehe S. 204). Der Behandlungsschwerpunkt von Arthrose liegt jedoch auf Physiotherapie (siehe S. 178) und einer Veränderung des Lebensstils. Eine individuell angepasste Physiotherapie hat sich als sehr wirkungsvoll zur Schmerzlinderung und Erhöhung der Beweglichkeit erwiesen. Eine Veränderung des Lebensstils, v. a. durch Gewichtsreduktion und mehr Bewegung, kann ebenso effektiv sein. Übertreiben Sie dabei jedoch nicht: Leichtes Schwimmen und Wasseraero-

Arthrose und Bewegung ▸▸

Bewegung ist eine der Hauptsäulen in der Arthrosetherapie, da sie die Beweglichkeit der Gelenke erhält. Wichtig ist jedoch, die richtigen Übungen korrekt auszuführen, ansonsten riskieren Sie eine Verschlimmerung Ihres Problems.

Welche Übungen helfen? Bei Nackenproblemen hilft es etwa, im Sitzen (zur Stabilisierung des Rumpfes) abwechselnd über die Schultern zu schauen (siehe S. 97). Bei Arthrose im LWS-Bereich können Beckenbeugen (siehe S. 134) helfen. Es kommt jedoch sehr darauf an, welche Gelenke betroffen sind und wie stark. Bitten Sie daher Ihren Arzt oder Physiotherapeuten, Ihnen ein passendes Übungsprogramm zusammenzustellen.

Goldene Regeln Ihre professionellen Helfer werden Ihnen sagen, dass es für Arthroseübungen zwei goldene Regeln gibt: Erstens langsam beginnen und die Intensität und Dauer jeder Übung allmählich steigern; zweitens, nie über die Schmerzgrenze gehen, da dies gefährlich kontraproduktiv sein kann. „Training muss wehtun" – für Arthrosepatienten stimmt das einfach nicht.

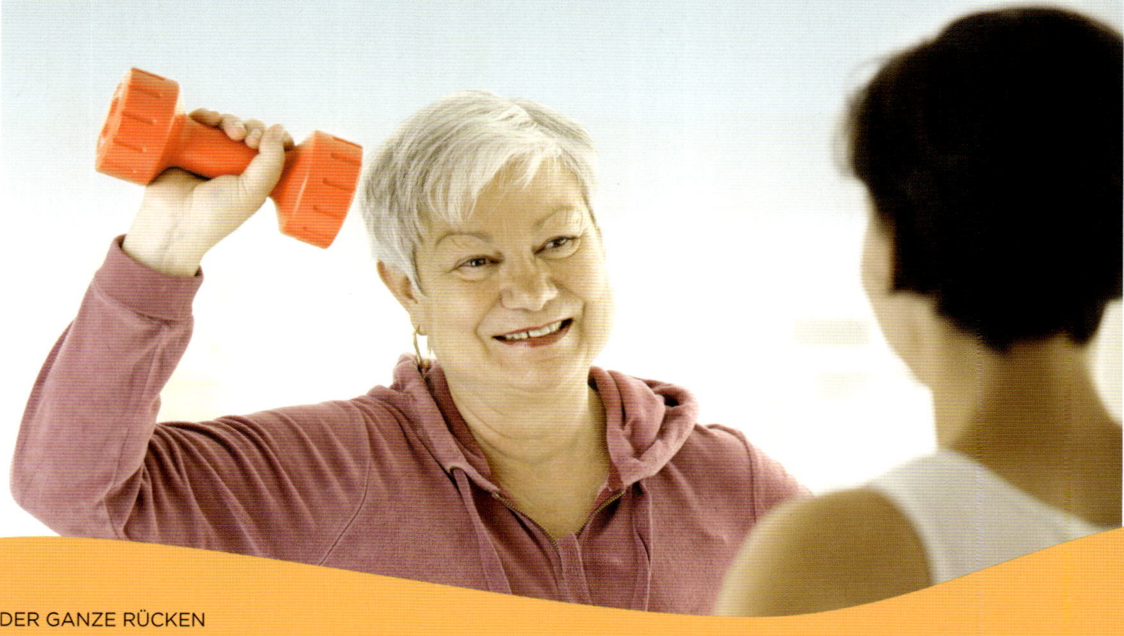

Keine Ausreden!

Untersuchungen von Mumienskeletten aus Gräbern ägyptischer Pharaonen haben gezeigt, dass viele von ihnen an schwerer Arthritis litten – sogar schon mit Mitte vierzig. Ein Grund dafür können enge Verwandtschaftsverhältnisse und damit vermutliche genetische Disposition sein.

Betroffen war auch der legendäre Ramses II., genannt „der Große“, der Ägypten über 66 Jahre lang regierte. Vermutlich litt er ab mittlerem Alter schon an Arthritis, doch er soll bei seinem Tod 96 Jahre alt gewesen sein – und er hatte ein ereignisreiches Leben: Eine Armee von über 100 000 Soldaten führte er zu zahlreichen Siegen, er gründete Städte, erbaute prächtige Grabstätten und Baudenkmäler und soll über 90 Kinder gezeugt haben. Die Arthritis hat ihn offenbar nicht gebremst!

bic sind ideal. Sanftes Yoga (siehe S. 196) mit einem ausgebildeten Lehrer kann ebenfalls guttun. Manche Patienten berichten auch von Linderung der Symptome durch Akupunktur (siehe S. 198).

Es wird diskutiert, ob Produkte, die Glucosamin und Chondroitin (beides Bestandteile des Knorpelgewebes) enthalten, eine Wirkung haben. Einigen Berichten zufolge können sie helfen, doch die meisten Ärzte werden Ihnen sagen, dass diese Nahrungsergänzungsmittel wenig nützen.

Wenn alles nichts hilft, kann eine Operation (siehe S. 210) in Erwägung gezogen werden, je nach betroffenem Gelenk und seinem Zustand. Doch eine OP ist nicht für jeden geeignet, und jede Operation an der Wirbelsäule ist mit erheblichen Risiken verbunden. Besprechen Sie mit dem medizinischen Fachpersonal genau, was für Sie infrage kommt.

Die Kralle des Teufels?

Vielleicht denken Sie, dass man eine Pflanze, die allgemein als „Teufelskralle“ oder „Trampelklette“ bezeichnet wird, meiden sollte, doch Sie könnten sich irren. Und das nicht nur, weil die „Krallen“ nichts als kleine Haken sind, die rings um die Früchte dieser in Afrika beheimateten Pflanze wachsen.

Zahlreiche Studien haben gezeigt, dass Nahrungsergänzungsmittel mit dem Wirkstoff der Teufelskrallenwurzeln ebenso wirksam gegen Schmerzen und Bewegungseinschränkungen bei Arthrose auch im HWS- und LWS-Bereich sind wie viele konventionelle Medikamente.

Ein Warnhinweis Fragen Sie Ihren Arzt, bevor Sie Teufelskralleprodukte ausprobieren, da es zu Wechselwirkungen mit Medikamenten wie Blutverdünnern kommen und der Wirkstoff bei bestimmten anderen Krankheiten kontraindiziert sein kann. Da es zudem noch keine Langzeitstudien zu diesem Wirkstoff gibt, sollte er in Schwangerschaft und Stillzeit nicht eingenommen werden.

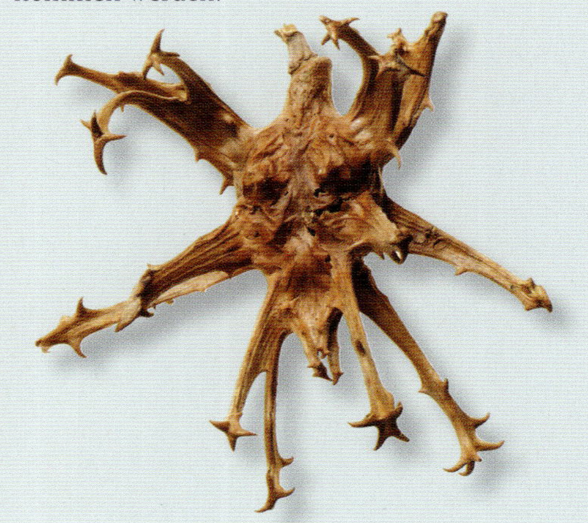

Rheumatoide Arthritis

Rheumatoide Arthritis (RA) betrifft überwiegend die Gelenke, kann jedoch auch auf Organe und andere Gewebe übergreifen. Es ist eine schwere, chronisch fortschreitende Erkrankung mit symptomfreien Phasen zwischen den Schüben. Durch moderne Therapien können diese Phasen verlängert und es kann der Krankheitsverlauf verlangsamt werden.

Rheumatoide Arthritis ist eine Autoimmunerkrankung, d. h., die Abwehrmechanismen des Körpers richten sich gegen sein eigenes Gewebe. Etwa 400 000 bis 800 000 Deutsche, d. h. 0,5–1 % der Bevölkerung sind betroffen, Frauen etwa dreimal so häufig wie Männer. Die Krankheit kann in jedem Lebensalter auftreten, beginnt jedoch meist zwischen dem 40. und 60. Lebensjahr.

Es heißt, dass RA das deutsche Gesundheitssystem mit etwa zwei Milliarden Euro pro Jahr belastet. So überrascht es nicht, dass die Erforschung der Krankheit höchste Priorität hat, und die Ergebnisse sind vielversprechend.

Symptome Bei RA entzünden sich echte Gelenke (mit Gelenkflüssigkeit wie bei den meisten auch bei den Facettengelenken der Wirbel; weitere Informationen zu den Wirbelgelenken siehe S. 16). Die Entzündung führt zu einer Bewegungseinschränkung sowie Knochen- und Knorpelschäden. In der Wirbelsäule ist die HWS am häufigsten betroffen.

Die Symptome der RA treten schubweise auf. Es gibt monate-, sogar jahrelange Phasen ohne Symptome. Dies erschwert eine frühe Diagnose. Häufig sind Hände und Handgelenke zuerst betroffen, was mit der Zeit zu schweren Deformationen führt.

Auch die Halswirbel werden oft befallen – die Folge sind Schmerzen im unteren Halsbereich, da

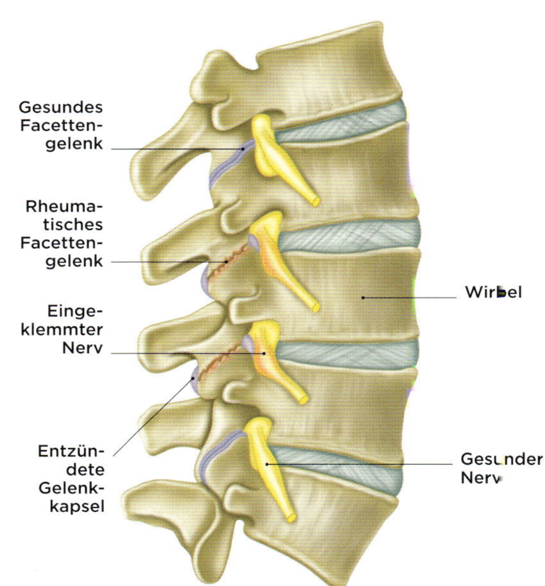

GELENKSCHÄDEN
Rheumatoide Arthritis führt zu schmerzhaften Schwellungen echter Gelenke (solcher mit Gelenkflüssigkeit), darunter auch die der Wirbelsäule.

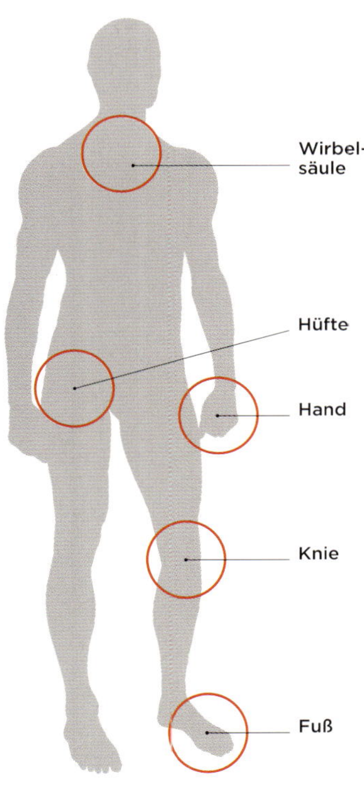

NICHT NUR DER RÜCKEN
Im Verlauf einer Erkrankung kann RA auf viele Bereiche des Körpers übergreifen – von den Gelenken in Fingern und Zehen bis zu den tragenden in Hüften und Knien. Die Halswirbel gehören zu den am häufigsten betroffenen Bereichen.

die Wirbel das Gewicht des Schädels nicht mehr tragen können und leicht verrutschen. Durch Fehlstellungen ergibt sich ein erhöhtes Risiko für eine Rückenmarkkompression am Schädelunterrand.

Kompressionen in anderen Bereichen der Wirbelsäule machen sich vielleicht als Erstes an einem veränderten Gang bemerkbar. Eventuell leiden Sie auch unter Kraftverlust und Gleichgewichtsstörungen. Ist die Erkrankung aktiv ausgebrochen, kommt es zu Muskel- und Gelenksteife, oft begleitet von Erschöpfung, erhöhter Temperatur und Appetitverlust.

RA kann auch auf andere Organe und Gewebe des Körpers übergreifen, etwa Lungen, Nieren, Herz, Leber („Felty-Syndrom") und Augen („Sjögren-Syndrom"). Diese werden trocken und entzünden sich.

Nahrungsergänzungsmittel ▸▸

Häufig werden bei rheumatoider Arthritis Nahrungsergänzungsmittel empfohlen, doch deren Wirksamkeit ist nicht erwiesen. Die vielgepriesenen Produkte mit Omega-3-Fischöl etwa zeigten im Labor antientzündliche Wirkungen, doch es gibt keinen Nachweis darüber, dass der Effekt im Körper derselbe ist. Das gilt auch für Knorpelaufbaupräparate mit Glucosaminen und Chondroitinen.

Was ist sinnvoll? Auch wenn nicht erwiesen ist, dass Nahrungsergänzungsmittel das Fortschreiten der Erkrankung verlangsamen, lindern sie möglicherweise die Symptome – und manche Nährstoffe sind generell gesundheitsfördernd. Hilfreich sind v. a. Nahrungsmittel, die reich sind an Antioxidanzien. Das sind Nährstoffe, die gegen entzündungsfördernde freie Radikale wirken. Solche Nahrungsmittel sind etwa Äpfel, Aprikosen, Beeren, Bohnen, Brokkoli, Karotten, Lauch, Vollkornprodukte und Zwiebeln. Daher ist es sinnvoll, reichlich Omega-3-haltigen Fisch wie Lachs, Hering und Sardinen zu sich zu nehmen. Durch Aprikosen, Karotten, Kürbis, Paprika, Rote Bete und Süßkartoffeln steigt Ihr Betacarotinspiegel. Einige Studien deuten darauf hin, dass der Gehalt dieses Antioxidans im Blut von RA-Patienten reduziert ist. Sprechen Sie jedoch mit Ihrem Arzt, bevor Sie Nahrungsergänzungsmittel zu sich nehmen oder Ihre Ernährung umstellen.

RAN AN DEN FISCH
Fettfische wie Sardinen sind eine gute Quelle essenzieller Omega-3-Fettsäuren, die als entzündungshemmend gelten.

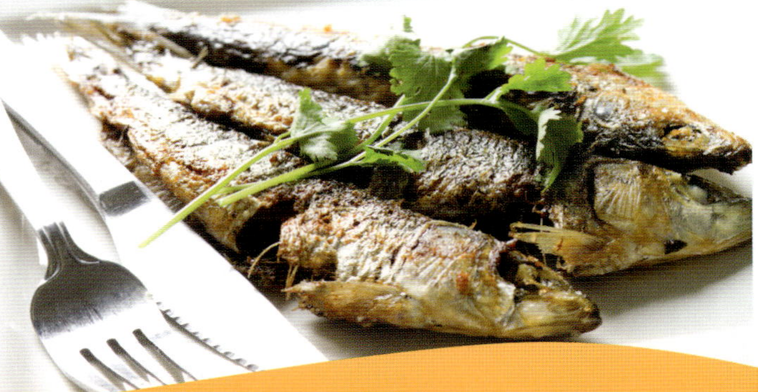

Ursachen der RA sind nicht genau bekannt. Klar ist, dass erbliche Faktoren die Prädisposition erhöhen, und alles deutet darauf hin, dass Rauchen, Stress und Übergewicht weitere Risikofaktoren sind. Vitamin-D-Mangel, ein niedriger Östrogenspiegel und eine geringe Konzentration von Antioxidanzien im Blut können ebenfalls eine Rolle spielen – auch wenn das bisher nicht erwiesen ist.

Es wird angenommen, dass es unter Einfluss von Risikofaktoren zu einer Autoimmunreaktion kommt – das Abwehrsystem greift eigenes Gewebe an.

Prävention Risikofaktoren vermeiden hilft, die Wahrscheinlichkeit einer RA-Erkrankung zu verringern bzw. die Symptome zu mildern:

- Zigarettenrauch meiden
- Ausreichende Zufuhr an Vitamin D und Antioxidanzien beachten – durch die Ernährung, durch Nahrungsergänzungsmittel oder indem Sie regelmäßig in die Sonne gehen.

Um nach erfolgter Diagnose das Fortschreiten der Erkrankung zu verlangsamen und symptomfreie Phasen zu verlängern, sollten Sie außerdem

- Sport treiben, um Ihre Beweglichkeit zu erhalten bzw. zu verbessern.
- abnehmen, wenn Sie Übergewicht oder Adipositas haben – um Ihre Gelenke nicht noch mehr zu belasten (siehe *Gewicht reduzieren,* S. 158).
- bei Bedarf Ihre Ernährung umstellen (siehe Kasten über *Nahrungsergänzungsmittel,* S. 63).

Problemerkennung Ein Arzt vermutet, dass Sie an RA leiden, wenn er Ihre Gelenke untersucht und festgestellt hat, dass sie geschwollen, verkrümmt oder schmerzempfindlich sind; auch Steifheit (v. a. am Morgen) und eingeschränkte Beweglichkeit sind Indikatoren. Das Verhältnis von kleinen zu großen unter den betroffenen Gelenken ist ebenso von Bedeutung. Auch das Blut wird untersucht. Bei 80 % der RA-Patienten wird der sogenannte Rheumafaktor nachgewiesen, ein Antikörper (Protein), der als körperfremd eingestuftes Gewebe zerstört. Doch nicht jeder, der ihn im Blut hat, leidet an RA.

Problembehebung Je früher die Diagnose gestellt wird und die Behandlung beginnt, desto eher werden irreparable Gelenkschäden verhindert.

Schmerzen werden durch Medikamente (siehe S. 204), auch nichtsteroidale Antirheumatika (NSAR) und Paracetamol, gelindert. Ein individuelles Übungsprogramm eines Physiotherapeuten (siehe S. 178) hilft, die Beweglichkeit der Gelenke zu erhalten und die Muskelkraft zu verbessern. Medizinische Massagen (siehe S. 186), Akupunktur (siehe

Goldstandard-Behandlung ▸▸

Goldsalze werden seit über 200 Jahren zu medizinischen Zwecken verwendet, jedoch seit den 1980er-Jahren nicht mehr gegen RA eingesetzt. 1997 ergab ein Forschungsprojekt des Cochrane Institute, dass Goldinjektionen sich zur Therapie der RA eignen, da sie Gelenkentzündungen eindämmen und das Fortschreiten der Erkrankung verlangsamen – zumindest, wenn die Patienten die Nebenwirkungen vertragen (u. a. Magen-Darm-Störungen, zu Behandlungsbeginn wöchentliche Injektionen).

Kann ich Gold holen? Da ein Großteil des Goldes nach kurzer Zeit vom Körper ausgeschieden wird, dauert es drei bis sechs Monate, bis die Behandlung anschlägt, und das funktioniert auch nicht bei jedem. 30 % der Patienten müssen die Behandlung aufgrund der Nebenwirkungen abbrechen. Eine seltene Nebenwirkung bei einer Langzeittherapie ist eine bläuliche Verfärbung der Haut. Dennoch – fragen Sie Ihren Arzt, vielleicht ist Gold ja das Richtige für Sie.

Frauen besonders gefährdet »

Die Häufigkeit der RA sowohl bei Männern als auch bei Frauen war bis etwa 1995 40 Jahre lang zurückgegangen. Im folgenden Jahrzehnt stieg sie wieder um 2,5 % pro Jahr an – doch nur bei Frauen. Bei Männern ging die Erkrankungshäufigkeit weiter um 0,5 % pro Jahr zurück.

Warum, ist nicht genau bekannt. Doch es gibt einige interessante Anhaltspunkte: Erstens ist der Raucheranteil unter Frauen weniger gesunken als unter Männern – und Rauchen gilt als Risikofaktor für RA; zweitens leiden Frauen häufiger unter Vitamin-D-Mangel, der das Risiko vermutlich ebenfalls erhöht; drittens wird – jedoch eher spekulativ – vermutet, dass der geringe Östrogengehalt moderner oraler Kontrazeptiva eine geringere Schutzwirkung hat als die höher dosierten früheren Antibabypillen.

S. 198) und TENS (siehe S. 202) können die Symptome abmildern. Auch eine Beratung bei einem Arbeitstherapeuten mag sinnvoll sein (lernen, Hausarbeit oder Beruf weiter ausüben). Eine Operation (siehe S. 210) kommt infrage, um die Beweglichkeit zu verbessern.

Die Basistherapie erfolgt mit sogenannten DMARD („disease-modifying antirheumatic drugs", lang wirksame Antirheumatika). Es ist erwiesen, dass dadurch die Remissionsphasen (ohne erneute Rheumaschübe) verlängert werden und das Fortschreiten der RA gebremst wird. DMARD werden heute trotz Nebenwirkungen schon in frühen Krankheitsstadien eingesetzt; andere sind Biologika wie TNF-alpha-Hemmer (siehe S. 208).

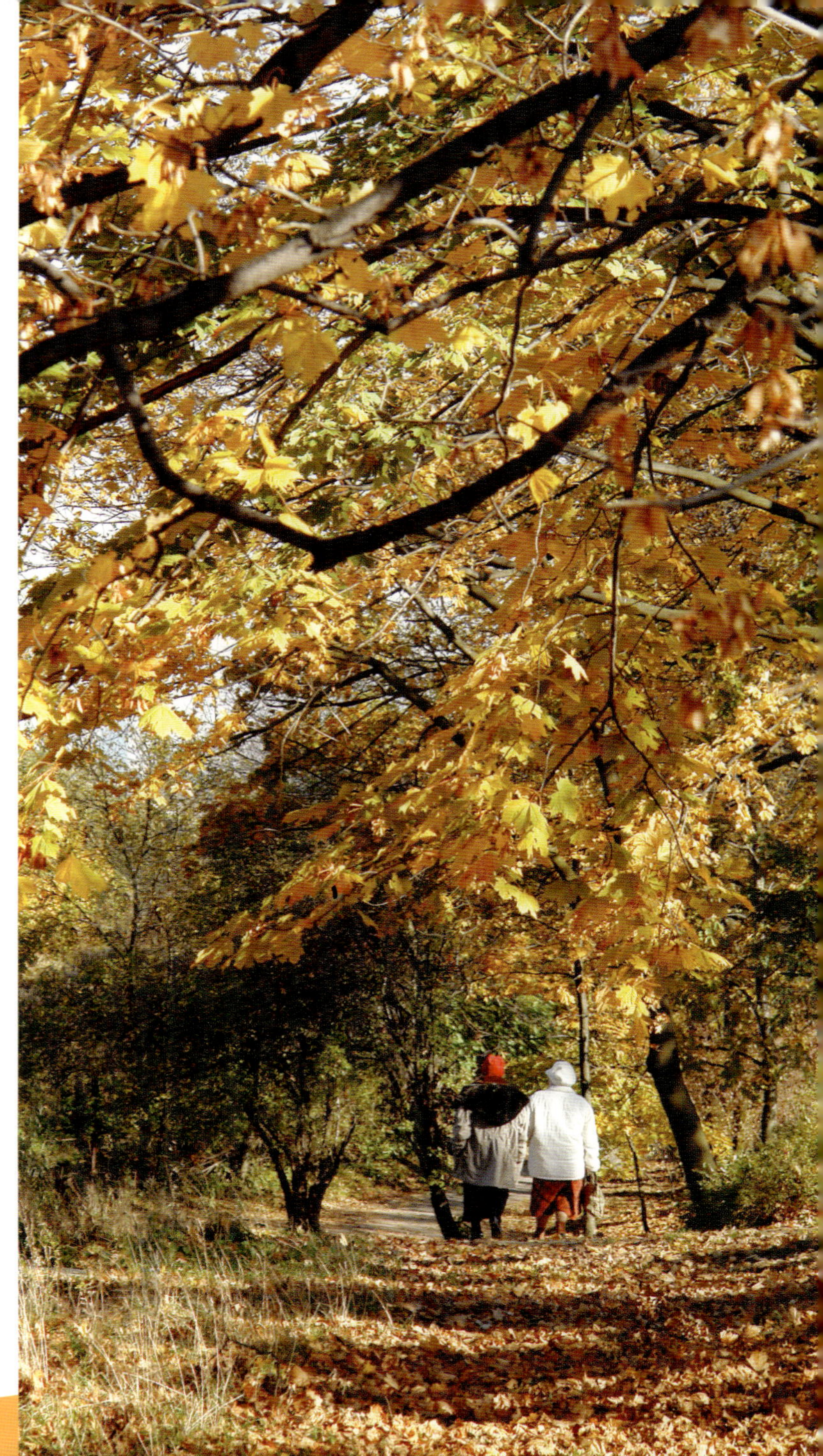

WEITERGEHEN
Dank einer RA-Therapie, die auf den Erhalt der Beweglichkeit abzielt, können Erkrankte oft aktiv bleiben und ihr Leben noch in vollen Zügen genießen.

Morbus Bechterew

Morbus Bechterew (Bechterew'sche Krankheit) ist eine Autoimmunerkrankung – d. h., die Abwehrkräfte greifen körpereigenes Gewebe an. Als Folge der chronischen Entzündungen, v. a. in der Wirbelsäule, verschmelzen Wirbel. Gute Therapien ermöglichen in der Regel eine relativ normale Lebensführung.

Symptome Die Erkrankung entsteht meist zwischen 20 und 30, in etwa 5 % der Fälle bereits in der Kindheit. Männer sind häufiger betroffen als Frauen. Die ersten Symptome treten meist im unteren Rücken auf. Anzeichen sind Rückenschmerzen und Steifheit, die am Morgen schlimmer sind. Die Symptome können ins Gesäß und entlang der gesamten Wirbelsäule bis in den Nacken ausstrahlen. Oft folgen weitere wie Abgeschlagenheit, Nachtschweiß und Schwellungen in anderen Gelenken. Es kommt zu Entzündungen von Fußsohlen und Achillessehne. Selten sind Augen, Haut, Herz und Nieren betroffen.

Die anfänglichen Symptome treten phasenweise in unterschiedlicher Stärke auf. Im Lauf der Jahre können die Krankheitsschübe allmählich bis zur Verschmelzung von Wirbeln führen.

Unbehandelt bringt dies erhebliche Bewegungseinschränkungen und die typische gebeugte Haltung mit sich, da die Brustwirbelsäule sich nach vorn verkrümmt. Das führt zu Beeinträchtigungen der Atmung bis hin zu Vernarbungen der Lunge.

Die Wirbelsäule wird auch brüchig, sodass es leichter zu Knochenbrüchen kommen kann, v. a. im unteren HWS-Bereich und selbst bei einem harmlosen Sturz. Jede Art von Nackenbeschwerden oder Fehlstellungen des Kopfes nach einem solchen Vorfall muss bei Patienten mit Morbus Bechterew notfallmedizinisch behandelt werden.

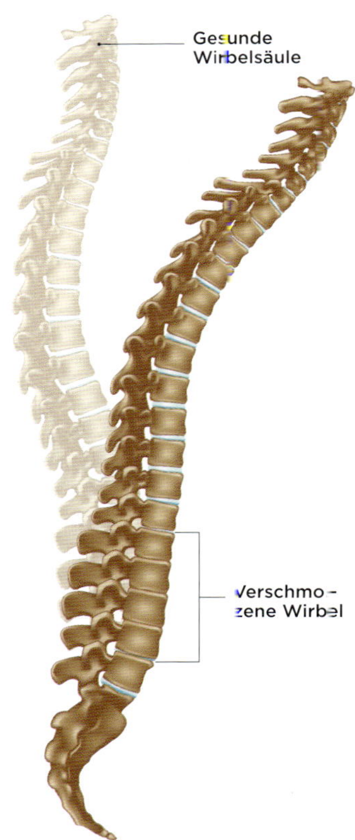

VERKRÜMMTE WIRBELSÄULE Durch die chronische Entzündung durch Morbus Bechterew verknöchern die Bänder, die Wirbel im LWS-Bereich verschmelzen miteinander und die Wirbelsäule verkrümmt sich nach vorn.

Ursachen Morbus Bechterew tritt bei etwa 1 % der Bevölkerung auf. Dabei spielen erbliche Faktoren eine Rolle, sie sind jedoch nicht allein ausschlaggebend, denn von den 7–9 % der Bevölkerung mit den entsprechenden Genen erkrankt nur ein kleiner Teil.

Die genaue Ursache ist noch unklar und auch warum es im Verlauf der Erkrankung zu Entzündungen und Wirbelverschmelzungen kommt, ist nicht genau bekannt. Weitere Forschungen könnten hier in Zukunft zu neuen Erkenntnissen über Ursachen und Behandlung führen.

Prävention Es gibt keine vorbeugenden Maßnahmen für Morbus Bechterew. Wenn die Krankheit bei Ihnen in der Familie liegt, achten Sie besonders auf Symptome und wenn Sie einen Verdacht haben, lassen Sie so bald wie möglich die Diagnose stellen, um Schäden an der Wirbelsäule zuvorzukommen.

Problemerkennung Da die Symptome im frühen Stadium sehr komplex sind und nur phasenweise auftreten, kann es dauern, bis die Krankheit erkannt wird. Im Laufe der Zeit wird ein guter Arzt jedoch anhand des Gesamtbilds die Diagnose stellen und sie durch Röntgenaufnahmen, Blutuntersuchungen zum Nachweis der genetischen Marker und durch eine MRT (Magnetresonanztomografie) bestätigen.

Problembehebung Es gibt Wirkstoffe, die das Immunsystem stimulieren, doch leider haben viele von ihnen erhebliche Nebenwirkungen. Zur Schmerzlinderung und Entzündungshemmung kann man Medikamente wie Aspirin oder NSAR ausprobieren, doch sie wirken nicht immer. Wenn nicht, können Rheumamittel wie Methrotrexat und Sulfasalazin eingesetzt werden, doch beide wirken nicht gegen die Entzündung in der Wirbelsäule. Eine neuere Gruppe von Arzneistoffen, die TNF-Blocker (TNF = Tumornekrosefaktor), zeigt hier oft gute Erfolge. Kortikoid-Injektionen (Kortison, ein Steroidhormon) können ebenfalls helfen (Informationen zu Medikamenten und Nebenwirkungen siehe S. 204).

Abgesehen von Medikamenten ist die Hauptsäule der Behandlung die Physiotherapie (siehe S. 178). Übungsreihen zur Verbesserung der Haltung und Stärkung der Rückenmuskulatur werden individuell auf den Patienten zugeschnitten, In der Regel solche, die zur Verbesserung der Atmung und der Beweglichkeit der Wirbelsäule beitragen.

Gold holen! ▸▸

Zwei internationale Spitzensportler beweisen, dass auch mit Morbus Bechterew persönliche Bestleistungen möglich sind.

Bei Rico Brogna, erster Schlagmann im Major League Baseball, wurde 1991 die Diagnose Morbus Bechterew gestellt. Dennoch gelangen ihm auf seinem Karrierehöhepunkt 1999 24 Homeruns für die Philadelphia Phillies. Heute ist er Botschafter der Amerikanischen Spondylitis-Vereinigung.

Der Golfer Ian Woosnam erhielt 1987 die Diagnose. Dennoch gewann er 1991 das Masters Tournament des Augusta National Golf Club und im gleichen Jahr stand er 50 Wochen lang auf Platz 1 der Weltrangliste. 2006 war er Kapitän des siegreichen European-Ryder-Cup-Teams in Irland. Obwohl er schon über 50 ist, spielt er heute noch in der European Seniors Tour.

Die Übungen müssen regelmäßig durchgeführt werden, um der Verkrümmung der Wirbelsäule entgegenzuwirken und die Beweglichkeit zu erhalten. Dank einer solchen Therapie können Sie weiterhin vielfältig körperlich aktiv bleiben.

Wichtig ist auch eine Anpassung des Lebensstils – zu Hause wie am Arbeitsplatz. Achten Sie darauf, dass Sie auf einer festen, ebenen Matratze schlafen und nur ein kleines Kissen benutzen, um den Nacken in der korrekten Position zu halten. Gute Haltung (siehe S. 148) ist ebenfalls entscheidend. Wenn Sie einen Schreibtischjob haben, müssen Stuhl und Tisch ergonomisch passend eingestellt werden (siehe S. 156). Auch Pilates (siehe S. 192) und Alexander-Technik (siehe S. 188) können hilfreich sein.

Beweglich zu bleiben ist das A und O, doch Übungen mit Gewichten sollten unterbleiben. Heben Sie keine Gewichte und joggen Sie nicht auf hartem Untergrund, es sei denn, Ihr Arzt erlaubt es Ihnen ausdrücklich. Schwimmen ist ideal, auch Yoga (siehe S. 196) wird empfohlen.

Osteoporose

Osteoporose, auch Knochenschwund genannt, ist eine Erkrankung, bei der die Knochen nach und nach ihre Substanz verlieren. Die Knochendichte nimmt ab, sodass die Knochen brüchiger und anfälliger für Kompression werden. Das Risiko von Knochenbrüchen steigt.

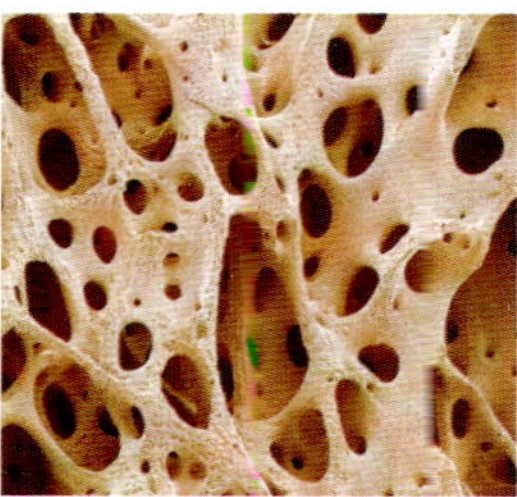

NORMALER KNOCHEN

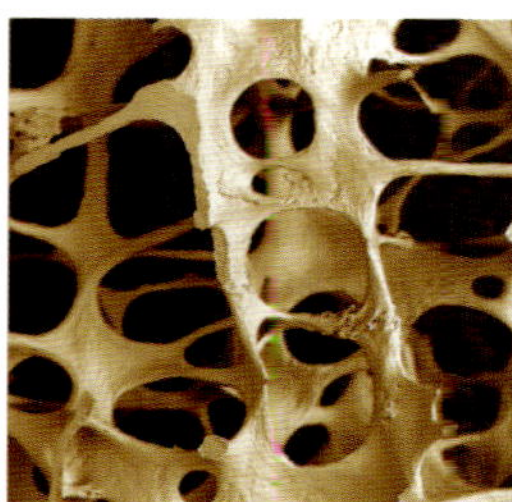

OSTEOPOROTISCHER KNOCHEN

OSTEOPOROSE UNTER DER LUPE
Moderne bildgebende Verfahren können Osteoporose darstellen. Bei befallenen Knochen ist der Knochenanteil in der netzartigen Struktur erheblich vermindert. Eine Messung der Knochendichte bei Verdacht auf Osteoporose erfolgt meist durch eine Dual-Röntgen-Absorptiometrie (DXA).

Laut Dachverband Osteologie ist bei 7 % (55 Jahre) bis 19 % (80 Jahre) der Frauen nach den Wechseljahren die Knochendichte reduziert. Ältere Männer sind seltener betroffen. Durch Vorsorgemaßnahmen, Stabilisierungsübungen und Medikamente kann Osteoporose gestoppt oder gebremst, manchmal sogar geheilt werden. Die Informationen hier gelten auch für die Vorstufe Osteopenie; das Risiko von Knochenbrüchen ist hier geringer.

Symptome Osteoporose kann fast alle Knochen befallen, am häufigsten sind Wirbelsäule, Hüften, Rippen und Handgelenke von Brüchen betroffen. Da es keine Warnsymptome gibt, wird die Krankheit oft durch Knochenbruch erkannt. Wiederholte Kompressionsbrüche der Wirbel können zu chronischen Rückenschmerzen im LWS-Bereich führen, zu verminderter Körpergröße und Verkrümmung der oberen Wirbelsäule, dem „Witwenbuckel“ (siehe S. 52).

Ursachen Die Knochenbildung ist mit ca. 25 Jahren abgeschlossen. Bis etwa 35 Jahre bleibt die Knochendichte nun gleich, danach nimmt sie im Zuge des normalen Alterungsprozesses jährlich um etwa 0,4 % ab, weil das Blut den Knochen Kalzium entzieht, um den Kalziumspiegel zu halten; dann nehmen die Knochen wieder Kalzium aus dem Blut auf, um neue Knochenmasse zu bilden. Osteoporose entsteht, wenn den Knochen mehr Kalzium entzogen wird, als sie zurückbekommen.

Prävention Gesunde Ernährung, ausreichend Bewegung und Sonne beugen der Minderung der Knochendichte vor oder bremsen sie. Die Ernährung sollte Kalzium enthalten, etwa Milchprodukte, kalziumangereicherte Frühstücksflocken oder Orangensaft; ferner Vitamin D, durch das der Körper Kalzium besser aufnimmt. Vitamin D ist auch in angereicherter Margarine und anderen Nahrungsmitteln sowie in Fettfischen enthalten. Bedenken Sie, dass Vitamin D bei den meisten Menschen überwiegend unter Sonneneinwirkung durch die Haut gebildet wird. Selbst bei guter Ernährung besteht also die Gefahr von Vitamin-D-Mangel, wenn Sie nicht in sechs Monaten pro Jahr täglich für 15 Minuten an die Sonne gehen. Die Deutsche Gesellschaft für Ernährung empfiehlt seit 2012 die folgende Aufnahmemengen:

- **Kalzium** Kinder 1–4 Jahre 600 mg; 4–7 Jahre 700 mg; 7–10 Jahre 900 mg; 10–13 Jahre 1100 mg; Jugendliche 13–19 Jahre 1200 mg; Erwachsene 19–65 Jahre 1000 mg; Schwangere und Stillende unter 19 Jahren 1200 mg; Schwangere und Stillende über 19 Jahren 1000 mg.
- **Vitamin D** Säuglinge (0–12 Monate) 10 Qg/Tag (Schätzwert); Kinder (1–15 Jahre) 20 Qg/Tag; Jugendliche und Erwachsene (15–65 Jahre) 20 Qg/Tag; Erwachsene ab 65 Jahre 20 Qg/Tag; Schwangere 20 Qg/Tag; Stillende 20 Qg/Tag.

Beachten Sie, dass eine langfristig erhöhte Vitamin-D-Zufuhr zu erhöhtem Kalziumspiegel in Blut und Urin führen kann. Das wiederum begünstigt die Bildung von Nierensteinen. Befolgen Sie die Empfehlungen.

Ein weiteres Instrument für Ihren Knochenaufbau ist körperliches Training. Um dem Verlust an Knochensubstanz vorzubeugen, müssen Ihre Knochen die Kraft spüren, die entsteht, wenn Sie das Gewicht Ihres Körpers gegen die Schwerkraft und gegen den Zug der arbeitenden Muskeln bewegen. Wie viel Kraft Ihre Knochen benötigen, hängt von ihrer Stärke und Dichte ab – und davon, ob einer der Risikofaktoren für Osteoporose auf Sie zutrifft (Bewegungsmangel, graziler Körperbau, Vorbelastung).

Die Schwerkraft können Sie kaum beeinflussen. Wenn Sie nicht sehr dünn sind, spricht auch allgemeingesundheitlich alles dafür, dass Sie nicht zunehmen. Die einzige Möglichkeit, den Knochenaufbau zu aktivieren, ist also Training. Jegliche Bewegung, durch die Sie zusätzlich Gewicht tragen müssen, ist geeignet. Zufußgehen, Hanteln heben, selbst Treppensteigen kann helfen, Knochenmasse aufzubauen, Pilates (siehe S. 192) und Yoga (siehe S. 196) ebenfalls. Beim Schwimmen und Radfahren müssen Sie kein Gewicht tragen, sodass dadurch die Knochendichte nicht wesentlich erhöht wird. Wenn Sie bereits eine verringerte Knochenmasse haben, sollten Sie keine Sit-ups machen, da diese bei Osteoporosepatienten bereits zu Brüchen geführt haben.

Untersuchungen zeigen, dass es effektiver ist, öfters und dafür kürzer zu trainieren als einmal länger. Trainieren Sie regelmäßig und ausdauernd, da Knochenveränderungen Zeit brauchen. Die Übungen auf den folgenden Seiten helfen dabei, die Knochendichte in einem Jahr um 4 % zu erhöhen.

Training macht die Knochen stark ▸▸

Osteoblasten sind wohl der Grund dafür, dass körperliches Training die Knochen stark macht. Diese Zellen sind für den Knochenaufbau verantwortlich und werden gebildet, wenn durch Bewegung Druck auf die Muskeln und die zugehörigen Knochen ausgeübt wird. Die Osteoblasten helfen den Knochen, sich dem Druck anzupassen und damit dichter und stärker zu werden.

Hormontherapie ja oder nein? ▸▸

Nachweislich hilft es nach der Menopause, gegen den Abbau der Knochensubstanz eine Kombination der Hormone Östrogen und Progestin einzunehmen. Das erhöht auch die Knochendichte. Eine langfristige Hormontherapie wird jedoch nicht mehr empfohlen, da gleichzeitig das Risiko für Herzinfarkt, Schlaganfall und Blutgerinnsel steigt und ein Zusammenhang mit Krebs zu bestehen scheint; nur noch kurzzeitig zur Linderung besonders starker Wechseljahresbeschwerden wird sie eingesetzt. Lassen Sie sich von Ihrem Gynäkologen beraten.

Ein Übungsprogramm Welche Übungen für Sie taugen, ist vom Zustand Ihrer Knochen abhängig; lassen Sie sich Physiotherapie verschreiben.

Problemerkennung Der Verdacht auf verminderte Knochendichte bestätigt sich oft erst bei Rückenschmerzen oder Knochenbruch. Ihr Arzt wird wohl eine Knochendichtemessung mittels DXA (Dual-Röntgen-Absorptiometrie) empfehlen, eine nichtinvasive ambulante Untersuchung. Das Ergebnis wird mit den Werten eines jungen Erwachsenen gleichen Geschlechts und gleicher Ethnie verglichen und der T-Wert bestimmt: Ab –2,5 spricht man von Osteoporose, bei –1 bis –2,5 von Osteopenie. Für Risikogruppen wird die Untersuchung empfohlen: Das sind alle über 65 Jahre, besonders schlanke Menschen und an rheumatoider Arthritis oder anderen chronischen Entzündungen Erkrankte, deren Ernährung arm an Vitamin D oder Kalzium ist und die lange nicht mehr Sport getrieben haben.

Problembehebung Osteoporose kann medikamentös behandelt werden (weitere Informationen, auch zu Nebenwirkungen, siehe S. 204).

- **Antiresorptive Substanzen** hemmen die Knochenresorption (den Knochenabbau durch Entzug von Kalzium) über eine „Schutzschicht" an den Knochen.
- **Selektive Östrogen-Rezeptor-Modulatoren (SERMs)** imitieren die Wirkung des Östrogens, hemmen die Aktivität knochenabbauender Zellen.
- **Calcitonin** verhindert Verminderung der Knochendichte bei Frauen nach der Menopause und allen Osteoporosepatienten.
- **Teriparatid und Denosumab** für Kurzzeitbehandlungen und Patienten mit hohem Risiko für Mehrfachfrakturen.

Bleiben Sie im Gleichgewicht ▸▸

Wenn Sie an Osteoporose leiden, sollten Sie unbedingt Ihr Gleichgewicht trainieren, da Sie so das Risiko von Stürzen und damit Knochenbrüchen reduzieren. Tipp: Möglichst oft barfuß laufen, das verbessert den Kontakt der Füße zum Boden.

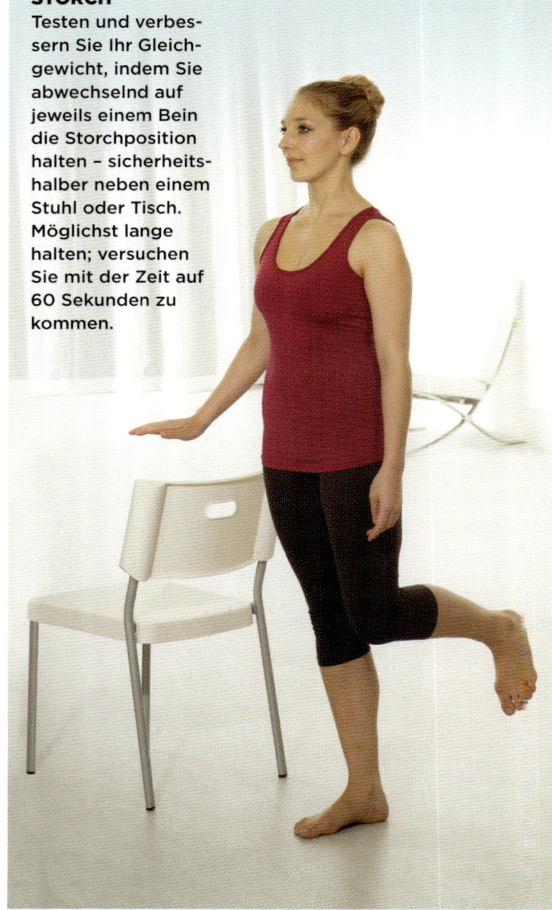

STORCH
Testen und verbessern Sie Ihr Gleichgewicht, indem Sie abwechselnd auf jeweils einem Bein die Storchposition halten – sicherheitshalber neben einem Stuhl oder Tisch. Möglichst lange halten; versuchen Sie mit der Zeit auf 60 Sekunden zu kommen.

Stärken der Wirbelsäule ▸▸

Beachten Sie vor der Ausführung der Übungen die Hinweise auf Seite 10.

Skispringer

Diese Übung stärkt die Rückenmuskulatur dadurch, dass sie dabei an der Wirbelsäule zieht.

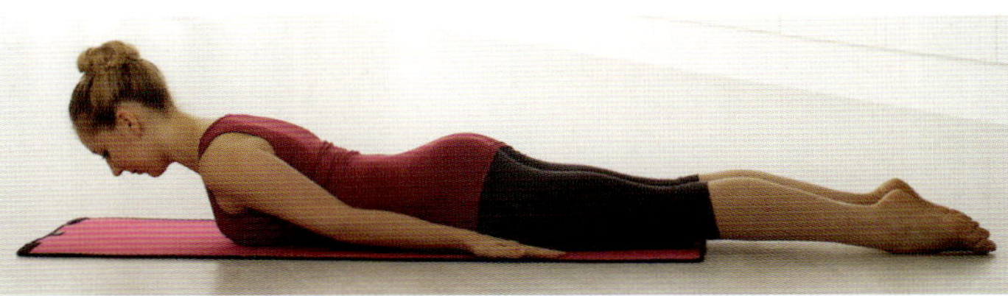

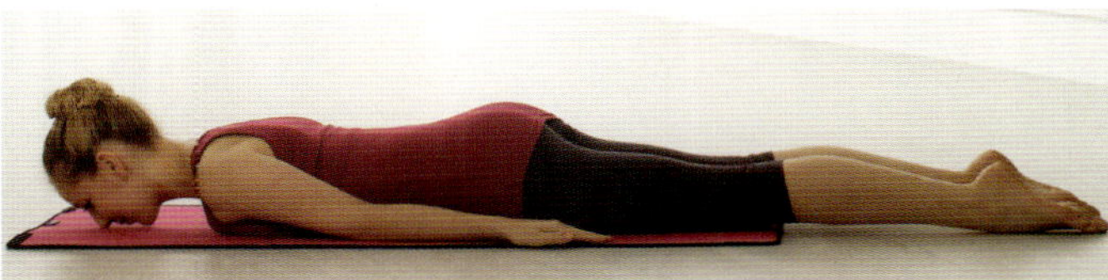

1 In Bauchlage das Kinn leicht anziehen, um den Nacken zu strecken. Die Handflächen zeigen zum Boden.

2 Po und Bauch anspannen mit Blick zum Boden, Kopf und Schultern anheben. 30 Sekunden halten, absenken. Fünfmal wiederholen.

Arme und Beine diagonal strecken

Diese Übung hat eine ähnliche Wirkung wie der Skispringer, doch bei verstärktem Zug an der Wirbelsäule.

Bauchlage wie beim Skispringer, aber mit nach vorn gestreckten Armen, Handflächen zueinander. Rechten Arm und linkes Bein anheben, dabei Po und Bauch anspannen (Hohlkreuz vermeiden!). 30 Sekunden halten. Mit linkem Arm und rechtem Bein wiederholen. Gesamte Abfolge fünfmal wiederholen.

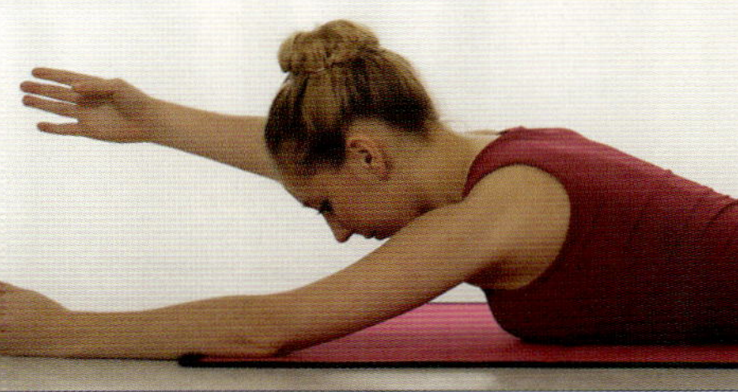

Schwimmen

Die Übung steigert nicht nur die Knochendichte, sondern mindert auch das Risiko von Schulterbeschwerden.

Bauchlage wie beim Skispringer, aber rechten Arm vorstrecken. Po und Bauch anspannen, beide Arme und rechtes Bein anheben. Rechten Arm im seitlichen Bogen nach hinten, linken Arm gleichzeitig im Bogen nach vorn führen. Armbewegungen fünfmal wiederholen. Seite wechseln (linkes Bein angehoben). Abfolge fünfmal wiederholen.

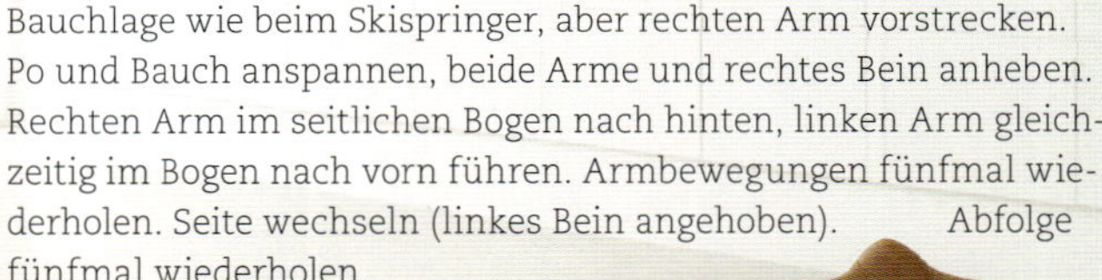

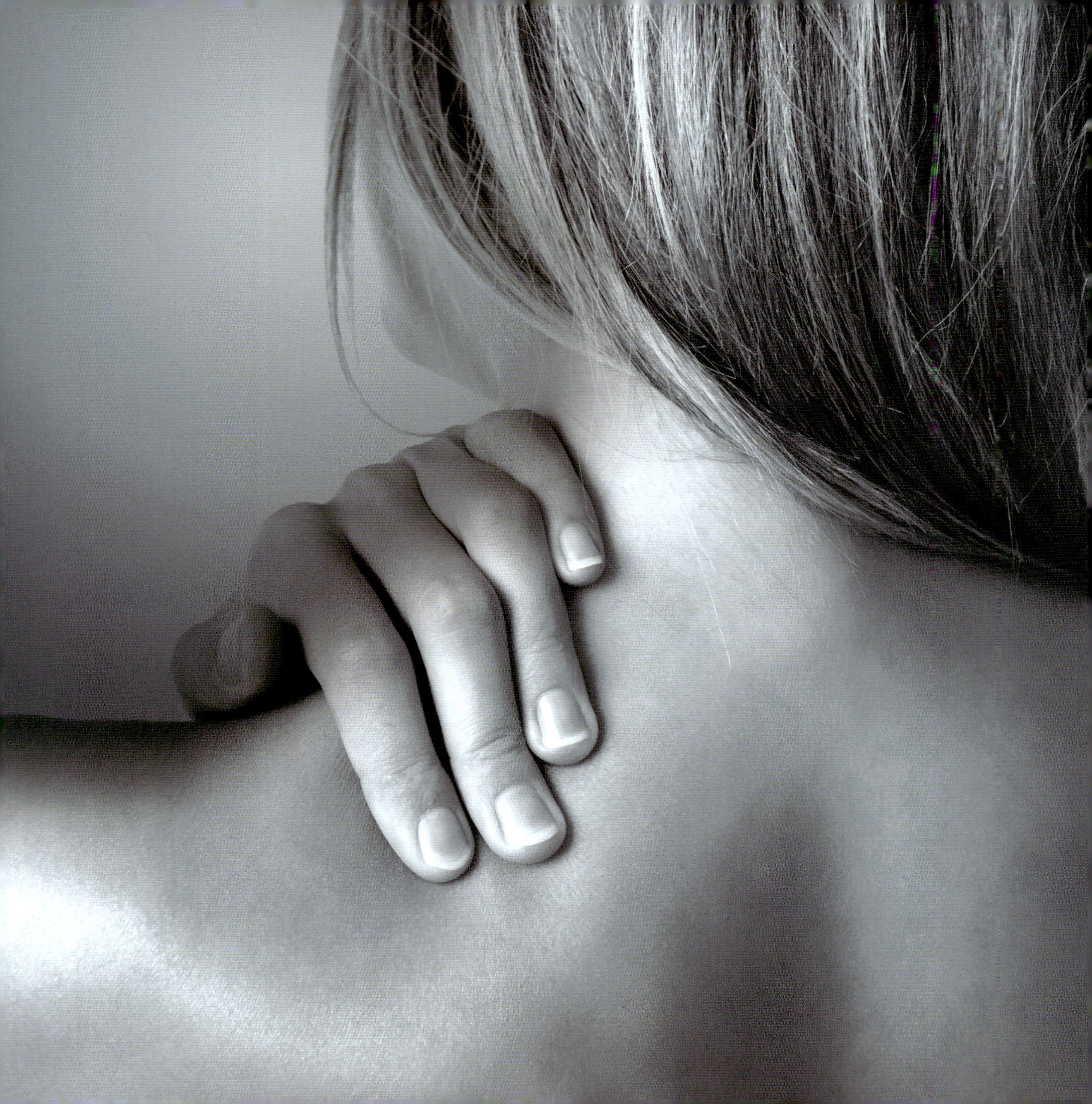

Kapitel 3

Nacken und Schultern

Die Wirbelsäule verläuft durch den Hals bis an den unteren Rand des Schädels und ist eng mit den Schulterbereichen verbunden. Viele Rückenprobleme, darunter Schleudertrauma, Verspannungen und Muskelverhärtungen durch Fehlhaltungen sowie Krankheiten wie zervikale Spondylose (Arthrose der Halswirbel) bereiten besonders in diesen Bereichen Beschwerden. Am Ende dieses Kapitels finden Sie Übungen gegen die häufigsten Beschwerden.

Das Gewicht schultern

Oberer Rücken, Hals und Schultern müssen täglich viel aushalten. Einkaufstaschen schleppen, über die Arbeitsplatte in der Küche gebeugt stehen, am Schreibtisch sitzen. Überdies muss der Hals ständig das Gewicht des Kopfes tragen – und der ist etwa so schwer wie eine Bowlingkugel, nämlich zwischen 4,5 und 6 kg.

Halswirbel

ANATOMIE
Die Halswirbelsäule besteht aus den obersten sieben Wirbeln. Diese sind anders gebaut als die übrigen Wirbel, nämlich zu dem Zweck, einen größeren Bewegungsspielraum zu ermöglichen.

Schulter und Hals Der obere Rücken ist ein kompliziertes Gebilde. Probleme in einem Bereich ziehen oft welche in einem anderen nach sich. Die Halsmuskeln verlaufen z. B. hinunter zum Schulterblatt (Scapula). Dieses ist seinerseits Teil des komplexen Schultergürtels (siehe S. 15). Jede Verletzung wirkt sich wahrscheinlich auch weiter unten aus.

Leiden Sie unter Beschwerden im Bereich der Rotatorenmanschette (die Muskeln und Sehnen, die das Kugelgelenk der Schulter stabilisieren), ziehen Sie vermutlich zur Schonung die Schultern hoch und handeln sich damit zusätzlich einen steifen Nacken ein. Die Nerven in diesem Bereich sind auch eng miteinander verbunden. Probleme mit einer Bandscheibe oder einem Facettengelenk im HWS-Bereich können daher, wenn die Nerven mit betroffen sind, Schmerzen in der Schulter auslösen.

Die Halswirbel Die Halswirbelsäule besteht aus sieben Wirbeln und ist viel beweglicher als die Brust- und Lendenwirbelsäule. Durch diese Beweglichkeit können wir Hals und Kopf frei bewegen.

Die ersten beiden Wirbel, Atlas und Axis, unterscheiden sich insofern, als sie es uns durch ihren Bau ermöglichen, den Kopf zu drehen. Besondere Bänder zwischen diesen Wirbeln ermöglichen eine maximale Rotation zwischen den beiden Knochen. Obwohl die Halswirbelsäule sehr flexibel ist, kann sie durch abrupte Bewegungen leicht verletzt werden (z. B. Schleudertrauma, siehe *Unfälle und Verletzungen*, S. 29).

Ein empfindlicher Bereich Die Halswirbel tragen den Kopf und haben außerdem anders als die übrigen Wirbel Öffnungen für die Arterien (Bluttransport zum Gehirn). Außerdem ist hier Platz für den Spinalkanal, durch den das Rückenmark verläuft. Dieser Bereich ist also stets mit größter Vorsicht zu behandeln. Ob Sie sich beim Friseur über einem Waschbecken die Haare waschen oder sich beim Chiropraktiker „einrenken" lassen – immer besteht in solchen Situationen die Gefahr eines Infarkts durch eine Unterbrechung der Blutversorgung zum Gehirn.

Therapeuten, die Behandlungsmethoden wie Osteopathie, Chiropraktik oder Physiotherapie anwenden, werden daher für den Umgang mit infarktgefährdeten Patienten besonders geschult.

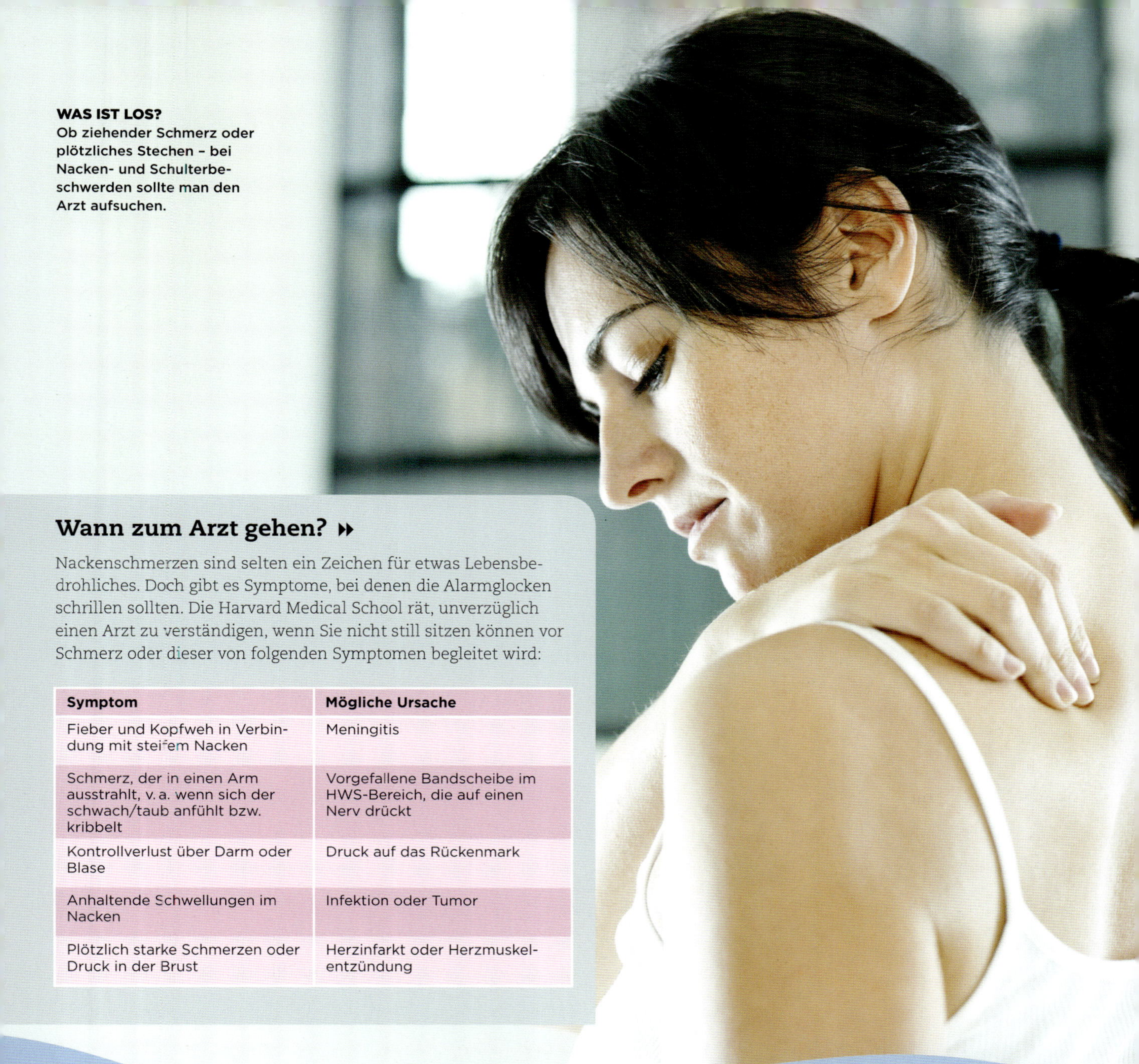

WAS IST LOS?
Ob ziehender Schmerz oder plötzliches Stechen – bei Nacken- und Schulterbeschwerden sollte man den Arzt aufsuchen.

Wann zum Arzt gehen?

Nackenschmerzen sind selten ein Zeichen für etwas Lebensbedrohliches. Doch gibt es Symptome, bei denen die Alarmglocken schrillen sollten. Die Harvard Medical School rät, unverzüglich einen Arzt zu verständigen, wenn Sie nicht still sitzen können vor Schmerz oder dieser von folgenden Symptomen begleitet wird:

Symptom	Mögliche Ursache
Fieber und Kopfweh in Verbindung mit steifem Nacken	Meningitis
Schmerz, der in einen Arm ausstrahlt, v.a. wenn sich der schwach/taub anfühlt bzw. kribbelt	Vorgefallene Bandscheibe im HWS-Bereich, die auf einen Nerv drückt
Kontrollverlust über Darm oder Blase	Druck auf das Rückenmark
Anhaltende Schwellungen im Nacken	Infektion oder Tumor
Plötzlich starke Schmerzen oder Druck in der Brust	Herzinfarkt oder Herzmuskelentzündung

Verrenkter Nacken/HWS-Syndrom

Dass hinter Nackenproblemen meistens nichts Ernstes steckt, ist nur ein schwacher Trost, wenn Sie den Kopf kaum drehen können. Zwei von drei Personen leiden irgendwann einmal unter Nackenbeschwerden. Eine leichte Zerrung von Bändern, Sehnen oder Muskeln heilt zumeist innerhalb weniger Tage oder Wochen. Doch manchmal ist professionelle Hilfe nötig.

Symptome Bei Verletzungen des Weichgewebes im Nacken (Bänder, Sehnen, Muskeln) spüren Sie den Schmerz nicht immer dort, wo Sie ihn erwarten. Er kann in der Mitte oder seitlich am Hals auftreten, in die Schulter oder den Brustkorb ausstrahlen, auch in den Hinterkopf, in die Mitte oder die Seite, hinter die Augen oder sogar ins Ohr. Es kann eine Verspannung sein, ein ausstrahlender Schmerz, ein Brennen, Muskelkrampf oder Kopfschmerz.

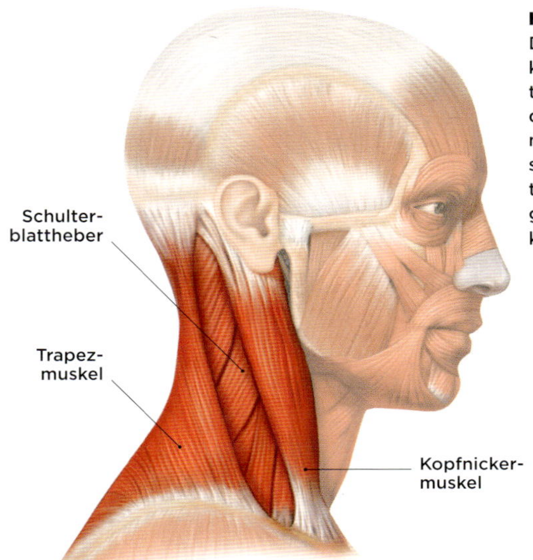

HAUPTMUSKELN Der Trapezmuskel (Musculus trapezius) und der Kopfnickermuskel (Musculus sternocleidomastoideus) sind die größten Halsmuskeln.

Ursachen Bei Überempfindlichkeit kann eine abrupte Bewegung – banal wie beim Kämmen oder extrem wie bei einem Schleudertrauma (siehe S. 29) – Nackenbeschwerden auslösen, etwa durch Reizung des Facettengelenks (siehe S. 17) eines Wirbels. Dabei verkrampfen sich zum Schutz dieses Bereichs die Muskeln: Das fühlt sich an, als sei der Nacken „blockiert“, er lässt sich nicht bewegen.

Dies betrifft Muskeln hinten und seitlich am Hals (siehe Bild links). Doch auch die kleinen Muskeln zwischen den Wirbeln können verkrampfen (siehe Muskelaufbau, S. 18). Dann nehmen sie nicht genügend Sauerstoff auf und Steifheit und Schmerz verstärken sich noch.

Mit dem Alter und in der Schwangerschaft steigt das Risiko für diese Art von Nackenschmerzen, weil dann die Bänder im HWS-Bereich lockerer werden und den Hals nicht mehr so gut stabilisieren.

Wenn Sie aus beruflichen Gründen den Nacken oft lange in derselben Position halten (beim Autofahren, am Schreibtisch, am Schalter etc.), sind Sie ebenfalls besonders gefährdet.

Nach Angaben des University of Maryland Medical Center sind Zerrungen oder Verspannungen durch alltägliche Bewegungen mit die häufigste Ursache von Nackenschmerzen:

- Stundenlanges gebeugtes Sitzen am Schreibtisch
- Schlechte Haltung beim Fernsehen oder Lesen

- Zu hohe oder zu niedrige Position des Computerbildschirms
- Unbequeme Schlafposition
- Ruckartige Dehn- und Drehbewegungen des Halses beim Sport

Prävention Nackenschmerzen durch Verletzungen des Weichgewebes lässt sich leicht vorbeugen. Hier einige Tipps:

Sie sollten unbedingt ...

- bei Langstreckenfahrten oder stundenlangem Arbeiten am Computer öfters Pausen einlegen.
- Schreibtisch, Stuhl und Computer so anpassen, dass der Bildschirm sich auf Augenhöhe befindet.
- sich bei Schreibtischarbeit regelmäßig recken und strecken.

Sie sollten keinesfalls ...

- das Telefon zwischen Ohr und Schulter einklemmen; müssen Sie beim Telefonieren die Hände zum Tippen frei haben, benutzen Sie ein Headset,
- auf dem Bauch schlafen, das belastet den Nacken,
- ein zu festes oder hohes Kissen benutzen, sondern eines, das sich der natürlichen Nackenkontur anpasst.

Problembehebung Schmerzende Bereiche schonen wir instinktiv, indem wir normale Aktivitäten und Bewegungen vermeiden. Dadurch kann jedoch alles noch schlimmer werden, da Bewegungsmangel die Verspannungen verstärkt und die Nackenmuskeln schwächt. Dann ermüden sie noch schneller und werden anfälliger für Zerrungen.

Schmerzmittel (siehe S. 204) lindern und lockern die Verspannungen so weit, dass Sie sich wieder etwas bewegen können. Ein Kühlakku oder Wärmekissen kann ebenfalls guttun (siehe *Selbsthilfe,* S. 214). Fragen Sie den Arzt, ob Physiotherapie (siehe S. 178), Osteopathie (siehe S. 182) oder Chiropraktik (siehe S. 184) helfen. Sind Sie anfällig für Nackenbeschwerden, wirkt regelmäßiges Üben von Alexander-Technik (siehe S. 188) oder Pilates (siehe S. 192) vorbeugend. Wenn Arzt und Schmerzen es zulassen, probieren Sie die Übungen auf Seite 96 aus. Sie lindern Schmerzen und Verspannungen.

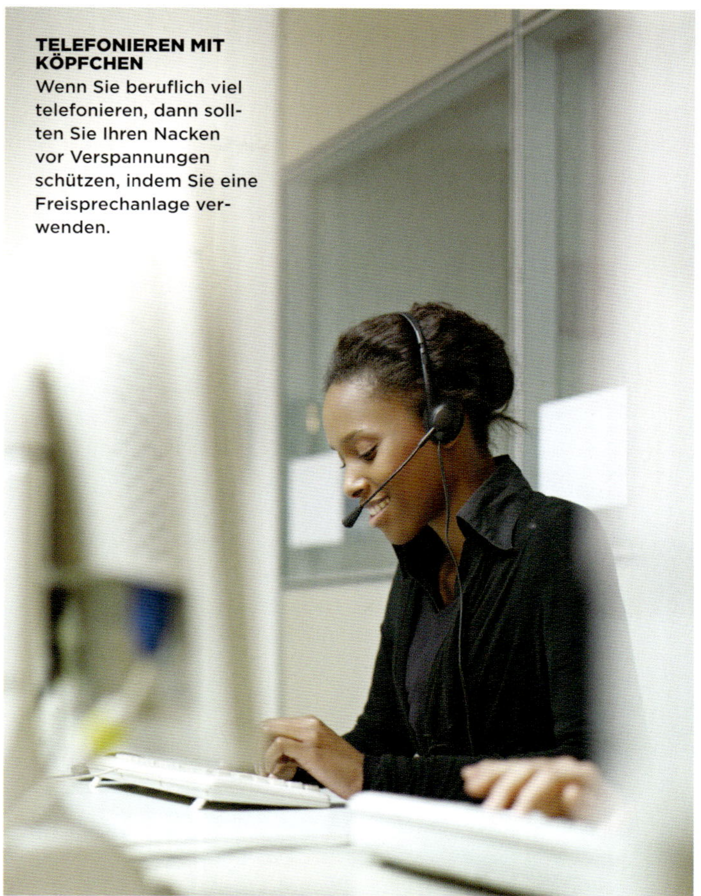

TELEFONIEREN MIT KÖPFCHEN
Wenn Sie beruflich viel telefonieren, dann sollten Sie Ihren Nacken vor Verspannungen schützen, indem Sie eine Freisprechanlage verwenden.

Spannungskopfschmerz

Wahrscheinlich denken Sie nicht im Traum daran, Ihre Hals- und Kiefermuskulatur für rasenden Kopfschmerz verantwortlich zu machen. Doch genau das kommt vor. Wenn Muskeln in diesen Bereichen überlastet werden, verkrampfen sie. Das führt zu sogenanntem Spannungskopfschmerz.

Wo Sie den Schmerz verspüren, hängt davon ab, welche Muskeln betroffen sind. Schmerzt es am unteren Rand des Schädels, liegt es vermutlich am Trapezmuskel (siehe Hauptmuskeln, S. 76). Verspüren Sie Druck in den Schläfen, sind die Sündenböcke wahrscheinlich die Kiefermuskeln.

Die Halsmuskeln liegen dicht aneinander. Daher wird der Schmerz leicht von einem Bereich auf den anderen übertragen. Dadurch ist es nicht immer einfach zu sagen, welcher die Probleme verursacht. Durch sanften Druck auf einzelne Muskeln findet ein Arzt oder Therapeut dies jedoch heraus.

Symptome Kopfschmerzen durch Stress oder – physische oder psychische – Anspannung sind in der Regel eher dumpf als pochend und nicht auf einen Bereich beschränkt, selbst wenn sie an der Kopfhaut, an den Schläfen oder im Nacken schlimmer sein können. Manchmal fühlt es sich an, als läge der Kopf zwischen den Backen eines Schraubstocks.

Ursachen Oft wiederholte Tätigkeiten – oder dauernde Untätigkeit – können ein Auslöser sein. Alles, wobei Sie den Kopf lange unbewegt in derselben Position halten, kann Kopfschmerzen verursachen, etwa Arbeit am Computer, Feinarbeit mit den Händen oder Beobachtungen am Mikroskop. Auch Schlafen in einem kalten Raum mit unnatürlicher Kopfhaltung kann ein Auslöser sein. Schließlich gibt es emotionale und psychische Ursachen, da Muskeln bei Stress, depressiver Verstimmung, Ärger oder Angst kontrahieren. Die U.S. National Institutes of Health formulieren es so: „Der Schmerz kann episodisch oder chronisch auftreten oder täglich wiederkehren. Er kann zwischen 30 Minuten und sieben Tagen anhalten. Stress, Erschöpfung, Lärm oder grelles Licht können ihn verstärken."

Problemerkennung Sie sollten bei anhaltendem Kopfschmerz immer zum Arzt gehen, um ernste Ursachen auszuschließen. Aufgrund Ihrer Beschreibung und druckempfindlicher Kopf- und Halsmuskulatur wird der Arzt feststellen können, ob es sich um Spannungskopfschmerzen handelt.

Prävention Wissen Sie erst, was den Kopfschmerz verursacht, dann können Sie zumeist etwas tun, um ihn zu vermeiden. Führen Sie ein „Kopfschmerztagebuch" und notieren Sie darin:

- Tag und Uhrzeit des Schmerzbeginns
- Was Sie in den vorhergehenden 24 Stunden gegessen und getrunken haben
- Wann Sie zu Bett gegangen sind, wie lange Sie geschlafen haben und wann Sie aufgewacht sind
- Besondere Ereignisse unmittelbar vor Beginn der Schmerzen
- Dauer der Kopfschmerzen
- Wodurch der Schmerz aufgehört hat

Problembehebung Bekommen Sie jedes Mal Kopfschmerzen, wenn Sie drei Stunden am Stück am Schreibtisch sitzen, legen Sie, zwischendurch Pausen ein, in denen Sie sich dehnen und bewegen. Tun Sie dies immer, wenn Sie über mehrere Stunden an einem Fleck sitzen – stehen Sie auf, strecken Sie sich und laufen Sie ein bisschen herum.

Wenn Sie vermuten, dass hinter Ihren Kopfschmerzen verspannte Nackenmuskeln aufgrund von psychischem Stress stecken, entschleunigen Sie Ihr Leben. Dafür müssen Sie eventuell etwas verändern, damit Sie:

- Ruhephasen einbauen können
- Mehr Schlaf bekommen
- Öfter Sport treiben können

Es lohnt sich, Entspannungstechniken (siehe S. 162) auszuprobieren und sich eine gute Haltung (siehe S. 148) anzugewöhnen. Laut Mayo Clinic kann eine gute Haltung durch die geringere Belastung von Weichgewebe und Knochen Verspannungen von Kopf- und Halsmuskeln verhindern.

Schmerzmittel können zwar ganz nützlich sein, Sie sollten sich jedoch nicht zu sehr darauf verlassen, da übermäßiger Gebrauch v. a. koffeinhaltiger Medikamente ebenso wie deren Entzug zu medikamenteninduziertem Kopfschmerz führen kann.Der Arzt empfiehlt Ihnen evtl. ein Muskelrelaxans. Auch einige Antidepressiva können – gering dosiert – Schmerzen vorbeugen.

Bei chronischen Kopfschmerzen verspricht eine Kombination aus medikamentöser Behandlung mit Entspannungs- oder Stressbewältigungstechniken oder ergänzenden Therapien größere Erfolge. Probieren Sie die Übungen ab Seite 96 und die Fünfminutenentspannung auf Seite 162 aus.

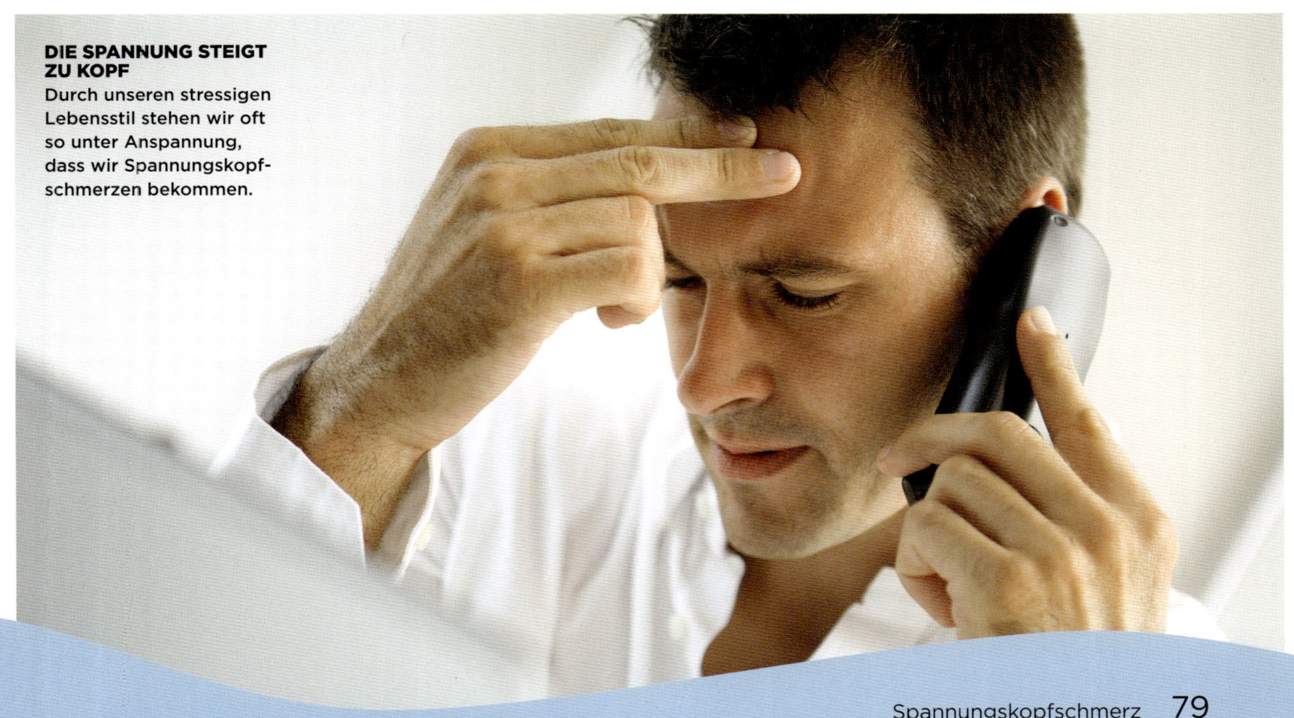

DIE SPANNUNG STEIGT ZU KOPF
Durch unseren stressigen Lebensstil stehen wir oft so unter Anspannung, dass wir Spannungskopfschmerzen bekommen.

Schiefhals

Wenn Sie jemals durch einen sogenannten Schiefhals (medizinischer Fachbegriff lautet *Torticollis)* außer Gefecht gesetzt waren, werden Sie sich bestimmt daran erinnern. Wie der Name schon sagt, sehen Sie damit aus, als hätte jemand Ihren Kopf genommen und zur Seite verdreht, sodass der Schädel in die eine Richtung zeigt, das Kinn in die andere.

Symptome Beim Zubettgehen war noch alles in Ordnung, doch am nächsten Morgen können Sie Kopf und Hals kaum gerade halten. Außer der Schiefhaltung haben Sie vielleicht auch Kopfweh, einen Kopftremor oder Nackenschmerzen. Die Nackenmuskeln sind schmerzhaft verspannt und eventuell steht eine Schulter höher als die andere. Rufen Sie sofort den Arzt, wenn Sie zudem Atem- oder Schluckbeschwerden haben oder glauben, eine Verletzung im HWS-Bereich erlitten zu haben.

Ursachen In der Regel sind Verletzungen oder Reizungen des Weichgewebes ursächlich. Zu den häufigsten Auslösern gehören kalte Zugluft im Halsbereich (Schlafen in einem zugigen Raum), Sitzen oder Schlafen in einer ungewöhnlichen Haltung ohne ausreichende Nackenstütze oder mit zu vielen Kissen, schlechte Haltung am Computer oder das einseitige Tragen einer schweren Last.

Seltener steckt hinter dem Schiefhals eine entzündliche Infektion von Hals oder oberen Atemwegen mit Folge einer Verkrampfung der Halsmuskulatur. Gelegentlich ist die Ursache auch eine Fehlstellung oder Verletzung der Halswirbel.

Manche Neuroleptika (Antipsychotika), die zuweilen bei Schizophrenie verschrieben werden, und bestimmte Partydrogen wie Ketamin, Kokain und Amphetamine können zu akuter Dystonie führen (Störung des Muskeltonus), die wiederum einen akuten Schiefhals auslösen kann.

In manchen Familien scheint der spasmodische Schiefhals gehäuft aufzutreten und beginnt dann meist mit Muskelkrämpfen im mittleren Alter. Unbehandelt kann der Schiefhals chronisch werden. Aufgrund einer Fehlhaltung im Mutterleib oder durch Verletzungen der Muskulatur oder Einblutungen im Halsbereich (z. B. Geburtstrauma) können Babys bereits mit einem Schiefhals zur Welt kommen.

Problemerkennung Für eine Diagnose genügen dem Arzt vermutlich Anamnese und Untersuchung. Um ernstere Ursachen auszuschließen, kann er weitere Untersuchungen wie Röntgenaufnahmen oder ein Elektromyogramm (Messung der elektrischen Muskelaktivität) anordnen.

Problembehebung Ein Schiefhals ist meist nach ein, zwei Tagen behoben, auch wenn Sie noch eine Woche oder länger die Symptome spüren. Wärmeanwendungen lindern die Verspannungen, auch Massagen und bestimmte Körpertherapien helfen (siehe S. 186). Sie könnten auch eine weiche Halskrause ausprobieren.

Es mag sich ungewöhnlich anhören: Versuchen Sie den Hals normal zu bewegen. Doch sollten Sie nicht Auto fahren, solange sich Ihr Kopf nur

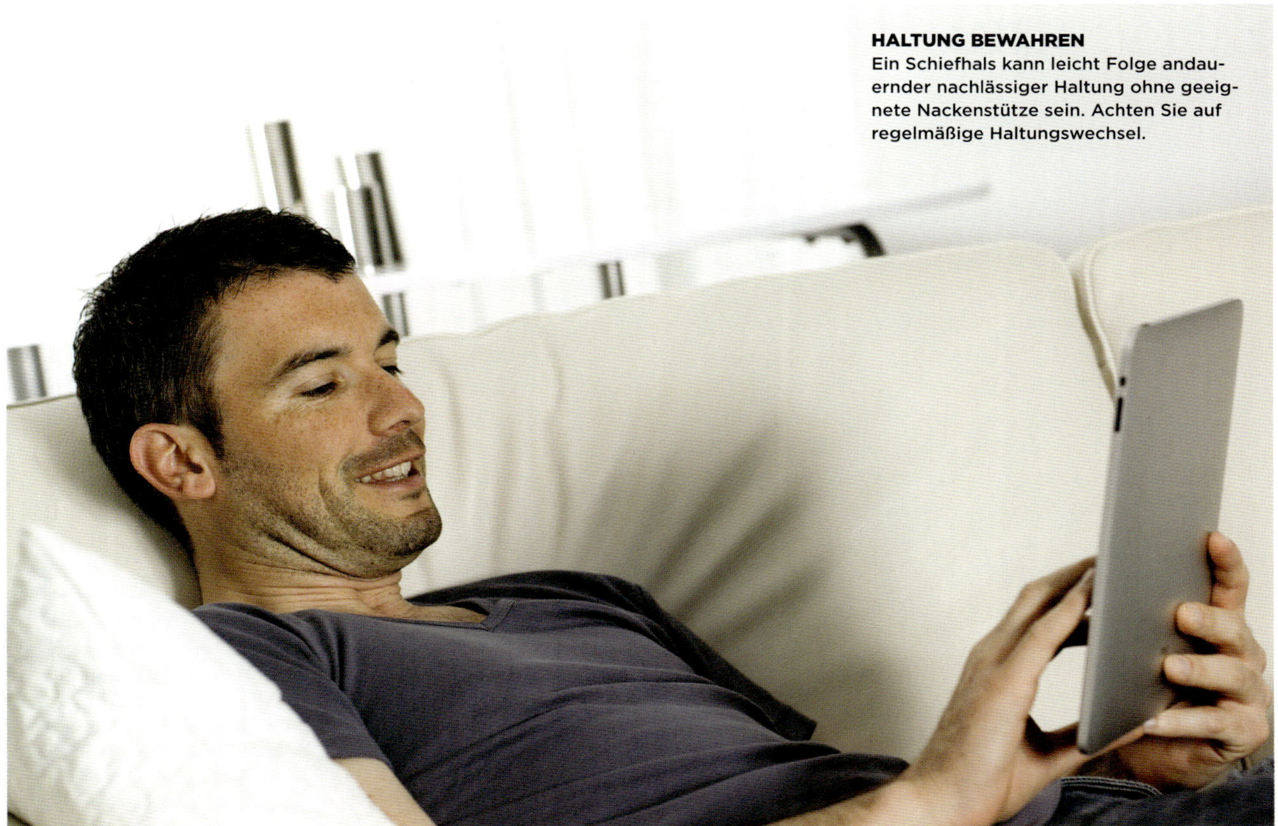

HALTUNG BEWAHREN
Ein Schiefhals kann leicht Folge andauernder nachlässiger Haltung ohne geeignete Nackenstütze sein. Achten Sie auf regelmäßige Haltungswechsel.

begrenzt bewegen lässt, da dies Ihr Gesichtsfeld einschränkt. Ruhen Sie sich aus, wenn der Schmerz unerträglich ist, doch trainieren Sie den Hals, sobald Sie können, damit er nicht vollends verkrampft. Drehen Sie ihn alle paar Stunden sanft in beide Richtungen und steigern Sie allmählich den Radius. Keine Sorge, durch die Übungen schaden Sie Ihrem Hals nicht weiter (Übungsvorschläge siehe S. 98).

Schmerzmittel wie Paracetamol oder NSAR können lindern (siehe S. 204). Ein Arzt kann auch ein Muskelrelaxans oder ein Medikament gegen Muskelspasmen verschreiben (oral oder Spritze). Laut den amerikanischen National Institutes of Health können Botoxinjektionen (Botulinumtoxin) vorübergehend helfen. Bei chronischen Schiefhals müssen diese meist alle drei Monate wiederholt werden. In einigen Fällen mag eine Operation erforderlich sein.

Bei Kindern mit angeborenem Schiefhals gilt es, die verkürzte Halsmuskulatur zu strecken; ein frühzeitiger Beginn verspricht gute Behandlungserfolge.

Zervikale Nervenwurzeln

Die Nerven, die vom Rückenmark ausgehen, sind gut geschützt. Dennoch kann es zu Verletzungen und in deren Folge zu Entzündungen der Nervenwurzeln (wo ein Nerv vom Rückenmark abzweigt) kommen, die mit starken Schmerzen in Hals, Schultern etc. einhergehen. Nervenwurzelbeschwerden im mittleren und unteren Rücken werden auf Seite 116 besprochen.

Symptome Schäden an den Nervenwurzeln, die im Halsbereich vom Rückenmark ausgehen, verursachen außer den Schmerzen im Hals selbst auch oft Schmerzen, Taubheitsgefühle oder Kribbeln in den Armen (Brachialgie) oder im Oberkörper. In diesem Fall sollten Sie unverzüglich einen Arzt konsultieren.

Ursachen Verantwortlich für die Beschwerden kann eine Entzündung des Gewebes rings um den Bereich sein, an dem ein Nerv zwischen der Wirbeln verläuft. Der Volksmund nennt dies einen „eingeklemmten Nerv"; medizinisch korrekt ist „zervikale Radikulopathie". Auf die paarigen Nerven

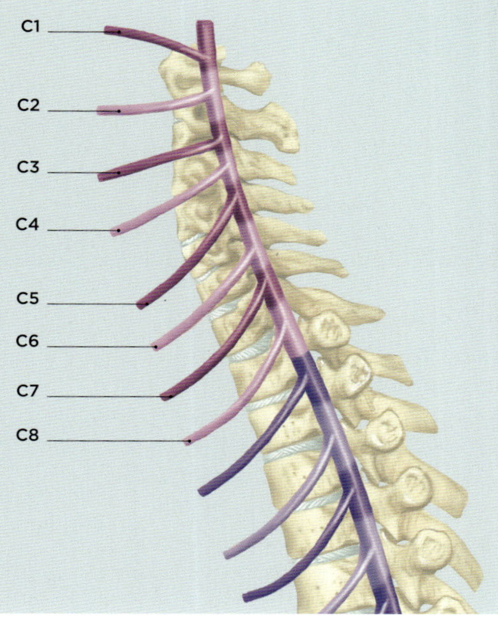

Die zervikalen Nerven ▸▸

Im Halsbereich gibt es acht zervikale Nerven, die Empfindungen wie Schmerz, Wärme und Kälte aus Armen und Oberkörper zum Gehirn weiterleiten. Umgekehrt transportieren sie Anweisungen vom Gehirn an die Muskeln.

Nerv	Zuständigkeitsbereich
C1 und C2	Kopf
C3 und C4	Zwerchfell
C5	Muskulatur des Oberkörpers, z. B. die Deltamuskeln an den Schultern und der Bizeps am Arm, der das Beugen des Ellbogens und die Rotation des Unterarms ermöglicht
C6	Muskeln des Handgelenks und Bizeps
C7	Trizeps, die großen Muskeln hinten am Arm, die das Strecken der Ellbogen steuern
C8	Hände

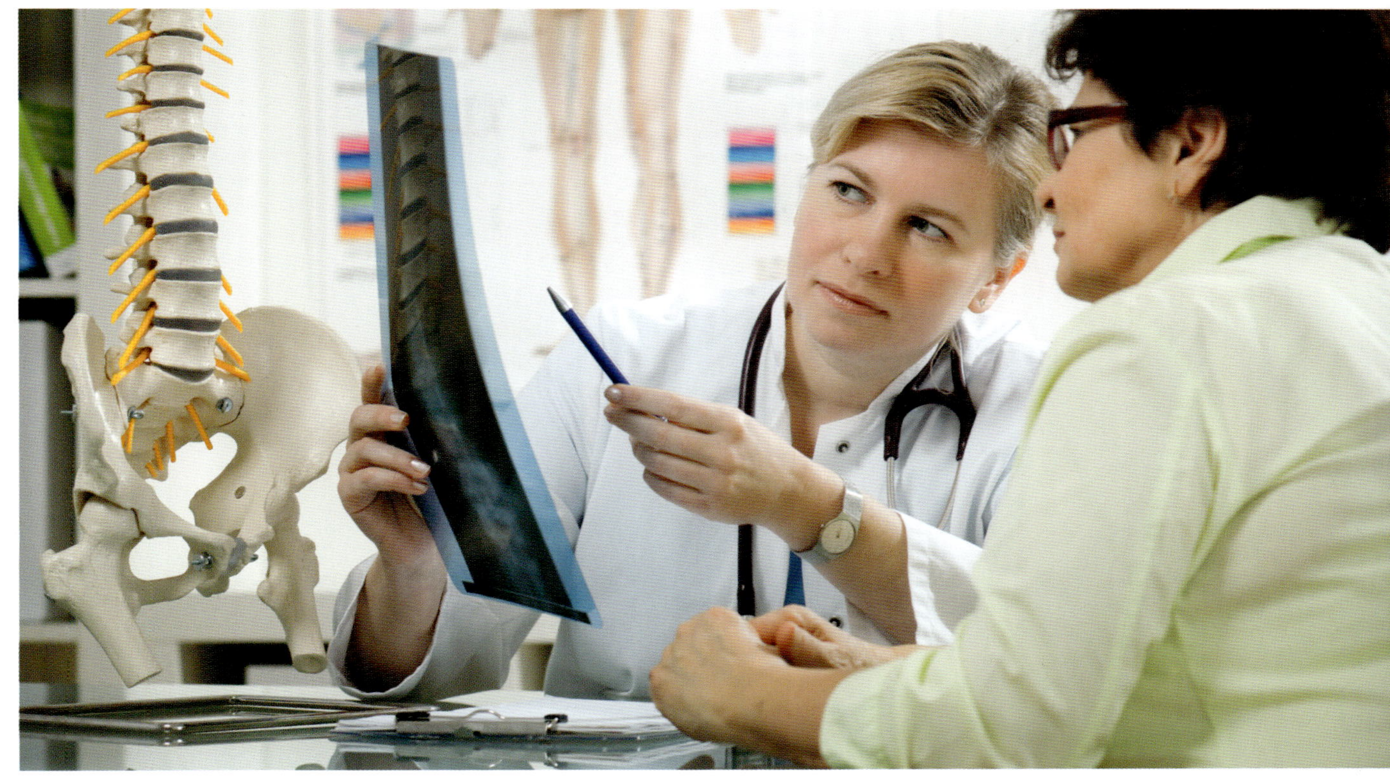

vom Rückenmark durch die Zwischenwirbellöcher kommt bei Schäden an einem Facettengelenk oder einer Bandscheibe leicht Druck.

Weitere Ursachen für einen eingeklemmten Nerv sind die Spinalstenose (siehe S. 116) sowie die Arthrose (siehe S. 58). Diese geht häufig mit der Spinalstenose einher und ist quasi ein unvermeidlicher Teil des Alterungsprozesses. Manchmal bilden sich an den Wirbeln kleine Ablagerungen aus Kalzium – aus diesem Mineral werden Knochen gebildet. Wenn diese knochigen Anbauten, die sogenannten Osteophyten, auf Rückenmark und Nervenwurzeln drücken, schmerzt das sehr. Die American Academy of Orthopaedic Surgeons (orthopädischer Fachverband) führt auf ihrer Webseite aus: „Würde bei allen Menschen ab 50 Jahren eine MRT durchgeführt, könnte man auf fast der Hälfte der Aufnahmen abgenutzte Bandscheiben und eingeklemmte Nerven erkennen, die keine Schmerzen auslösen. Es ist unklar, warum manche Menschen Symptome spüren und manche nicht."

DIE BESCHWERDEN
Deuten Ihre Symptome auf Probleme mit den Nervenwurzeln hin, werden zur Abklärung wohl Röntgen- oder MRT-Aufnahmen gemacht.

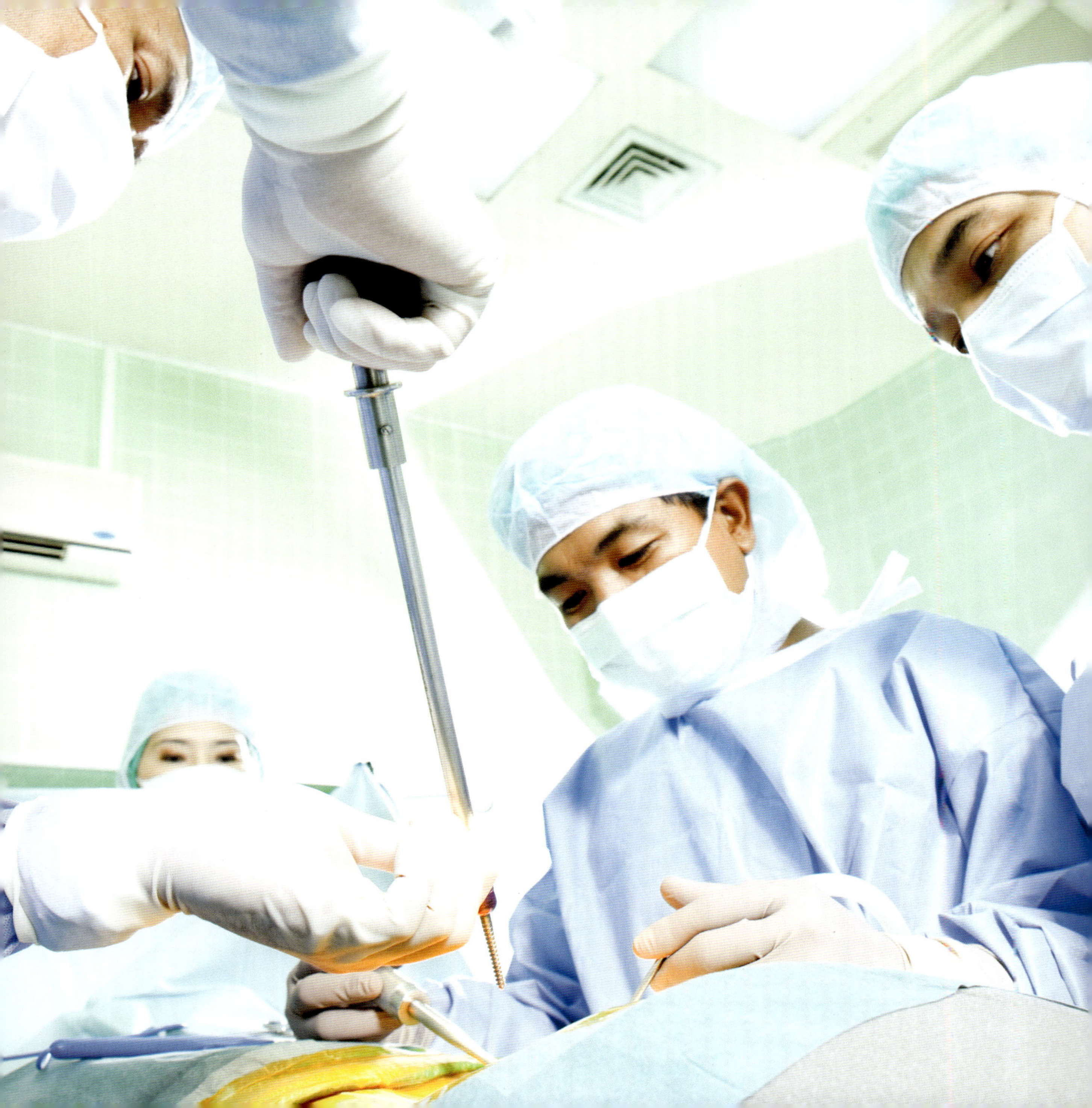

Prävention Es gibt keine speziellen Maßnahmen zur Vorbeugung von Nervenwurzelproblemen im HWS-Bereich. Mit den Übungen ab Seite 96 können Sie Ihren Hals kräftigen und beweglicher machen. Beachten Sie auch die Tipps zur richtigen Haltung und zur Vermeidung von Überlastung in Kapitel 5.

Problemerkennung Neben der Frage nach Symptomen wird der Arzt Ihren Bewegungsspielraum testen und möglicherweise Röntgen-, CT- oder MRT-Aufnahmen zur Darstellung von Knochen und Weichgewebe im Halsbereich veranlassen (siehe *Untersuchung durch Spezialisten,* S. 42).

Problembehebung Bei den meisten Patienten bessern sich Nervenwurzelreizungen durch vorübergehende Entzündungen ohne Behandlung. Bei Nervenentzündungen sollten Sie starke körperliche Anstrengungen und schweres Heben vermeiden. Eine Halskrause oder Zervikalstütze kann kurzfristig Erleichterung bringen (siehe *Selbsthilfe,* S. 214).

- **Medikamentöse Behandlung** Haben Sie hauptsächlich Schmerzen, genügen oft Schmerzmittel und nichtsteroidale Antirheumatika (NSAR), sonst können stärkere Schmerzmittel wie Codein oder Tramadol verschrieben werden. Auch Muskelrelaxanzien wie Diazepam helfen in manchen Fällen. Kortikosteroide blockieren die Nervensignale im betroffenen Bereich, oral oder durch Injektion unter bildgebendem Verfahren, damit die Nadel die richtige Stelle trifft (Informationen siehe *Medikamentöse Behandlung,* S. 204).
- **Wärme/Kälte** Viele Beschwerden im HWS-Bereich können durch Wärme- oder Kälteanwendungen gelindert werden (siehe *Selbsthilfe,* S. 214).
- **Physiotherapie** Für Therapien wie Ziehen am Kopf (Traktion) kann ein Arzt an einen Physiotherapeuten überweisen, auch zu sanften Behandlungsmethoden und Übungen, eventuell Ultraschalltherapie (siehe S. 178).
- **Andere Therapien** Osteopathie (siehe S. 182) und Chiropraktik (siehe S. 184) können helfen, am besten nur auf ärztlichen Rat nach einer MRT-Aufnahme. Auch Akupunktur (siehe S. 198), Shiatsu (siehe S. 200) und TENS (siehe S. 202) lindern die Symptome. Fragen Sie zuerst Ihren Arzt.
- **Operation** Dauert der Schmerz durch Druck einer Bandscheibe länger als zwei Wochen an, wird immer stärker oder schränkt die Beweglichkeit ein, kommt eine Operation infrage. Oft kann der Chirurg nur die vorgefallene Partie einer Bandscheibe entfernen. Bei Entfernung der gesamten Bandscheibe müssen die Wirbel zur Stabilisierung mit einem Knochentransplantat oder einer Metallplatte versteift werden, am besten niemals vorschnell; auch eine künstliche Bandscheibe hilft hier weiter (siehe *Operative Eingriffe,* S. 210).

OPERATION?
Moderne Operationstechniken haben die Aussichten für Patienten mit Nervenwurzelreizungen verbessert. Dennoch sollte die Entscheidung für eine Operation gut überlegt sein.

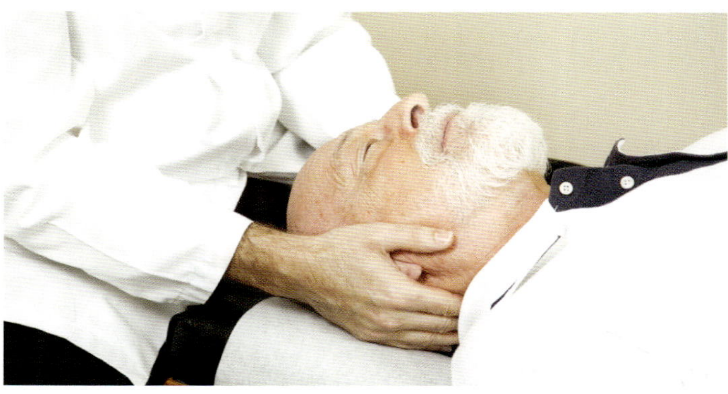

SANFT ANGEHEN LASSEN
Behandlungen im HWS-Bereich können helfen, sollten jedoch nur auf ärztlichen Rat und durch qualifizierte Therapeuten erfolgen.

Thoracic-Outlet-Syndrom

Das komplexe und umstrittene Thoracic-Outlet-Syndrom (TOS) ist schwer zu diagnostizieren, da es vielfältige Symptome auslöst, die auch durch andere, nicht verwandte Krankheitsbilder hervorgerufen werden können. Daher bezweifeln einige Mediziner, dass es eine nichtspezifische Form des Syndroms gibt.

Rasche Linderung ››

Zur raschen Linderung von TOS-bedingten Schmerzen legen Sie die Handfläche der betroffenen Seite auf den Kopf, sodass Oberarm und Schulter angehoben werden. Dies hilft, die Thoraxapertur zu öffnen und Kompressionen zu lösen.

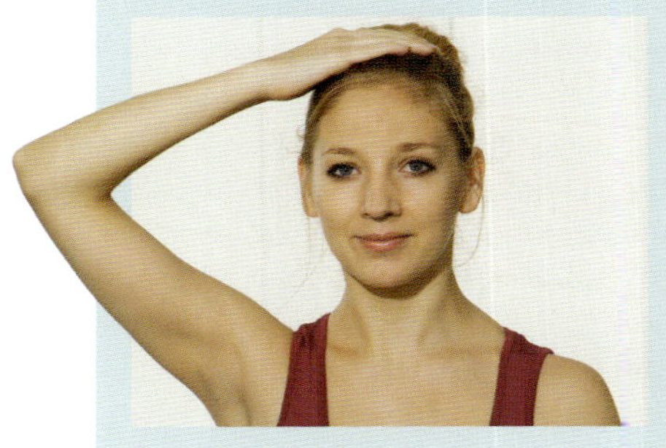

Die Thoraxapertur (Öffnung des Brustkorbs) enthält drei Engstellen. Sie verlaufen unterhalb der Schulter vom Halsansatz zur Achsel. Sie können sich durch Verletzungen, monotone Tätigkeiten und eine Lebensweise, durch die Muskulatur und Knochen verformt werden, noch weiter verengen, sodass das Gewebe innerhalb der Engstellen komprimiert oder gereizt wird. Dieses Gewebe besteht aus Blutgefäßen und Nerven, die Arm, Hand und Schulter versorgen. Schätzungen zufolge leiden drei bis 80 von 1000 Menschen unter komprimierten oder gereizten Nerven und Blutgefäßen in diesem Bereich.

Symptome Die Symptome des TOS hängen davon ab, ob Kompressionen von Nerven oder Blutgefäßen vorliegen. Da beide Arm und Hand sowie die Schulter versorgen, können Symptome relativ weit entfernt von der Ursache des Problems auftreten.

Es gibt zwei anerkannte Hauptformen des TOS: neurogenes (Kompression von Nervensträngen) und vaskuläres (Kompression von Blutgefäßen). Eine dritte Form, das nichtspezifische, ist umstritten und wird nicht von allen Medizinern als eigenständiges Krankheitsbild anerkannt. Die Symptome sind dabei zwar vorhanden, ihr Entstehungsprozess kann jedoch nicht durch Tests nachgewiesen werden.

Symptome des neurogenen TOS:

- Taubheitsgefühl und Kribbeln in Hals und Schulter
- Schmerzen in Arm und Hand
- Ameisenlaufen in Unterarm und Handfläche
- Kraftlosigkeit und Krämpfe in der Muskulatur der Hand

Symptome des vaskulären TOS:

- Starke Schmerzen in Hals und Schulter, oft Verschlimmerung in der Nacht
- Pochen oberhalb des Schlüsselbeins
- Bläulich angelaufene Hände
- Schmerzen und Schwellung im Arm mit schwachem Puls
- Kleine schwarze Flecken auf den Fingern

Symptome des nichtspezifischen TOS:

- Eine Mischung neurogener und vaskulärer Symptome, da eventuell gleichzeitige Kompression von Nervensträngen und Gefäßen vorliegt.

Ursachen Hauptursache des TOS ist schlechte Haltung (siehe S. 148) mit hängenden Schultern, vorgeschobenem Kopf und eingesunkener Brust. Das führt zur Verengung der Thoraxapertur. Stereotype Tätigkeiten wie Tippen am Computer oder wiederholtes Heben von Gegenständen über den Kopf können ebenfalls Mitauslöser von Entzündungen des Gewebes und damit einer Verengung der Thoraxapertur sein.

Frauen sind etwa neunmal häufiger vom TOS betroffen als Männer, teils aufgrund der anatomischen Unterschiede in der Brustwand, teils weil große, hängende oder ungestützte Brüste bzw. die zeitweise dadurch hervorgerufene Haltung die Thoraxapertur verengen können.

Prävention Wichtige vorbeugende Maßnahmen sind das Vermeiden wiederholten Hebens von Gegenständen über den Kopf sowie eine korrekte Haltung des Halses. Ist Ihre berufliche Tätigkeit mit solchen Bewegungen und mit Fehlhaltungen verbunden, lassen Sie sich von einem Arbeitstherapeuten bezüglich schonenden Verhaltens am Arbeitsplatz beraten oder lassen Sie sich von einem Physiotherapeuten dienliche Dehnübungen zeigen.

Problemerkennung Der Arzt wird Sie zunächst zu einer Reihe bestimmter Haltungen und Bewegungen auffordern, um festzustellen, ob die Symptome sich dadurch verbessern oder verschlimmern.

Eventuell werden Röntgenaufnahmen gemacht, um zu beurteilen, ob Schäden an den Knochen vorliegen oder eine zusätzliche Halsrippe vorhanden ist. MRT- oder CT-Aufnahmen können Probleme des Weichgewebes aufzeigen. Durch solche bildgebenden Verfahren können auch andere Ursachen (z. B. ein Tumor) ausgeschlossen werden. In manchen Fällen kann eine Elektromyografie (EMG) durchgeführt werden, um Aufschluss über Nervenschäden zu geben. Mit einer Dopplersonografie zur Messung der Fließgeschwindigkeit des Blutes lässt sich der Zustand der Gefäße überprüfen.

Zusätzliche Rippe? ▸▸

Etwa einer von 200 Menschen hat eine anatomische Anomalie, die sogenannte Halsrippe. Sie entspringt oberhalb der ersten Rippe aus dem siebten Halswirbel. 70 % der Betroffenen haben das beidseits der Wirbelsäule.

Etwa 10 % der Menschen mit einer Halsrippe erkranken am TOS. Doch die Rippe selbst ist oft nicht direkt ursächlich, vielmehr verursacht ein im Röntgenbild nicht sichtbarer Gewebestrang die Kompression. In schweren Fällen wird die Halsrippe operativ entfernt.

Problembehebung Physiotherapie (siehe S. 178) ist die Hauptsäule der Behandlung des TOS. Sie umfasst Ultraschalltherapie, Mobilisierung, ein individuell zugeschnittenes (Dehn-)Übungsprogramm sowie Haltungskorrekturen. Auch die Alexander-Technik (siehe S. 188) kann der Verbesserung der Haltung dienen. Dazu helfen Osteopathie (siehe S. 182) und Chiropraktik (siehe S. 184) in manchen Fällen.

Zur Schmerzlinderung verschreibt der Arzt Ihnen vermutlich Muskelrelaxanzien und NSAR (siehe S. 204). TENS (siehe S. 202) kann ebenfalls die Beschwerden lindern.

Sind weder eine Halsrippe noch übergroße Brüste die Ursache des TOS, steht eine Operation aufgrund des Komplikationsrisikos nicht an erster Stelle der Behandlungsmethoden. Sie wird in der Regel erst empfohlen, wenn andere Therapien keinen entscheidenden Erfolg zeigen.

Schulterbeschwerden

Jedes Jahr suchen Millionen von Patienten einen Arzt wegen Schulterbeschwerden auf. Diese werden oft durch einseitige Bewegungen wie beim Tennis oder Schwimmen bzw. durch Alltägliches wie Tragen, Putzen oder Gartenarbeit verursacht.

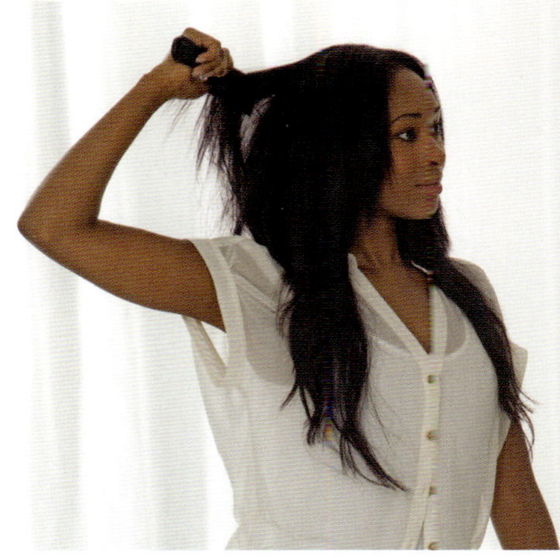

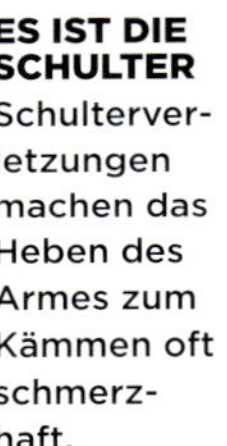

ES IST DIE SCHULTER Schulterverletzungen machen das Heben des Armes zum Kämmen oft schmerzhaft.

Die Schulter ist eines der kompliziertesten Gelenke. Laut dem amerikanischen National Institute of Arthritis and Musculoskeletal and Skin Diseases kommt es hier leicht zu Verletzungen, da der Kopf des Oberarmknochens (Humerus) größer ist als die Schultergelenkpfanne. Das Schultergelenk wird manchmal mit einem Golfball auf dem Abschlag verglichen. Die „Kugel" würde aus der flachen „Pfanne" herausrutschen, wenn das Gelenk nicht durch das umgebende Gewebe (v. a. Bänder und Muskeln, die sogenannte Rotatorenmanschette) erst Halt bekäme. Die drei kurzen Bänder, die das Gelenk schützen, sind allerdings recht ineffizient und instabil, sodass die Stabilität des Gelenks zum Großteil von den kurzen Muskeln der Rotatorenmanschette abhängt, die leicht verletzt werden können (siehe *Die Rotatorenmanschette,* S. 90).

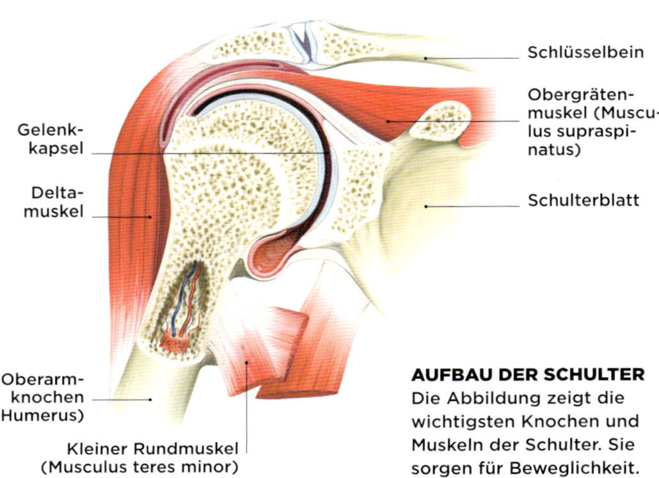

AUFBAU DER SCHULTER Die Abbildung zeigt die wichtigsten Knochen und Muskeln der Schulter. Sie sorgen für Beweglichkeit.

Symptome Schulterschmerzen aufgrund von Überlastung äußern sich als leichtes, dumpfes Ziehen oder ein heftiges Stechen, das die Beweglichkeit einschränkt. Manchmal strahlen sie bis ins Handgelenk aus. Oft wird man nachts davon wach und den Arm über den Kopf zu heben fällt besonders schwer. Eventuell ist der Arm auch kraftlos. Probleme im HWS-Bereich können ebenfalls Schmerzen oberhalb des Schulterblatts oder im äußeren Oberarm auslösen (siehe *Die zervikalen Nerven,* S. 82).

Ursache der meisten Schulterbeschwerden sind Überlastung, schlechte Haltung oder Verletzung und Entzündung des Gewebes (Muskeln, Sehnen, Bänder und Faszien). Weitere mögliche Ursachen sind Brüche des Oberarmknochens (Humerus), Schlüsselbeins (Clavicula) oder Schulterblatts (Scapula) oder aus noch unklaren Gründen Kalkablagerungen in den Schultergelenken. Werden Sehnen im Schultergelenk eingeklemmt, kommt es zu Entzündungen - dies nennt man Impingement.

Viele dieser Beschwerden treten in Muskeln und Sehnen der Rotatorenmanschette auf (siehe S. 90). Ist auch der mit Flüssigkeit gefüllte Schleimbeutel entzündet, spricht man von einer Synovitis oder Kapsulitis. Gehen die Schmerzen in der Schulter mit einem Kribbeln dort einher, kann die Ursache auch im HWS-Bereich liegen.

Prävention Bleiben Sie beweglich! Das ist der wichtigste Rat für alle, die Schulterbeschwerden vorbeugen wollen. Besonders wichtig ist die Erhaltung der Beweglichkeit, wenn Sie Symptome beobachten, die erste Anzeichen einer Schultersteife sein können. Die Schulter zu bewegen hilft, Narbengewebe aufzubrechen, das sich im Gelenk bilden kann. Probieren Sie die Übungen ab Seite 96 aus. Pilates (siehe S. 192) und Yoga (siehe S. 196) sind ebenfalls gut für die Beweglichkeit der Schulter.

Wichtig ist, auf eine gute Haltung zu achten und Überlastung zu vermeiden (siehe S. 148). Verwenden Sie zum Tragen einen Rucksack oder verteilen Sie das Gewicht auf zwei Taschen - eine für jede Hand. Vermeiden Sie das Tragen einer einzelnen schweren Tasche über einer Schulter.

Problemerkennung Wahrscheinlich wird der Arzt die Diagnose anhand der Beobachtung Ihrer Bewegungen und Ihres Berichts über die Symptome erstellen. Im Zweifel kann eine Ultraschalluntersuchung Schwellungen des Gewebes nachweisen und die Gelenkflüssigkeit anzeigen. Auch Schäden an Muskeln und Sehnen werden dargestellt. Eine MRT liefert detailliertere Bilder. Manchmal wird zuvor ein Kontrastmittel in die Schulter gespritzt, um Risse oder Blockaden besser darzustellen.

Problembehebung

Agieren Sie möglichst weiterhin ohne Überanstrengung normal. Freiverkäufliche Schmerzmittel (siehe S. 204), sanfte Dehnübungen und Kälte- oder Wärmeanwendungen (siehe S. 214) lindern die Beschwerden.

Der Arzt verschreibt Ihnen möglicherweise Physiotherapie (siehe S. 178). Hier bekommen Sie auch Übungen für zu Hause. Vielleicht wird Ihnen zu einer entzündungshemmenden Kortisonspritze in die Schulter geraten. Je nach Empfehlung Ihres Arztes können auch Osteopathie (siehe S. 182) oder Chiropraktik (siehe S. 184) helfen. Manchem hilft Akupunktur (siehe S. 198) oder Shiatsu (siehe S. 200).

Halten die Schulterbeschwerden trotz Behandlung an, rät der Arzt eventuell zu einer Operation. Dabei ist eine Manipulation des Gelenks, die Entfernung von losen Knochenteilen oder Kalkablagerungen und das Wegschneiden von Narbengewebe in einer versteiften Schulter möglich. Knochen lassen sich begradigen, um ein Impingement zu verhindern. Viele Schulteroperationen werden minimalinvasiv durchgeführt, das verkürzt die Rehabilitationszeit erheblich.

Wie eingefroren ▸▸

Eventuell haben Sie schon einmal von Schultersteife oder Frozen Shoulder gehört, einer schmerzhaften Erkrankung mit erheblichen Bewegungseinschränkungen. Dabei bildet sich in der Schultergelenkkapsel Narbengewebe, wohl infolge zahlreicher winziger Risse. Das reduziert die Größe der Gelenkkapsel, was zu steifen, mit Schmerzen verbundenen Bewegungen führt. Ältere Menschen und Patienten mit Diabetes, Lungen- oder Herzerkrankungen sowie rheumatoider Arthritis sind häufig davon betroffen.

Die Rotatorenmanschette

Leiden Sie unter Schmerzen im Schulter- und HWS-Bereich? Dann ist vielleicht Ihre Rotatorenmanschette die Ursache. Laut der American Academy of Orthopaedic Surgeons (orthopädischer Fachverband) haben 2008 allein in den USA etwa zwei Millionen Menschen deswegen einen Arzt konsultiert.

Die Rotatorenmanschette ist ein komplexes Gebilde aus Muskeln und Sehnen. Sie hält den Kopf des Oberarmknochens (Humerus) in der Schultergelenkpfanne. Sie verleiht dem Schultergelenk sowohl Beweglichkeit als auch Stabilität. Zwei mit Flüssigkeit gefüllte Schleimbeutel (Bursae) „schmieren" die Bewegungen zwischen Knochen, Muskeln und Sehnen und schützen die Manschette vor dem knochigen Bogen der Schulterhöhe (Acromion).

Die häufigsten Beschwerden sind Tendinitis (Entzündung einer Sehne) und Bursitis (Schleimbeutelentzündung), sie treten oft gemeinsam auf. Der Obergrätenmuskel – liegt dem oberen Schulterblatt am nächsten – wird durch ungewohnte, wiederholte oder einseitige Bewegungen wie Deckenstreichen oder Baseballpitchen mit einer plötzlichen Drehung oder einem Schlag leicht gezerrt. Daraufhin entzündet und verdickt sich die Sehne – die sogenannte Supraspinatus-Tendinitis. Der Muskel wird anfällig für Reibung durch die umgebenden Knochen und Bänder. Das zieht weitere Entzündungen und Wundsein nach sich (Impingement-Syndrom).

MUSKELN DER ROTATORENMANSCHETTE
Die wichtigsten Muskeln der Rotatorenmanschette sind in der Abbildung hervorgehoben.

Symptome Bei Problemen der Rotatorenmanschette löst jede Bewegung mit Armheben (ankleiden, greifen) stechende Schmerzen aus. Denn wenn die Muskeln der Rotatorenmanschette in ihrer Bewegung eingeschränkt sind, versucht die Muskulatur zwischen Hals und Schulter, dieses zu kompensieren und wird so ihrerseits überlastet – als Folge werden die Schultern hochgezogen. Der Bereich ist dann oft berührungsempfindlich und Liegen darauf führt zu Schmerzen. Es kommt auch zu Schlafstörungen.

Supra-Test ▸▸

Leiden Sie an einer Supraspinatus-Tendinitis? Lassen Sie für den Test den Arm seitlich hängen; dann (Handfläche nach unten) langsam über die Seite anheben. Verspüren Sie bei einem Winkel von 60° bis 120° Schmerzen, ist vermutlich die Supraspinatussehne entzündet. Bei Bewegung mit Handfläche nach oben treten nur in fortgeschrittenem Stadium Schmerzen auf, denn die Sehne gleitet nun nicht über die obere Spitze des Schulterblatts.

Ursachen Mit zunehmendem Alter wird dieser Bereich verletzungsanfälliger. Schäden können auf verschiedene Weise entstehen: durch ein plötzliches Trauma wie einen Sturz oder Unfall – typischerweise, wenn Sie den Arm ausstrecken, um einen Sturz zu verhindern –, durch ständige Überlastung bei Sport oder Arbeit oder altersbedingten Verschleiß von Muskeln und Sehnen.

Unbehandelt führen Entzündung und Impingement gerne zu einer Schwächung und schließlich zu einem Riss der Sehnen der Rotatorenmanschette. Ein Riss kann auch durch ein Trauma entstehen. Das klingt nach schwerer Verletzung, doch womöglich ist Ihnen nicht einmal klar, dass Ihre Rotatorenmanschette einen Riss hat, auch wenn er starke Schmerzen verursacht und behandelt werden muss.

Problemerkennung Kennt der Arzt Ihre Symptome, genügt es ihm vielleicht schon, Sie zu untersuchen, um ein Problem der Rotatorenmanschette zu diagnostizieren. Wie frei und schmerzlos Sie Schulter und Arm bewegen können, gibt ihm Aufschluss darüber, woher die Beschwerden kommen. Vermutet er ein Impingement, injiziert er Ihnen vielleicht ein Betäubungsmittel in den Bereich unter dem oberen Schulterblatt, um festzustellen, ob dies die Schmerzen lindert und die Beweglichkeit wiederherstellt. Da ein Riss in der Rotatorenmanschette durch eine einfache Untersuchung schwer festzustellen ist, werden eventuell weitere Untersuchungen wie eine MRT (siehe S. 42) angeordnet.

Problembehebung Bei einer Tendinitis oder einem Riss in der Rotatorenmanschette empfiehlt der Arzt wohl, dass Sie Schmerzen und Entzündung durch Ruhe, Kälte- oder Wärmeanwendungen (siehe S. 214) sowie entzündungshemmende Medikamente (siehe S. 204) bekämpfen.

Eine Überweisung zum Physiotherapeuten (siehe S. 178) für passive Übungen (sanftes Dehnen des Gelenks, um den Bewegungsspielraum zu vergrößern) ist in der Regel der nächste Schritt. Ultraschalltherapie kann Entzündungen des Gewebes lindern und den Blutfluss anregen. Möglicherweise werden Massagen (siehe S. 186) empfohlen. Später kann der Physiotherapeut weitere sanfte Dehn- und Kräftigungsübungen empfehlen (siehe auch *Schulterübungen,* S. 100).

Hilft all das nicht, kann eine Kortisonspritze in oder an die betroffene Stelle Erleichterung bringen.

Bei starken Schmerzen über mehrere Monate kommt eine Operation infrage. Dabei wird ein Teil eines Knochens oder Schleimbeutels entfernt, um den Druck auf den betroffenen Bereich zu mildern. Auch ein Muskelriss lässt sich schließen. Danach ist eine Rehabilitation unter Anleitung eines Physiotherapeuten erforderlich.

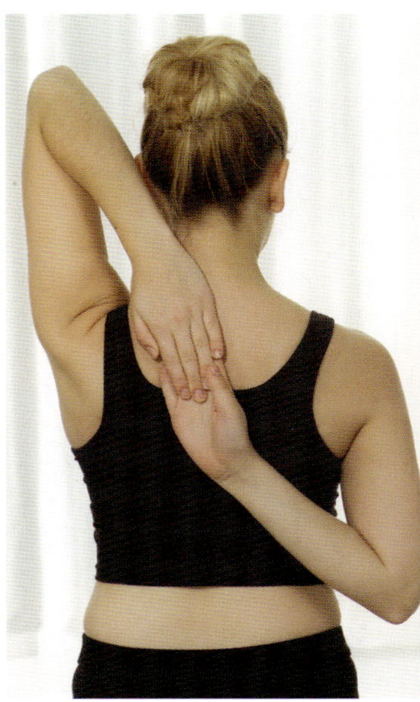

KÖNNEN SIE DAS?
Testen Sie die Beweglichkeit der Muskeln und Sehnen Ihrer Rotatorenmanschette. Regelmäßiges Üben verbessert die Beweglichkeit.

Zervikale Spondylose

Mit zunehmendem Alter kommt es zum Verschleiß der Gelenke im HWS-Bereich. Dadurch können sich auch die Halswirbel verändern, da der Körper sich den Gelenkschäden anpasst. Bei etwa 85 % der Bevölkerung über 70 Jahren ist eine sogenannte zervikale Spondylose nachweisbar, die nichts anderes ist als eine Arthrose im HWS-Bereich.

Symptome Die Symptome der zervikalen Spondylose sind vielfältig. Vielleicht ist Ihr Nacken ganz allmählich steifer geworden, doch können die Symptome auch ganz plötzlich auftreten. Der Schmerz kann im Nacken selbst, zwischen oder über den Schulterblättern zu spüren sein. Bei eingeklemmtem Nerv können Schmerzen und/oder Kribbeln von der Schulter bis in die Finger auftreten.

Taubheitsgefühle in Schultern und Armen sind denkbar, seltener in den Beinen – in diesem Fall sollten Sie unverzüglich einen Arzt aufsuchen. Manchmal verschlimmern sich die Symptome nach Stehen oder Sitzen (besonders in Zugluft) oder morgens, wenn Sie nachts schief gelegen haben, auch nach Niesen, Husten, Lachen oder Beugen des Rückens.

Möglicherweise haben Sie nur leichte Beschwerden, der Schmerz kann jedoch auch so stark sein, dass Sie den Kopf nicht bewegen können. Bei raschen Kopfbewegungen kann es zu Schwindelanfällen kommen, die Symptome treten dauerhaft oder anfallsweise auf. Suchen Sie in jedem Fall einen Arzt auf. Es gibt Patienten ohne Symptome, obwohl Röntgenaufnahmen zeigen, dass sie an zervikaler Spondylose leiden.

Ursachen Das Alter ist nicht der einzige Grund für Verschleiß von Knochen und Gewebe im HWS-Bereich. Jahrelanger Sport oder körperliche Arbeit mit Nackenbelastung können den gleichen Effekt haben.

Laut den amerikanischen National Institutes of Health gibt es mehrere weitere Risikofaktoren für zervikale Spondylose. Dazu zählen Übergewicht, Bewegungsmangel, eine (oft viele Jahre) zurückliegende Verletzung im HWS-Bereich, eine Operation an der Wirbelsäule, ein Bandscheibenschaden und Osteoporose (siehe S. 68).

Prävention Es ist schwierig, die alltäglichen Belastungen und Anstrengungen zu vermeiden, die zur Entstehung der zervikalen Spondylose beitragen. Durch Befolgen der Ratschläge zu Körperhaltung und Lebensweise in Kapitel 5 *(Der gesunde Rücken)* können Sie deren Auswirkungen jedoch reduzieren.

Problembehebung Wichtig ist es, den Nacken sanft zu bewegen, damit er nicht steif wird. Freiverkäufliche Schmerzmittel wie Paracetamol oder nichtsteroidale Antirheumatika (siehe S. 204) können helfen. Für besonders heftige Schmerzattacken kann ein Arzt etwas Stärkeres verschreiben.

Er kann Ihnen allgemeine Physiotherapie (siehe S. 178) empfehlen, vielleicht auch ergänzende Therapien wie Osteopathie (siehe S. 182), Chiropraktik (siehe S. 184) und Akupunktur (siehe S. 198), die manchen Patienten Linderung der Symptome bringen.

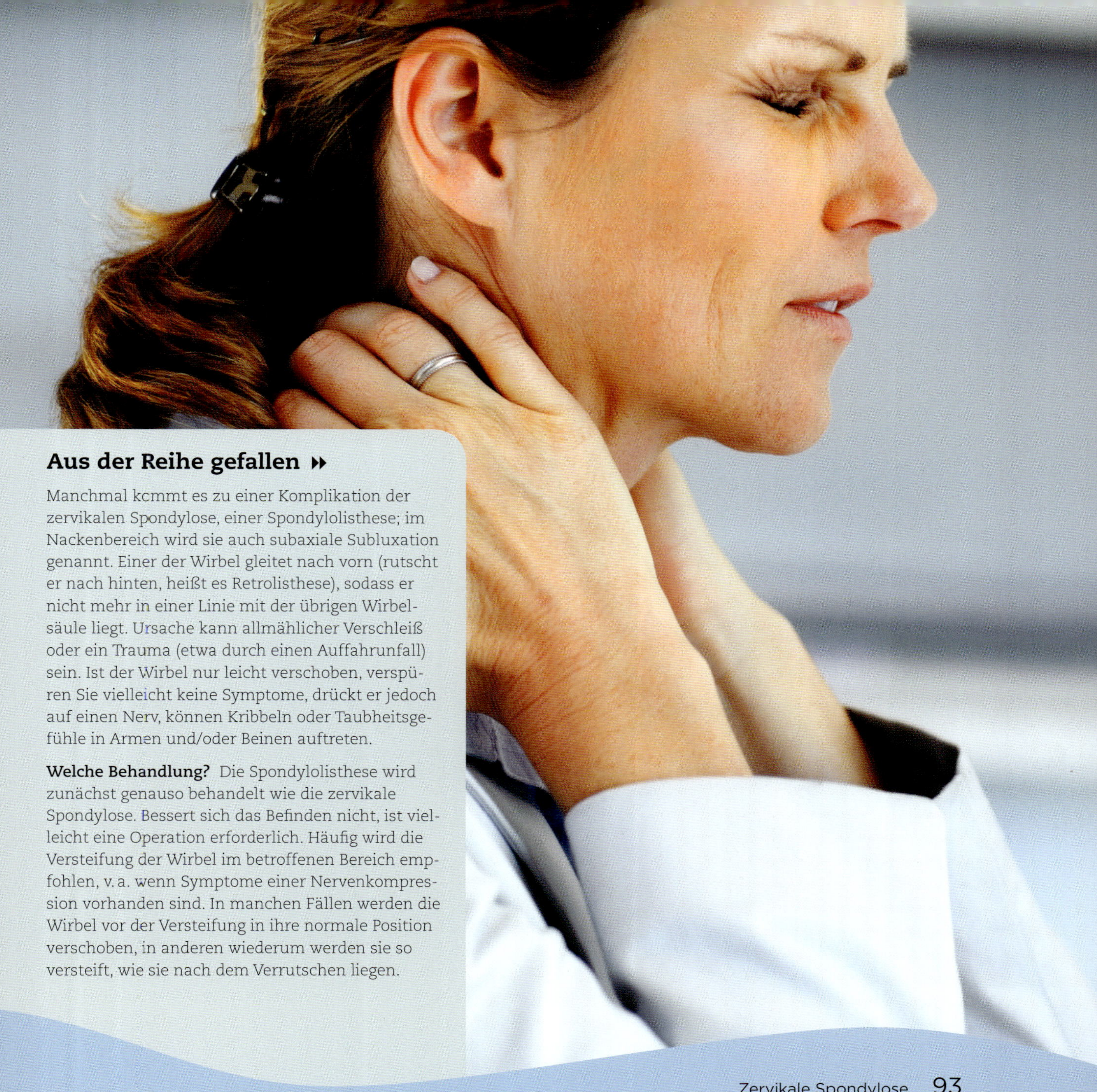

Aus der Reihe gefallen ▸▸

Manchmal kcmmt es zu einer Komplikation der zervikalen Spondylose, einer Spondylolisthese; im Nackenbereich wird sie auch subaxiale Subluxation genannt. Einer der Wirbel gleitet nach vorn (rutscht er nach hinten, heißt es Retrolisthese), sodass er nicht mehr in einer Linie mit der übrigen Wirbelsäule liegt. Ursache kann allmählicher Verschleiß oder ein Trauma (etwa durch einen Auffahrunfall) sein. Ist der Wirbel nur leicht verschoben, verspüren Sie vielleicht keine Symptome, drückt er jedoch auf einen Nerv, können Kribbeln oder Taubheitsgefühle in Armen und/oder Beinen auftreten.

Welche Behandlung? Die Spondylolisthese wird zunächst genauso behandelt wie die zervikale Spondylose. Bessert sich das Befinden nicht, ist vielleicht eine Operation erforderlich. Häufig wird die Versteifung der Wirbel im betroffenen Bereich empfohlen, v. a. wenn Symptome einer Nervenkompression vorhanden sind. In manchen Fällen werden die Wirbel vor der Versteifung in ihre normale Position verschoben, in anderen wiederum werden sie so versteift, wie sie nach dem Verrutschen liegen.

Verletzungen im HWS-Bereich

Der Gedanke an ernsthafte Verletzungen im HWS-Bereich ist beängstigend – zu Recht. Ein Bruch oder eine Verschiebung in diesem Bereich kann tödlich sein oder zu schwersten Behinderungen führen. Glücklicherweise sind jedoch nur wenige Verletzungen im Halsbereich lebensbedrohlich.

FRAKTUREN UND VERRENKUNGEN

Es ist immer schockierend, wenn sich jemand den Hals gebrochen oder ausgerenkt hat. Frakturen und Verrenkungen passieren meist bei Unfällen, oft mit dem Auto oder beim Sport. Dank Anschnallgurten im Auto sowie Regeländerungen und Schutzausrüstungen bei Kontaktsportarten kommen derartige Verletzungen heute seltener vor.

Jeder Vorfall, nach dem auch nur der geringste Verdacht auf eine solche Verletzung besteht, sollte als Notfall behandelt werden – also sofort einen Arzt rufen! Der Betroffene sollte keinesfalls bewegt werden, es sei denn, es besteht anderweitige unmittelbare Lebensgefahr, etwa durch Feuer.

Was passiert? Eine Fraktur ist ein Knochenbruch, wogegen eine Verrenkung eine Verschiebung von Wirbeln aus ihrer normalen Position bedeutet. Die Auswirkungen können ähnlich sein. Die American Academy of Orthopaedic Surgeons (AAOS, orthopädischer Fachverband) betont, dass jede Wirbelverletzung aufgrund der Gefahr einer Rückenmarkschädigung gravierend sein kann. Verletzungen des Rückenmarks im Halsbereich können zu Lähmungen oder zum Tod führen.

Was ist zu tun? Bei allen schweren Traumata im HWS-Bereich wird der Körper zunächst immobilisiert, bis Röntgenaufnahmen vorliegen und der Patient ärztlich untersucht wurde. Die weitere Behandlung hängt davon ab, welche der sieben Halswirbel beschädigt sind und wie.

Bei einem leichten Kompressionsbruch kann es ausreichen, etwa zwei Monate eine Zervikalstütze zu tragen. Kompliziertere oder schwerere Frakturen erfordern möglicherweise das Anlegen eines Streckverbands, eine Operation zur Stabilisierung oder monatelange Fixierung im Gipsbett – oder eine Kombination dieser Behandlungsmethoden.

„BURNER“ ODER „STINGER“

Haben Sie bei einer Kontaktsportart ein Burner- oder Stinger-Syndrom erlitten, vergessen Sie das nie. Der Schmerz schießt von der Schulter in die Hand „wie ein Elektroschock oder ein Blitzeinschlag im Arm“, wie die AAOS es ausdrückt. An Hals oder Schulter werden die Nerven, die den Oberarm versorgen, verletzt, oft infolge eines Sturzes auf den Kopf – z. B. nach einem Tackling.

Was passiert? Wenn der Kopf zu einer seitlichen Abwärtsbewegung gezwungen wird, beugt er den Hals, sodass die umgebenden Nerven eingeklemmt werden. Daher können Sie im Arm Taubheit, Schwäche oder auch ein Wärmegefühl verspüren.

In der Regel lassen die Symptome rasch nach, binnen Sekunden oder Minuten, doch in bis zu 10 % der Fälle dauern sie über Stunden, Tage oder länger.

Was ist zu tun? Sie sollten sofort einen Arzt aufsuchen, um abzuklären, um welche Art der Verletzung es sich handelt. Wenn die Symptome vorübergehen, ist vermutlich keine Behandlung erforderlich. Anders, wenn die Schwäche im Arm länger als ein paar Tage anhält, Sie Schmerzen im HWS-Bereich oder Symptome in beiden Armen verspüren oder wenn solche „Burner" oder „Stinger" wiederholt auftreten. Durch einen engen Spinalkanal (Spinalstenose, siehe S. 116) können Sie anfälliger dafür sein.

SCHLEUDERTRAUMA

Wenn Ihr Kopf unerwartet und ruckartig nach hinten oder vorn geschleudert wird – typischerweise bei einem Autounfall oder einer Kontaktsportart –, kommt es zu einer Verletzung, die Schleudertrauma genannt wird. Synonyme sind HWS-Zerrung, HWS-Distorsion oder auch Beschleunigungsverletzung der Halswirbelsäule.

Was passiert? Der Schmerz entsteht, indem Muskeln, Sehnen und Bänder gewaltsam bis ans Limit überstreckt und überdehnt werden. Reißen dabei Bänder, kommt es zu inneren Blutungen zwischen ihnen und den Wirbeln. Manchmal tritt der Schmerz binnen Minuten auf, manchmal auch erst Stunden später. Weitere Symptome sind Verspannungen von Hals- und Nackenmuskulatur, Schwindel oder Benommenheit und Kopfschmerzen.

Was ist zu tun? Es ist so rasch wie möglich ärztliche Hilfe zu holen. Dank moderner operativer Methoden mit inneren Stabilisierungen (Schrauben, Platten, Stäbe) ist nur noch im Extremfall ein Gips erforderlich. Vorübergehend kann eine Halskrause getragen werden. Nach ärztlicher Empfehlung können Schmerzmittel (siehe S. 204) und Eis- oder Wärmeanwendungen (siehe S. 214) zu Beginn des Heilungsprozesses die Beschwerden lindern.

In der Regel heilt ein Schleudertrauma innerhalb einiger Wochen, bei manchen Patienten dauert es länger. Studien lassen darauf schließen, dass die Symptome umso länger anhalten, je rascher nach der Verletzung sie aufgetreten sind. Die durchschnittliche Heilungsdauer eines Schleudertraumas ohne weitere Beschwerden beträgt 32 Tage. In einer Studie mit 2627 Teilnehmern war einer von acht Patienten nach sechs Monaten noch nicht genesen.

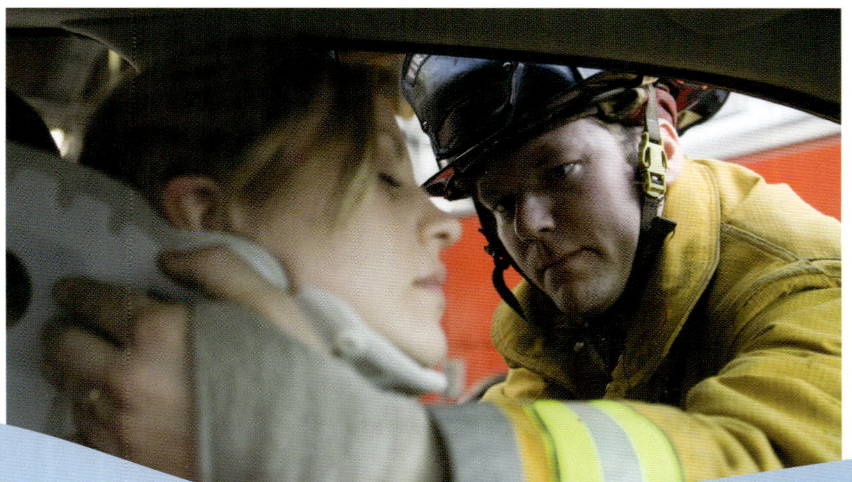

PROFESSIONELLE HILFE
Sind nach einem Unfall Verletzungen im HWS-Bereich nicht auszuschließen, unbedingt auf professionelle notärztliche Hilfe warten. Ausgebildete Sanitäter verfügen über das nötige Equipment und wissen, wie weitere Schäden verhindert werden.

Fünfminuten-Warm-Up ››

Der Übungsraum sollte warm sein – so dehnen und lockern sich die Muskeln besser – und gut belüftet, damit Sie genügend Sauerstoff für die volle Leistungsfähigkeit der Muskeln aufnehmen.

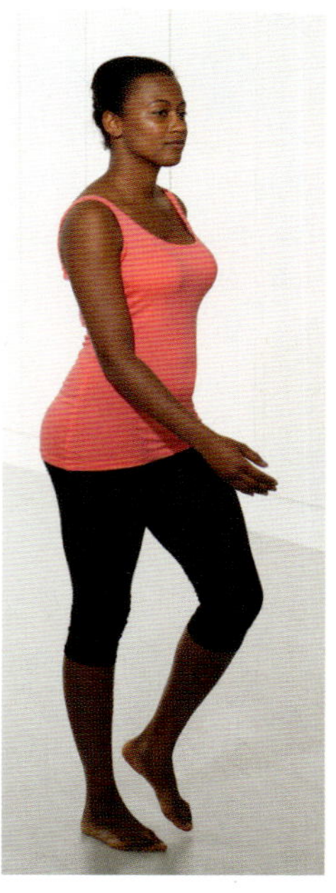

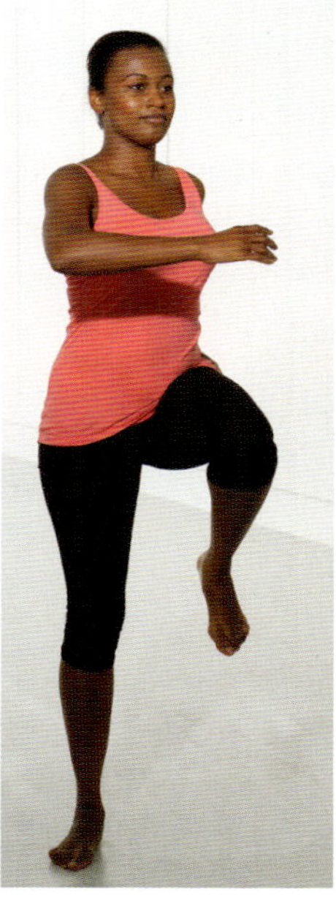

Zunächst zwei Minuten mit lockerem Schwingen der Arme auf der Stelle gehen. Dann zwei Minuten auf der Stelle joggen, ebenfalls mit lockerem Schwingen der Arme. Zum Schluss eine Minute marschieren – dabei die Knie so hoch wie möglich ziehen und die Arme vor und hinter dem Körper bis auf Schulterhöhe heben. Entspannen, ein paar Mal tief durchatmen, dann die Übungen beginnen. Nach den Übungen jeweils fünf Minuten entspannen (siehe S. 162).

Hals- und Schultermobilisation ››

Diese Übungsfolge hilft bei akuten und chronischen Nackenbeschwerden (siehe S. 76). Befragen Sie vor der Ausführung Ihren Arzt und beachten Sie die Hinweise auf Seite 10. Aufwärmen nicht vergessen (siehe links).

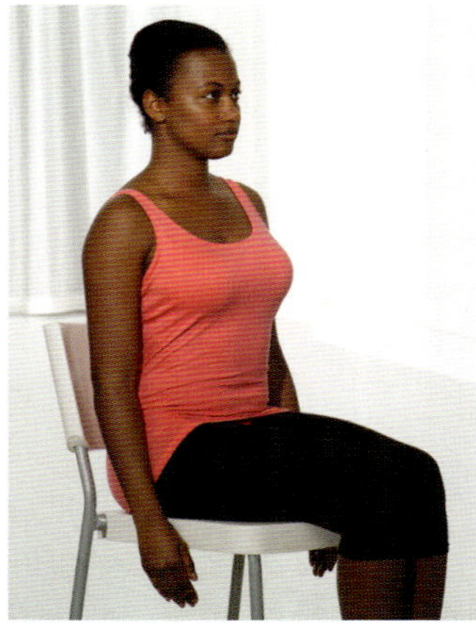

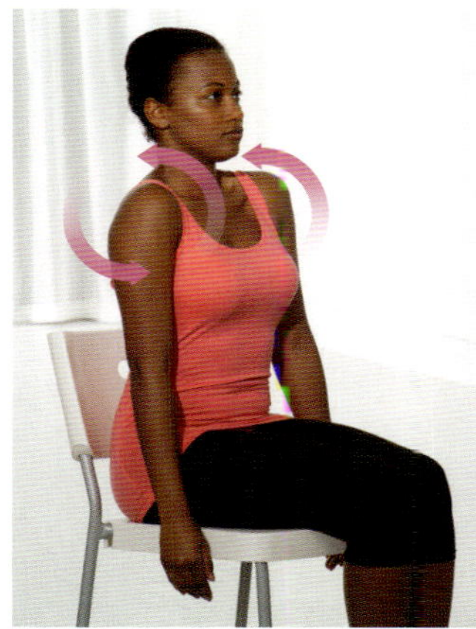

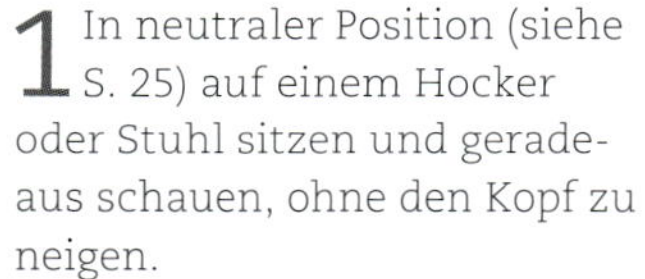

1 In neutraler Position (siehe S. 25) auf einem Hocker oder Stuhl sitzen und geradeaus schauen, ohne den Kopf zu neigen.

2 Schultern kreisen lassen: nach vorn schieben, zu den Ohrläppchen heben, nach hinten ziehen und wieder sinken lassen. Fünfmal wiederholen.

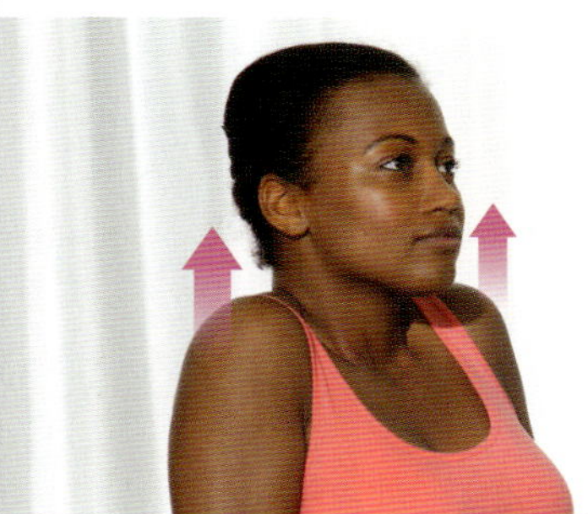

3 Schultern gerade zu den Ohren hochziehen. Zehn Sekunden halten, dann fallen lassen. Fünfmal wiederholen.

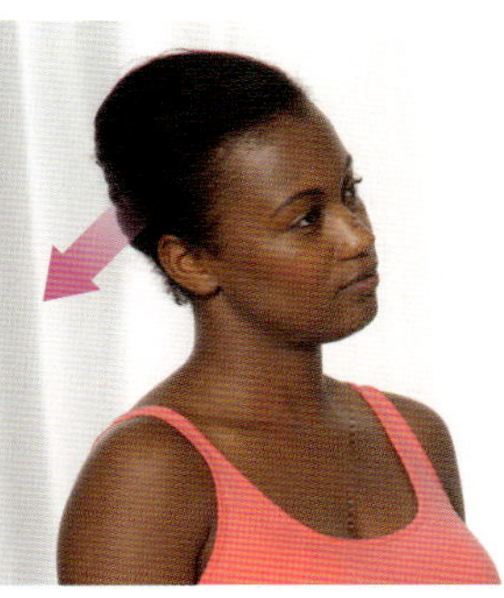

4 Geradeaus schauen. Kopf zur rechten Schulter sinken lassen. Zehn Sekunden halten, dann auf der linken Seite wiederholen. Abwechselnd auf jeder Seite fünfmal wiederholen. Achtung, dabei nicht die Schulter hochziehen!

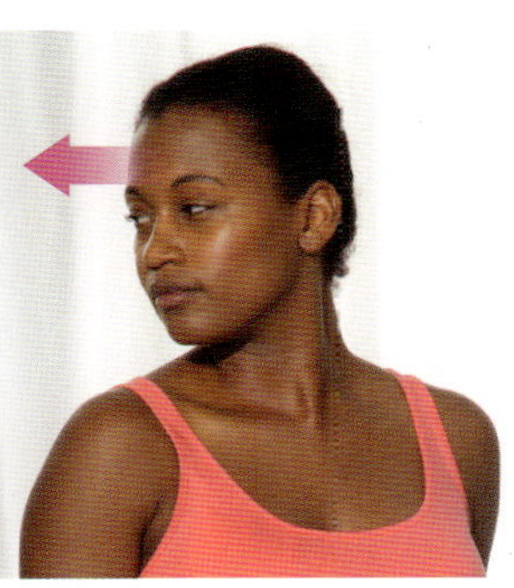

5 Den Kopf drehen, sodass Sie über die rechte Schulter schauen, zehn Sekunden halten; dann drehen und über die linke Schulter schauen, zehn Sekunden halten. Fünfmal wiederholen, die Schultern locker lassen und den Rumpf nicht verdrehen.

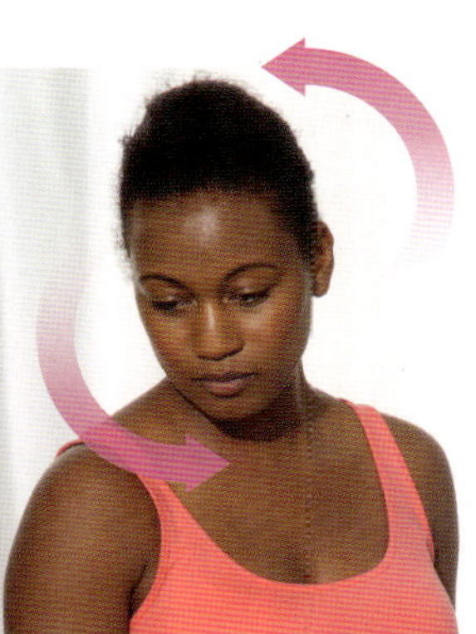

6 Den Kopf im Uhrzeigersinn kreisen lassen. Dreimal wiederholen, dann gegen den Uhrzeigersinn kreisen. Schultern dabei ganz locker lassen.

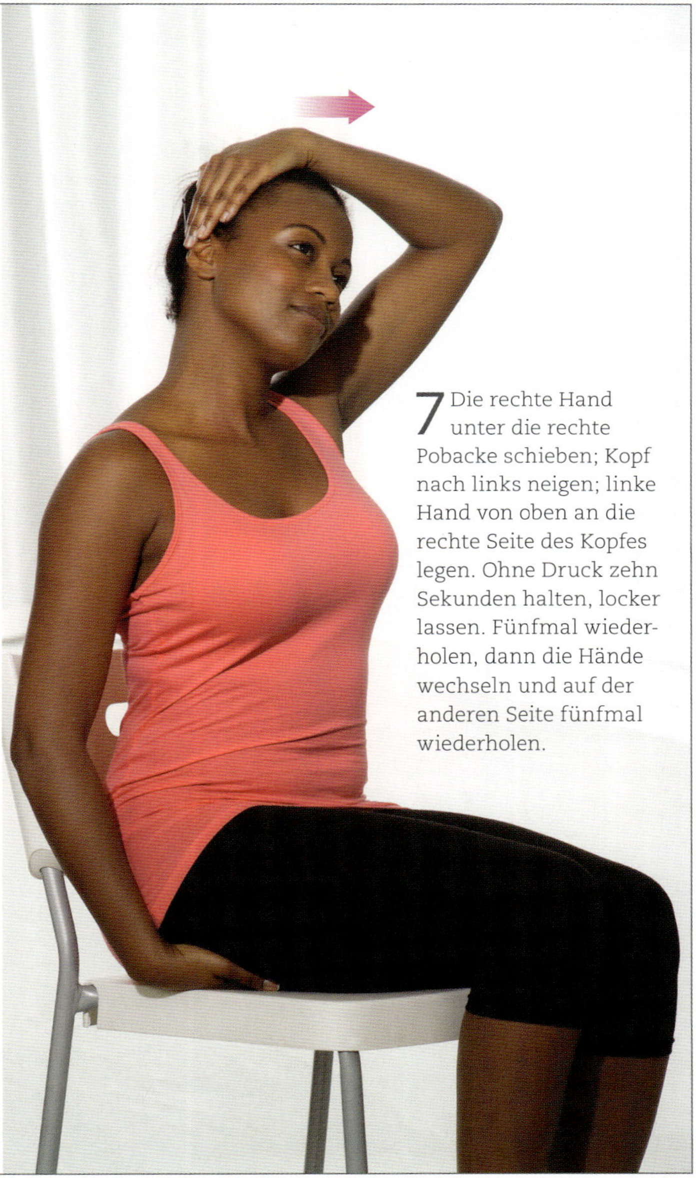

7 Die rechte Hand unter die rechte Pobacke schieben; Kopf nach links neigen; linke Hand von oben an die rechte Seite des Kopfes legen. Ohne Druck zehn Sekunden halten, locker lassen. Fünfmal wiederholen, dann die Hände wechseln und auf der anderen Seite fünfmal wiederholen.

Nacken- und Schulterübungen ⏩

Bei den ersten Übungsfolgen auf diesen Seiten geht es um die Beweglichkeit des Halses. Sie eignen sich sehr gut zur Kräftigung der Muskeln, ohne arthritische Gelenke dabei zu überlasten. Sie können die Übungen in Ihr tägliches Programm einbauen. Die statischen Dehnübungen auf der folgenden Seite helfen gegen Schmerzen und Steifheit in Nacken und Schultern. Sie sind besonders geeignet bei Schmerzen oder Mobilitätsstörungen in diesem Bereich. Die Schulterlockerungsübung (siehe rechts) fördert die Beweglichkeit der Schulter, egal, ob Sie Beschwerden haben oder nicht. Beachten Sie vor der Ausführung der Übungen die Hinweise auf Seite 10.

Statische Dehnübungen für den Hals

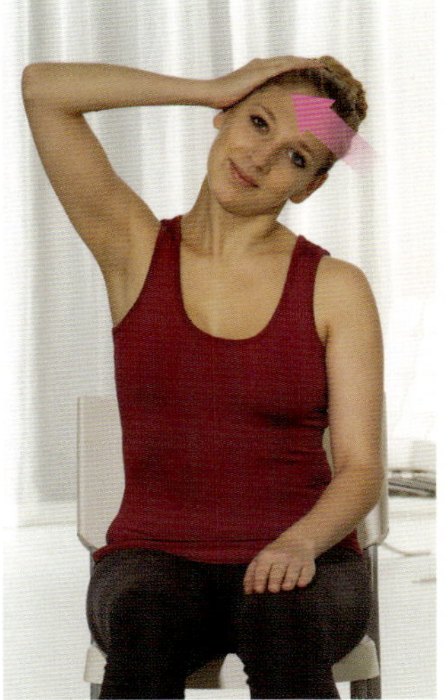

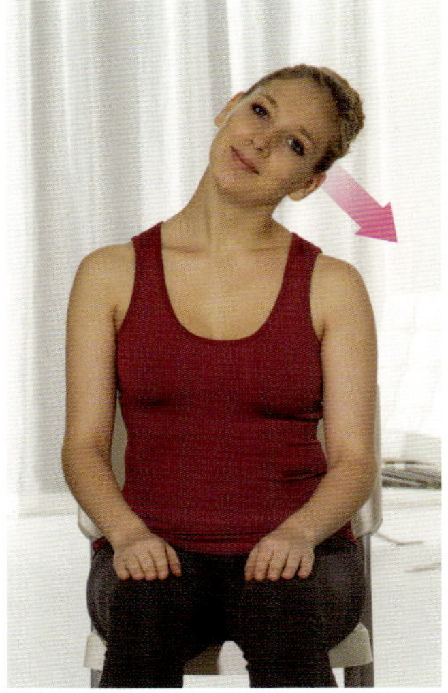

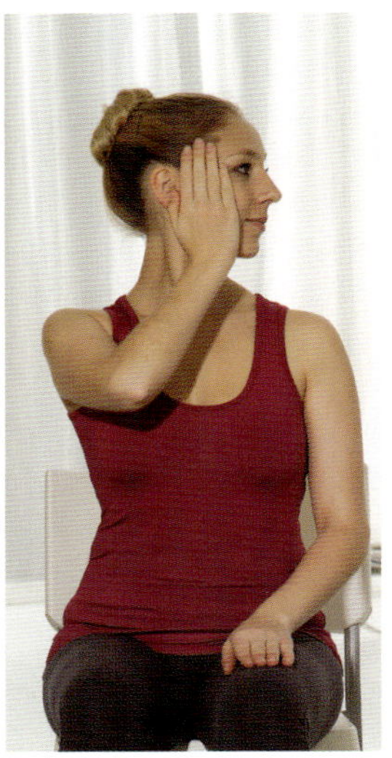

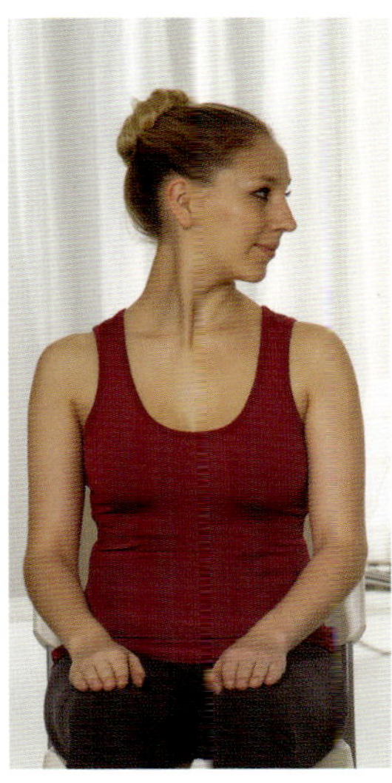

1 Auf einem Hocker oder Stuhl sitzen. Kopf so weit wie möglich zur linken Schulter neigen. Rechte Hand über dem Ohr an die rechte Seite des Kopfes legen und diesen dagegendrücken (Hand nicht mit dem Kopf wegschieben!), bis die Muskeln spannen.

2 Rechte Hand wegnehmen und versuchen, den Kopf noch weiter zur linken Schulter zu neigen. Fünfmal wiederholen, dann die gesamte Übung auf der anderen Seite wiederholen.

3 Auf einem Hocker oder Stuhl sitzen und den Kopf so drehen, dass Sie über die linke Schulter schauen. Rechte Hand an die rechte Wange legen und den Kopf dagegendrücken – halten, bis die Muskeln sich anspannen.

4 Hand wegnehmen und versuchen, noch weiter über die linke Schulter zu schauen. Dreimal wiederholen, dann die gesamte Übung auf der anderen Seite wiederholen.

Dehnung an der Wand

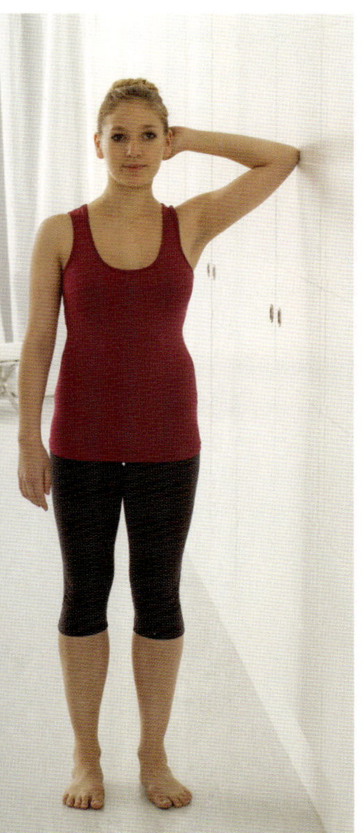

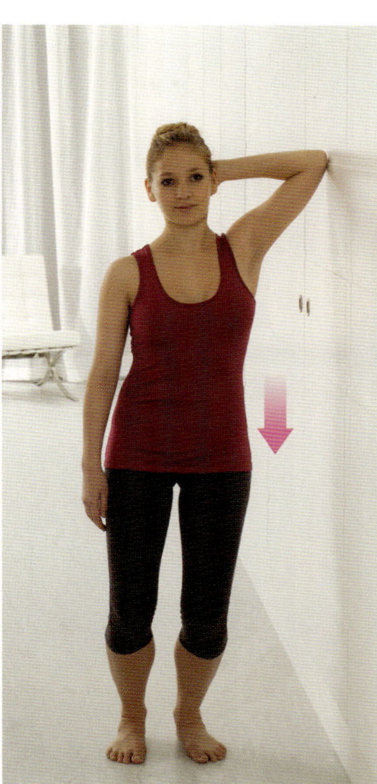

1 Mit der verspannten, schmerzenden Seite seitlich zu einer Wand stehen. Ellbogen beugen und an die Wand lehnen, die Hand an den Hinterkopf legen.

2 Tief einatmen. Ausatmend leicht in die Knie gehen, ohne die Position des Ellbogens an der Wand zu verändern.

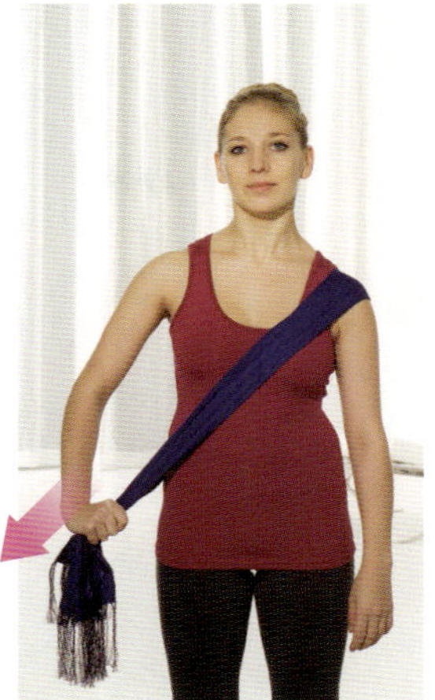

Schulterdehnung
Einen Schal oder ein Handtuch über die schmerzende Schulter legen und beide Enden an der gegenüberliegenden Hüfte zusammennehmen. Sanft nach unten außen ziehen. Zehn Sekunden halten, fünfmal wiederholen.

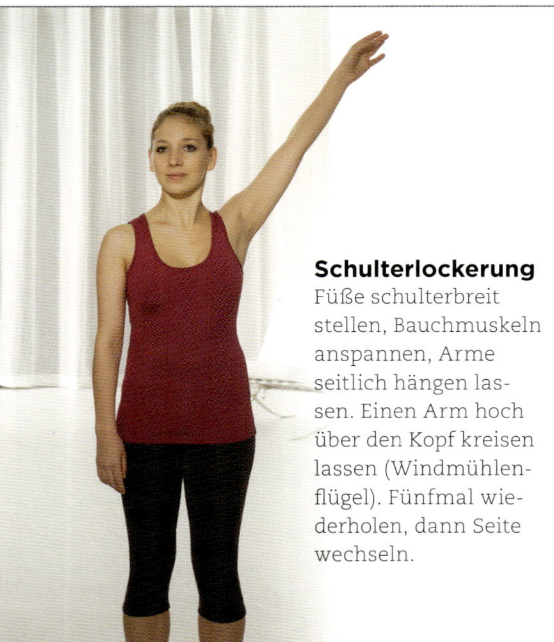

Schulterlockerung
Füße schulterbreit stellen, Bauchmuskeln anspannen, Arme seitlich hängen lassen. Einen Arm hoch über den Kopf kreisen lassen (Windmühlenflügel). Fünfmal wiederholen, dann Seite wechseln.

Schulterübungen ››

Bei den meisten Schulterbeschwerden und Schmerzen durch Überlastung oder Fehlhaltungen helfen die Übungen, Schmerzen zu lindern und Beweglichkeit zu fördern. Beachten Sie vor der Ausführung der Übungen die Hinweise auf Seite 10.

Elefantenrüssel

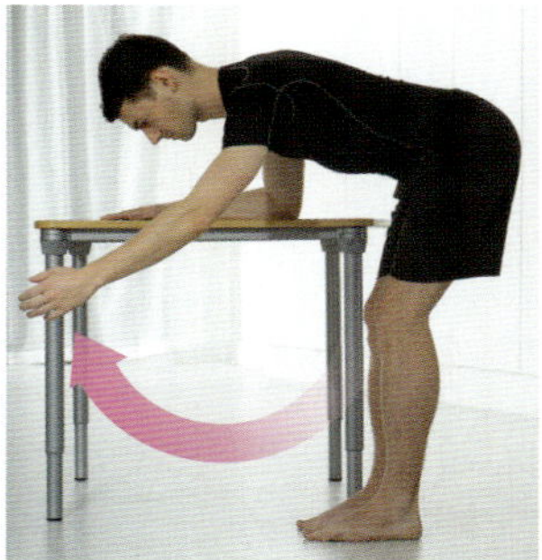

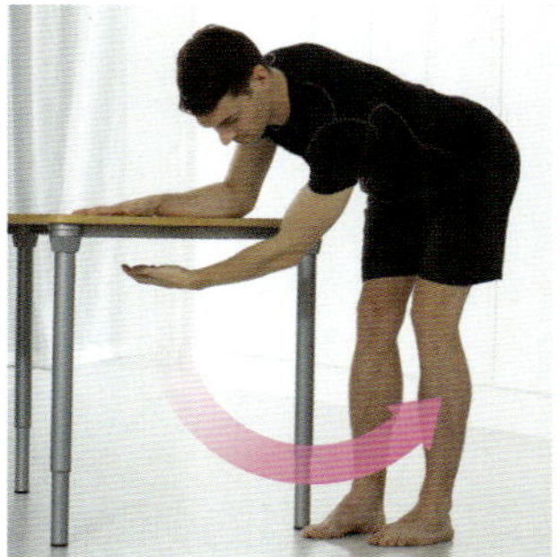

1 Aus dem Stand vorbeugen, dabei mit einer Hand auf einer Stuhllehne oder einem Tisch abstützen. Die andere Hand zehnmal wie einen Elefantenrüssel vor- und zurückschwingen.

2 Arm hängen lassen, dann zehnmal locker vor dem Körper hin und her schwingen.

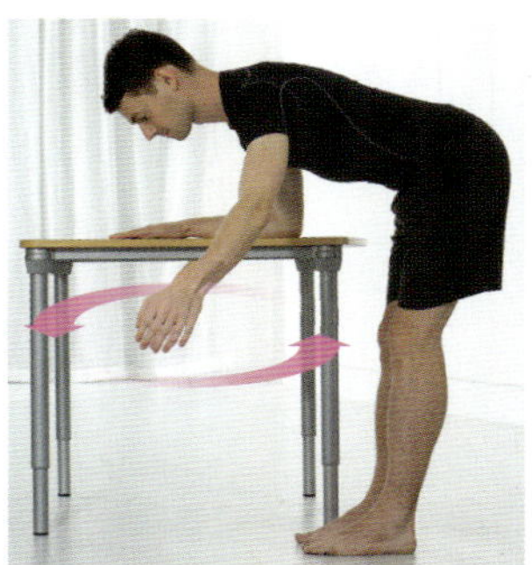

3 Zum Schluss den Arm kreisen lassen, zuerst im Uhrzeigersinn, dann in der Gegenrichtung. Zehnmal wiederholen. Die gesamte Übung auf der anderen Seite wiederholen.

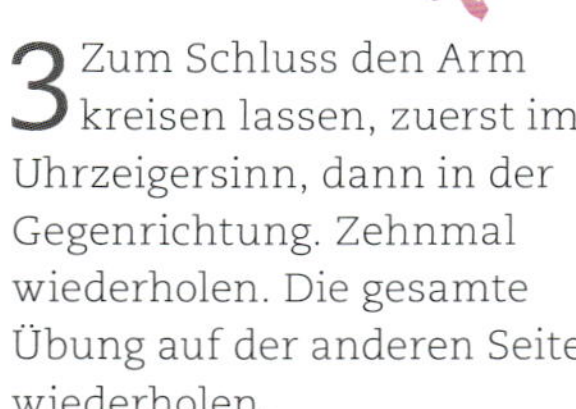

Rotation im Stehen

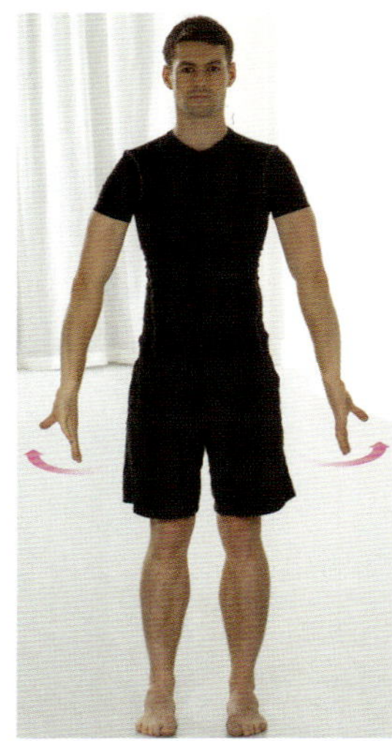

1 So gerade stehen, dass die Wirbelsäule in ihrer natürlichen Position ist; Bauchmuskeln angespannt, Füße schulterbreit auseinander, Arme hängen lassen. Mit den Armen rotieren, sodass die Handflächen mal nach außen, mal nach innen zeigen. Langsame und gleichmäßige Bewegungen durchführen. Fünfmal wiederholen. Die Schultern sollen dabei locker und entspannt sein und nicht nach vorn sinken.

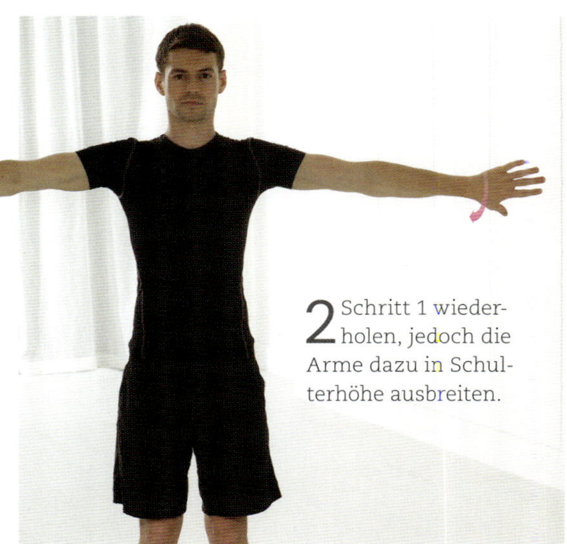

2 Schritt 1 wiederholen, jedoch die Arme dazu in Schulterhöhe ausbreiten.

Hände auf dem Rücken falten

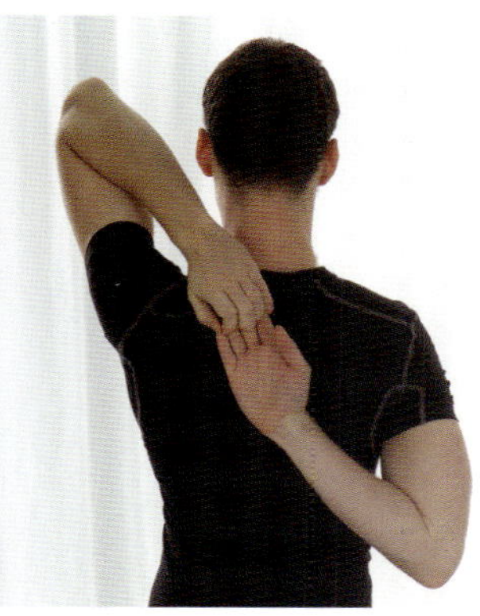

1 Gerade stehen, Füße schulterbreit. Eine Hand über die Schulter auf den Rücken legen, möglichst weit nach unten schieben und versuchen, sie mit der anderen Hand von unten zu fassen (Finger verschränken). Halten und bis zehn zählen, Seite wechseln.

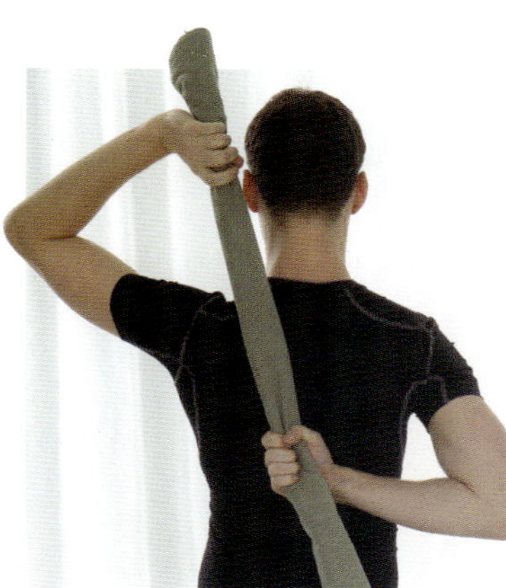

Alternative Berühren sich Ihre Hände nicht, nehmen Sie ein Tuch (oder einen Gürtel) in die obere Hand und versuchen, das Hilfsmittel mit der unteren Hand und hinter dem Rücken möglichst weit oben zu fassen. Tuch mit den Händen sanft auseinanderziehen. Zehnmal wiederholen, Seite wechseln.

Rotation mit einem Stab

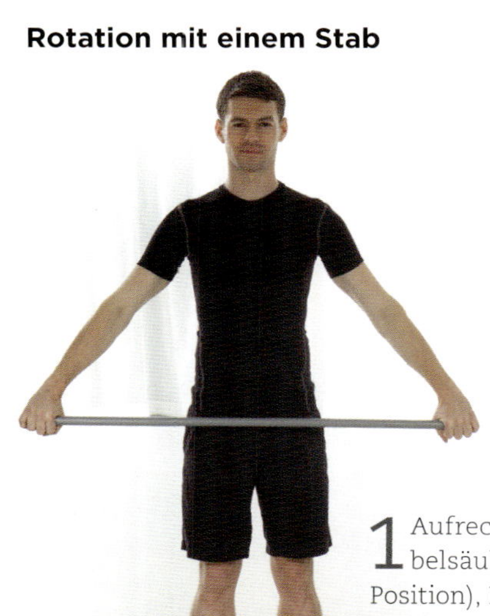

1 Aufrecht stehen (Wirbelsäule in neutraler Position), Bauchmuskeln anspannen. Einen Stab, Stock oder Besenstiel an beiden Enden fassen und waagrecht vor den Körper halten.

2 Stab in der waagrechten Position über den Kopf heben.

3 Stab waagrecht hinter dem Rücken absenken. Dabei möglichst nicht die Ellbogen beugen oder eine Hand nach der anderen absenken. Stab umgekehrt wieder vor den Körper zurückbringen. Zehnmal wiederholen. Je weiter Sie die Hände auseinandernehmen, desto leichter wird die Übung, je dichter sie zusammen sind, desto stärker wird die Dehnung.

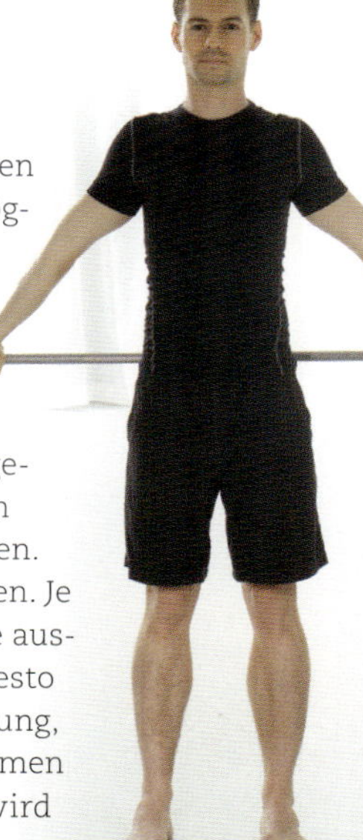

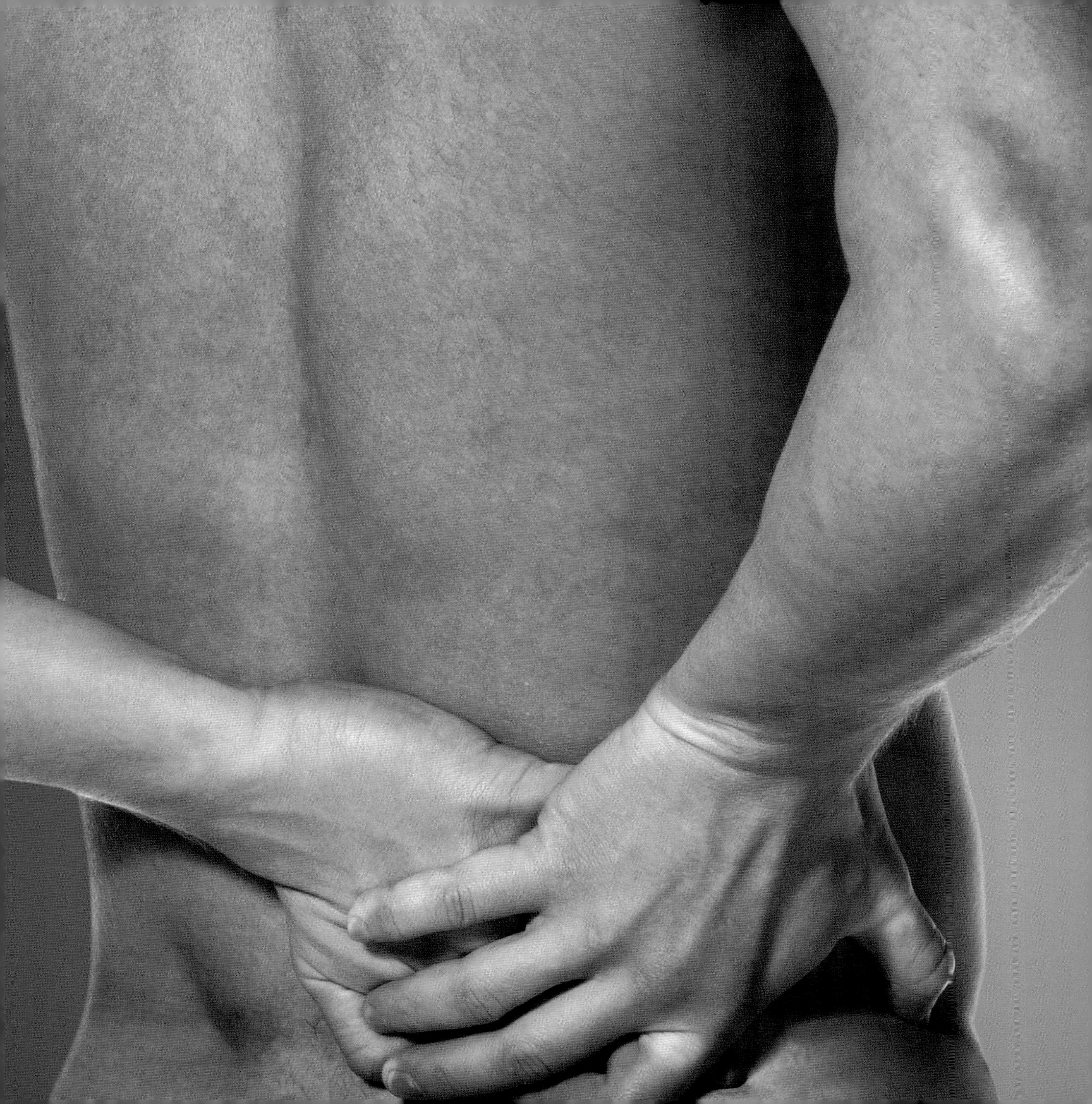

Kapitel 4

Mittlerer und unterer Rücken

Die meisten Rückenprobleme betreffen den Brust- und Lendenwirbelbereich. In diesem Kapitel erfahren Sie, wie die Brustwirbelsäule (BWS) mit den Rippen zusammenhängt. Die verschiedenen Beschwerden und Erkrankungen dieses Bereichs werden vorgestellt, ebenso die Beziehung zwischen Lendenwirbelsäule (LWS) und Becken sowie Probleme in diesen Bereichen. Am Schluss des Kapitels finden Sie Übungen, die bei Beschwerden im BWS- und LWS-Bereich helfen können.

Beschwerden

Der mittlere Rücken (BWS-Bereich) und untere (LWS-Bereich) tragen das Gewicht des Oberkörpers. Dadurch sind sie besonders belastet und entsprechend anfällig für Verletzungen – sowohl durch alltägliche Bewegungen als auch durch außergewöhnliche Beanspruchungen.

Die Lendenwirbelsäule ermöglicht uns Drehungen. Der Bewegungsspielraum der Brustwirbelsäule ist etwas geringer, sie ermöglicht das Vor- und Zurückbeugen.

Die Brustwirbelsäule ist außerdem wichtig, weil sie sich bei jedem Atemzug mitbewegt. Da die Rippen durch Gelenke und Bänder so eng mit den Wirbeln verbunden sind, heben und senken sie sich bei jedem Ein- und Ausatmen.

ANATOMIE
Die Brustwirbelsäule (BWS) verläuft von den Schultern bis hinunter zu dem Wirbel, an dem die unterste Rippe sitzt. Die Lendenwirbelsäule (LWS) reicht von dort bis zum Becken.

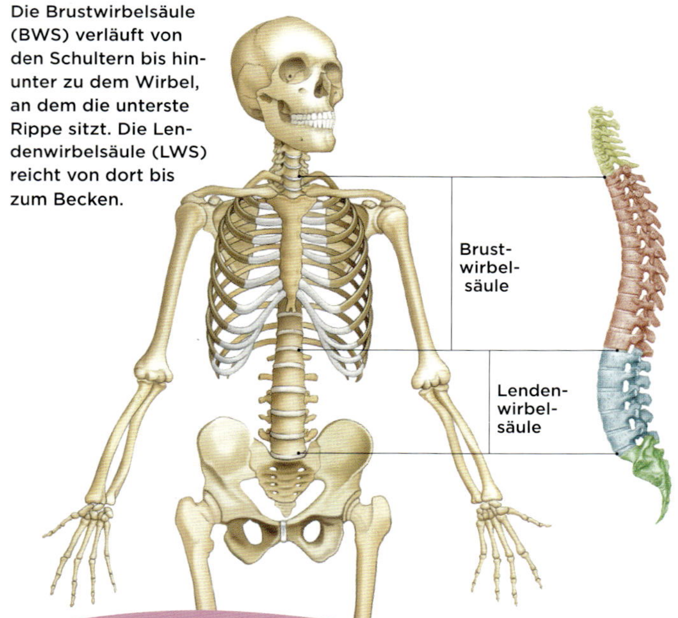

Mögliche Probleme In diesem Kapitel geht es darum, welche Aufgaben die Teile von Brust- und Lendenwirbelsäule jeweils haben und was schiefgehen kann, wenn Krankheit, Verletzung oder andere Faktoren ihre Funktionsfähigkeit beeinträchtigen.

Leider kann eine ganze Menge schiefgehen – Verletzungen des Weichgewebes (siehe S. 110), Ischialgien (siehe S. 118), ein Bandscheibenvorfall (siehe S. 116), Arthrose (siehe S. 58), Spinalstenose (siehe S. 116), Probleme mit den Facettengelenken (siehe S. 117), Schmerzen, deren Ursache in anderen Bereichen des Körpers liegt (siehe S. 36), Verletzungen (siehe S. 122), Beschwerden des Iliosakralgelenks (siehe S. 124), das Piriformis-Syndrom (siehe S. 128) und Beschwerden während der Schwangerschaft (siehe S. 130). Die Liste mag lang erscheinen, doch die meisten dieser Probleme lassen sich gut behandeln.

Verspannte Muskeln (siehe S. 114) sind stets anfällig für Überlastung und Verletzungen – ob am Rücken oder an der Hüfte, an der Rückseite der Oberschenkel (Hamstrings) oder in der tiefen Muskulatur an der Wirbeln. Dieses Risiko steigt noch durch die vorrangig sitzende Lebensweise heutzutage, denn dadurch verlieren die Muskeln Flexibilität (siehe S. 112).

Die beste Art und Weise, die Wirbelsäule vor Verletzungen zu schützen, ist, auf die Körperhaltung zu achten (siehe S. 148) und täglich Sport zu treiben. Das Ziel ist, beweglich zu bleiben und den Rücken gesund zu erhalten (siehe S. 164).

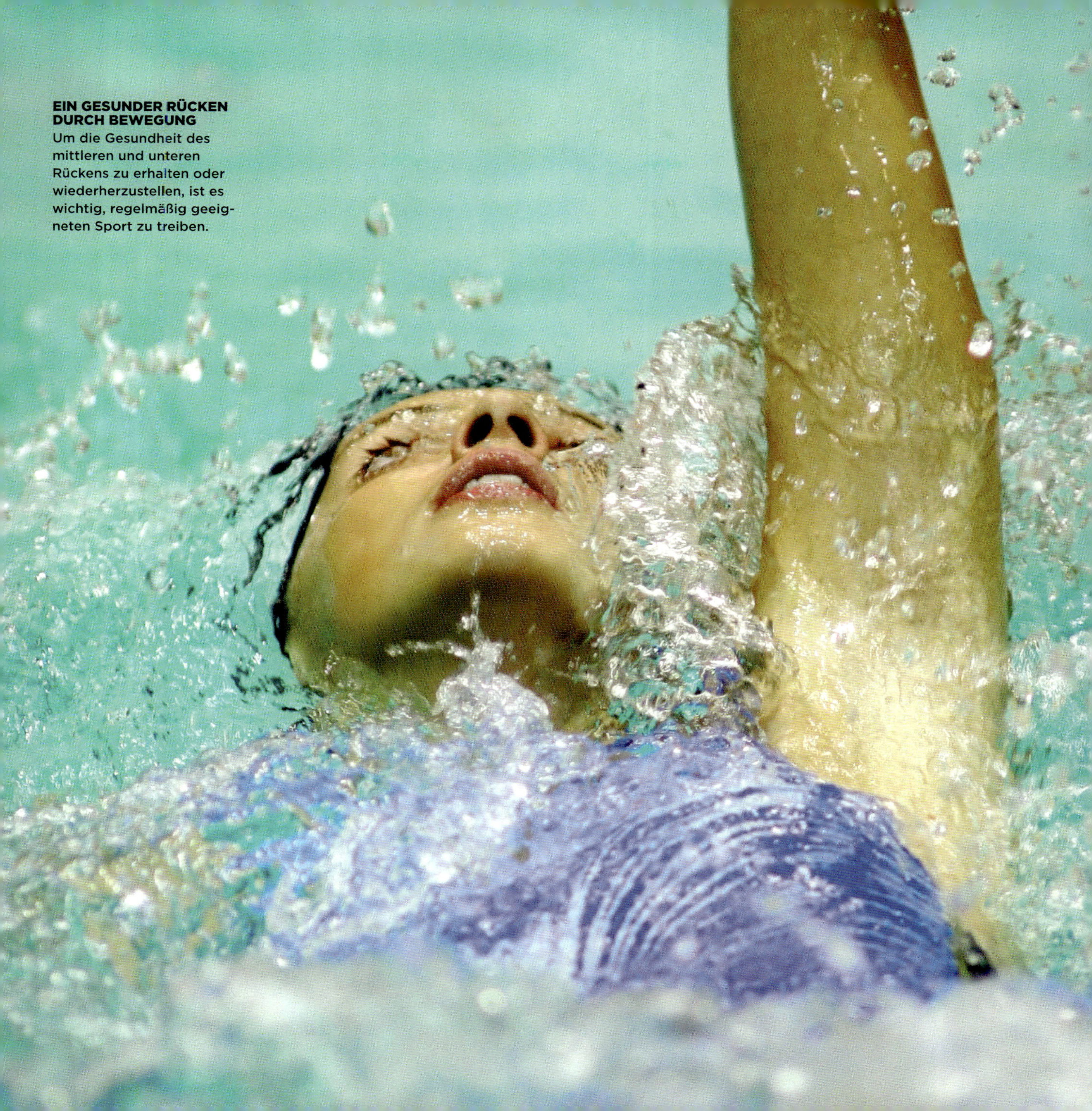

EIN GESUNDER RÜCKEN DURCH BEWEGUNG
Um die Gesundheit des mittleren und unteren Rückens zu erhalten oder wiederherzustellen, ist es wichtig, regelmäßig geeigneten Sport zu treiben.

Der mittlere Rücken in Aktion

Der mittlere Rücken (BWS-Bereich) sorgt in erster Linie für Stabilität. Sein Bewegungsspielraum beim Vor- und Zurückbeugen sowie bei Drehungen ist begrenzt. Doch spielt er eine entscheidende Rolle bei jedem Atemzug und schützt Herz, Lungen und die anderen Organe im Brustraum vor Verletzung.

Die Brustwirbelsäule besteht aus zwöf Wirbeln, die eine entscheidende Rolle für die aufrechte Haltung spielen. Die dazu erforderliche Stabilität setzt der Beweglichkeit jedoch auch Grenzen, speziell dadurch, dass die Brustwirbel durch Gelenke mit den Rippen und dem Brustbein (Sternum) verbunden sind.

Jede Rippe ist hinten an der Wirbelsäule befestigt, die oberen sieben Paare auch vorn am Brustbein, die drei übrigen darunter münden vorn alle an der siebten Rippe und nicht direkt am Brustbein. Das unterste Rippenpaar, die sogenannten freien Rippen, haben keine Verbindung zum Sternum und sind nur hinten an den Wirbeln befestigt.

BRUSTWIRBELSÄULE UND RIPPEN (BRUSTKORB)
Die Abbildungen zeigen die enge Verbindung zwischen Rippen und Wirbelsäule.

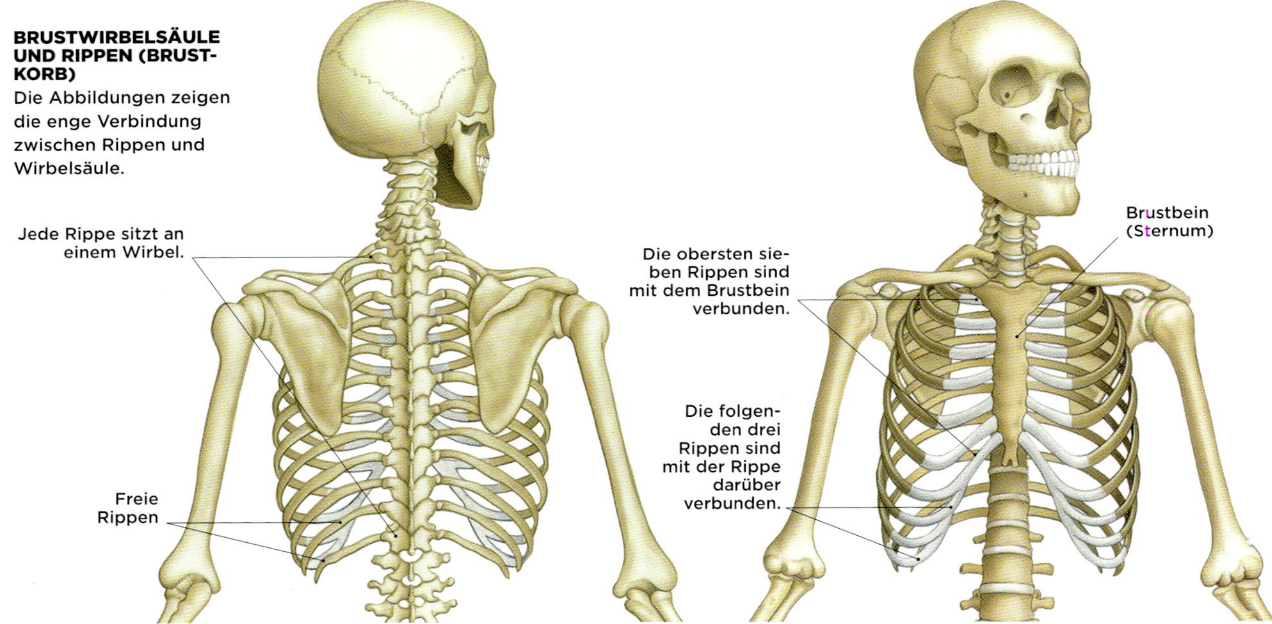

Diese Art der Konstruktion hat zur Folge, dass die Brustwirbelsäule nach unten hin immer beweglicher wird, oben ist sie eher starr – eine Seitwärtsbewegung im oberen Bereich ist nur um vier Grad möglich gegenüber 20 Grad in der Lendenwirbelsäule.

Diese eingeschränkte Flexibilität hat einen guten Grund: Die Brustwirbelsäule muss stabil sein, um die inneren Organe zu schützen. Eine gewisse Beweglichkeit ist dennoch vonnöten, damit sich die Rippen beim Atmen heben und senken können.

Mögliche Probleme Verletzungen wie Frakturen von Wirbelsäule oder Rippen (siehe S. 120) und Beschwerden, die in jedem Bereich des Rückens auftreten können (siehe Kapitel 2, ab S. 46), sind die Ursache der gravierendsten Probleme im BWS-Bereich. Ein wenig bekannter weiterer Grund ist die Auswirkung fehlerhafter Atmung.

Wenn Sie beim Atmen überwiegend die Muskeln im oberen Rumpf benutzen, ist Ihre Atmung nicht nur ineffizient, Sie belasten auch zusätzlich die Brustwirbelsäule sowie die Muskeln und Bänder, die diese stützen. Die Treppenmuskeln – sie verbinden die Halswirbelsäule mit den obersten beiden Rippen, sind besonders überlastungsgefährdet.

Bei körperlicher oder psychischer Anspannung atmet man häufig schneller und flacher – man vergisst, das Zwerchfell zu benutzen, um das Atempotenzial auszuschöpfen. Als Folge könnten sich Verspannungen der Treppenmuskeln einstellen, dies verursacht Nackenschmerzen. Diese wiederum können zu Fehlhaltungen führen und umgekehrt kann ebenso schlechte Haltung (siehe S. 148) der Grund für eine fehlerhafte Atemtechnik und Verspannungen der Treppenmuskeln sein.

Um Rückenprobleme durch eine fehlerhafte Atemtechnik möglichst zu vermeiden, sollten Sie unbedingt die Zwerchfellatmung erlernen und sich so angewöhnen, dass sie Ihnen zur zweiten Natur wird. Die Übung der Zwerchfellatmung (siehe S. 136) können Sie in Ihr tägliches Übungsprogramm einbauen und so lernen, bewusster zu atmen und die Atmung zu verbessern. Achten Sie auch besonders immer auf Ihre Atmung, wenn Sie sich gestresst fühlen.

Wie atme ich? ››

Kontrollieren Sie Ihre Atemtechnik, indem Sie beim Einatmen Ihren Bauch beobachten. Heben sich dabei die Bauchdecke und der untere Brustkorb? Wenn nicht, nutzen Sie Ihr Zwerchfell bei der Atmung nicht komplett aus, was zu Überlastungen von Teilen der Wirbelsäule führen kann. Die Lösung? Praktizieren Sie die Zwerchfellatmung (siehe S. 136).

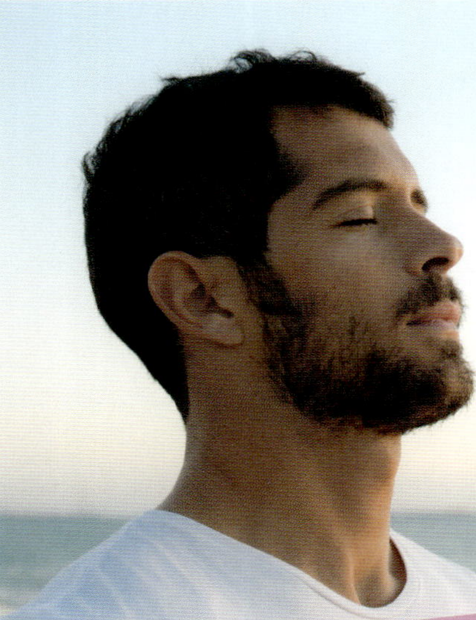

LUFT HOLEN
Schöpfen Sie beim Atmen von Zeit zu Zeit das volle Potenzial Ihres Zwerchfells aus – das entspannt Rückenmuskeln und Geist.

Der untere Rücken – Fakten

Während die Brustwirbelsäule dem mittleren Rücken Stabilität verleiht, aber nur eingeschränkt flexibel ist, ermöglicht es der untere Rücken (Lendenwirbelsäule, Kreuz- und Steißbein), sich in alle Richtungen zu bewegen. Dazu müssen allerdings auch das Becken und die umgebende Muskulatur aktiv werden.

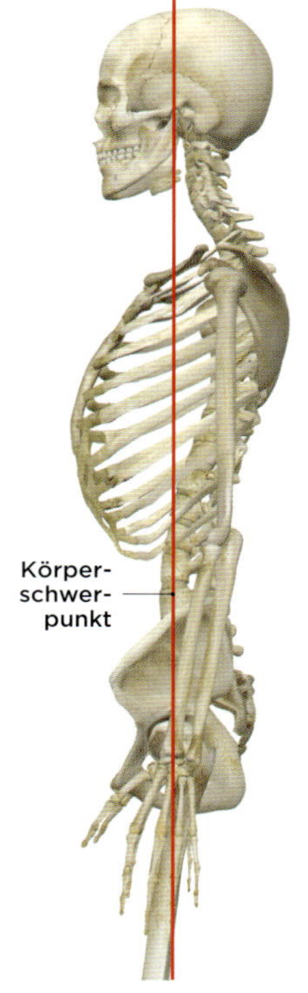

KÖRPERSCHWERPUNKT
Die Muskulatur der Wirbelsäule arbeitet ständig, um das Körpergewicht gleichmäßig um den Körperschwerpunkt zu verteilen.

Wenn es darum geht, den Rücken zu bewegen, sind untere Wirbelsäule und Becken untrennbar miteinander verbunden – daher beeinflussen sich beide Bereiche auch bei Problemen gegenseitig.

Der Körperschwerpunkt befindet sich im Unterbauch vor der Wirbelsäule. Daher arbeitet die Muskulatur an der Wirbelsäule ständig, um den Zug des Körpers in Richtung Vorbeuge auszugleichen und den Schwerpunkt dichter an die Wirbelsäule zu verlagern. Im oberen und mittleren Rücken übernehmen die paraspinalen Muskeln (siehe S. 112) diese Aufgabe. Sie sind auch im unteren Rücken aktiv, doch hier benötigen sie mehr Hilfe, um das Körpergewicht zu tragen, Torsion (siehe S. 24) auszugleichen und Drehbewegungen, Vor- und Rückbeugen zu erleichtern und zu steuern.

Die Lendenwirbelsäule ist speziell für all diese Aufgaben gebaut. Sie enthält die größten Wirbel und eine natürliche Krümmung (siehe *Die neutrale Zone,* S. 25), durch die sie in einer Ideallinie zum Becken steht.

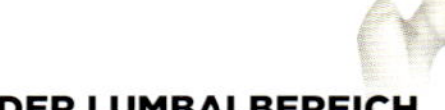

DER LUMBALBEREICH
Die fünf Lendenwirbel tragen bei Bewegungen des Rückens die Hauptlast, allen voran L3 in der Mitte des LWS-Bereichs (siehe *Belastungsvergleich,* S. 109).

Darüber hinaus verlaufen zwischen Lendenwirbeln und Hüften starke Muskeln wie der Iliopsoas (siehe S. 19) und der quadratische Lendenmuskel (siehe S. 114). Sie sorgen sowohl für Stabilität wie für Flexibilität und Dehnbarkeit. Die paraspinalen Muskeln sind vorrangig für die Rotation zuständig.

Probleme Die häufigsten Probleme im unteren Rücken werden durch Verletzungen des Weichgewebes (siehe S. 110) wie Muskelzerrungen und Bänderschäden verursacht.

Bedenken Sie stets, dass die Belastung des unteren Rückens je nach Haltung variiert (siehe S. 110 ff.) und dass jede Bewegung wie etwa Heben

Belastungsvergleich ▸▸

Die Belastung der Lendenwirbelsäule steigt erheblich, wenn Sie vom aufrechten Stand zum Sitzen oder gar vom krummen Stand zum krummen Sitzen wechseln – Letzteres bedeutet eine doppelt so hohe Belastung des LWS-Bereichs wie der aufrechte Stand. Die Tabelle unten zeigt die Belastung des L3-Wirbels in verschiedenen Positionen.

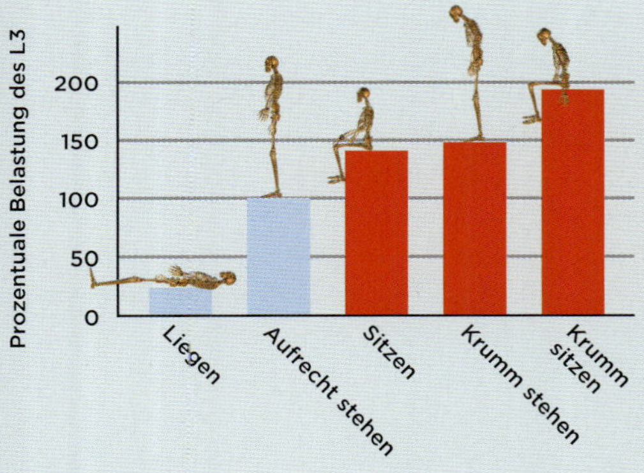

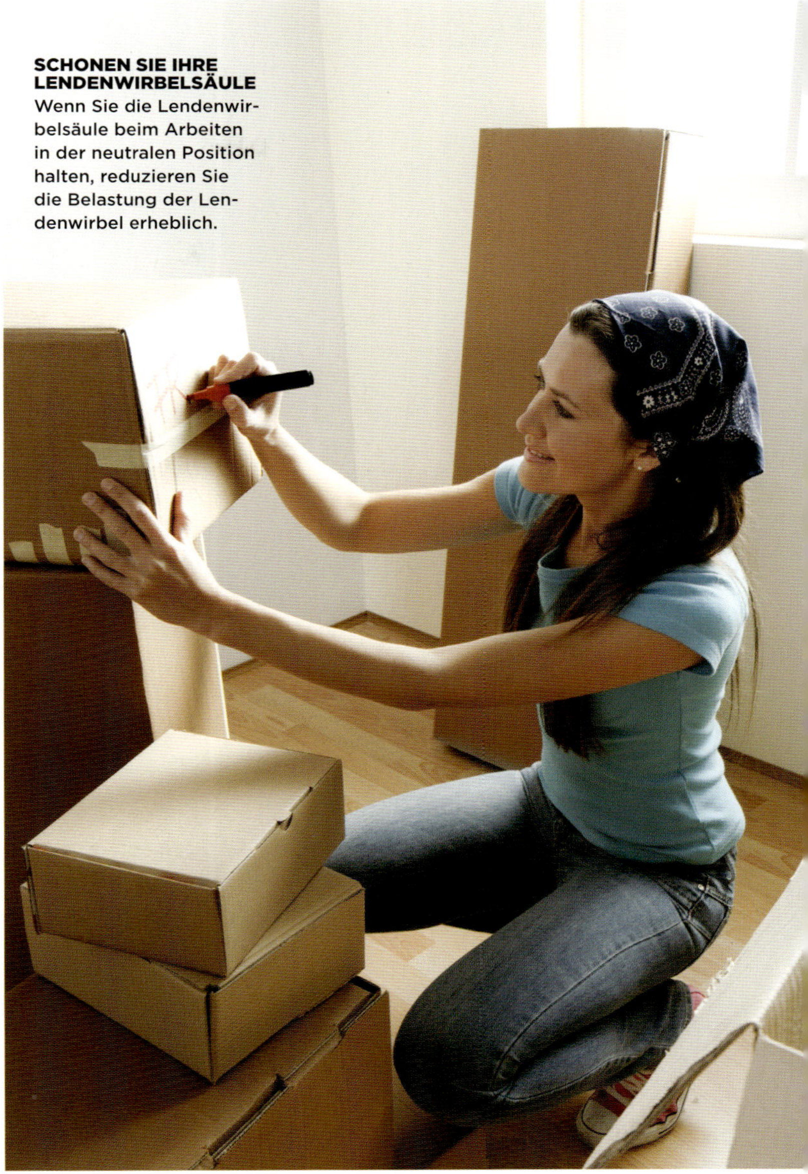

SCHONEN SIE IHRE LENDENWIRBELSÄULE
Wenn Sie die Lendenwirbelsäule beim Arbeiten in der neutralen Position halten, reduzieren Sie die Belastung der Lendenwirbel erheblich.

besonders gefährlich sein kann, wenn sie aus einer belastenden Haltung heraus erfolgt. Wenn Sie sich bücken, sodass die natürliche Krümmung im Lendenwirbe bereich gestreckt wird, und dann – womöglich noch weit vom Körper entfernt – etwas anheben, steigt die Belastung für die Wirbelsäule erheblich und damit die Verletzungsgefahr.

Heben Sie daher stets mit geradem Rücken, sodass die Lendenwirbelsäule in der neutralen Position ist, und halten Sie das Gewicht dicht am Körper (siehe S. 153). Nehmen Sie außerdem die Übungen für den mittleren und unteren Rücken (siehe S. 134) in Ihr tägliches Rücken-Fitnessprogramm auf.

Verletzungen des Weichgewebes

Die meisten Menschen – schätzungsweise 85 % – haben irgendwann in ihrem Leben Rückenschmerzen, besonders häufig im unteren Bereich. Der Grund ist darin zu suchen, dass dieser Bereich den Großteil unseres Körpergewichts trägt. Ursache der meisten Beschwerden (bis zu 97 %) sind Verletzungen des Weichgewebes.

In zwei Dritteln aller Fälle werden Sie die Ursache der Beschwerden nie erfahren. Zumeist handelt es sich ohnehin um geringfügige Überdehnungen oder Zerrungen, die nach kurzer Zeit von selbst heilen.

Was ist „Weichgewebe"? Antwort: alles, was kein Knochen ist; also Bänder, Bandscheiben (siehe S. 16), Muskeln, Sehnen und Bindegewebe (siehe S. 18).

Verletzungen dieses Weichgewebes im unteren Rücken können die verschiedensten Ursachen haben, z. B. Fehlhaltungen, falsche Hebetechnik, abrupte Bewegungen – v. a. in Verbindung mit Drehungen oder schwerem Heben wie bei der Gartenarbeit oder beim Entrümpeln. Auch ein Ruck wie bei einem leichten Autounfall oder einer Sportverletzung kann der Grund sein, ebenso Einwirkungen, die zur Verschlimmerung unterschwelliger Krankheitsprozesse wie Arthrose (siehe S. 58) führen.

Ein häufiger Grund für Verletzungen des Weichgewebes ist eine Dysbalance der Muskulatur, eine die verkürzt und verspannt oder schwach und überdehnt ist. Die Ursache? Sitzende Lebensweise.

Abrupter oder schleichender Beginn? Plötzlich auftretende Schmerzen im LWS-Bereich werden „akut" genannt und müssen eventuell auch sofort behandelt werden (siehe S. 38). Der Schmerz kann sich sehr unterschiedlich anfühlen – von einem dumpfen Ziehen bis zu Schmerzen, die jede Bewegung zur Qual machen. Akute Schmerzen im unteren Rücken heilen jedoch in der Regel innerhalb von drei bis sechs Wochen aus, und zur Behandlung genügen oft Eis, Schmerzmittel, Physiotherapie (siehe S. 178) und fachmännischer Rat – etwa: Bleiben Sie in Bewegung! Die Zeiten, in denen Ärzte tagelange Bettruhe verordneten, sind längst vorbei.

Nur wenn es weitere Symptome gibt – ins Bein ausstrahlende Nervenschmerzen (Ischialgien, siehe S. 118), Taubheit, Harn- oder Stuhlinkontinenz – oder wenn die Schmerzen zunehmen, wird der Arzt vermutlich weitere Untersuchungen anordnen.

„Chronisch", d. h. dauerhaft, werden Schmerzen im unteren Rücken genannt, wenn sie länger als sechs bis acht Wochen anhalten. Manchmal schmerzt es durchgehend, doch zumeist wechseln sich Phasen leichter bis mittelstarker Beschwerden mit heftigen Schmerzattacken (siehe S. 40) ab.

Die Behandlung kann durchaus die gleiche sein wie bei akuten Rückenschmerzen, und vermutlich bekommen Sie auch den Rat, sich bei Einnahme von Schmerzmitteln und NSAR (siehe S. 204) zu bewegen.

Halten Ihre Beschwerden an, werden Sie eventuell zum Physiotherapeuten (siehe S. 178) überwiesen, der Ihnen ein Übungsprogramm zusammenstellt und dabei hilft, die Gelenke zu mobilisieren. Manche Patienten mit chronischen Rückenschmerzen sprechen auch gut auf kognitive Verhaltenstherapie (KVT) an. Sie zielt darauf ab, Schmerzen durch Veränderung Ihrer Einstellung und Bewertung und infolgedessen Ihres Verhaltens zu lindern. In manchen Fällen helfen auch Osteopathie (siehe S. 182), Chiropraktik (siehe S. 184), Akupunktur (siehe S. 198), Shiatsu (siehe S. 200) oder TENS (siehe S. 202). Fragen Sie Ihren Arzt um Rat.

Die Erfahrung zeigt, dass Bewegung die beste Vorbeugung für alle Arten von Rückenschmerzen im LWS-Bereich ist – trainieren Sie Ihren ganzen Körper, damit er flexibel und stark bleibt. Pilates (siehe S. 192), Yoga (siehe S. 196), Walking und Joggen sind ideal. Achten Sie auf gute Haltung (siehe S. 148) – hierbei hilft die Alexander-Technik (siehe S. 188) – und die richtige Hebetechnik (siehe S. 152).

Probleme Gehen wir beim Betrachten des Weichgewebes um die Wirbelsäule von außen nach innen:

Entzündete Faszien Die Faszien sind das Bindegewebe, das die Gewebe im Körper umhüllt und trennt zugleich (siehe S. 18). Entzündungen können in den Faszien um die Muskeln des unteren Rückens besonders problematisch werden, denn wenn sich diese verhärten, kann der Rücken steif werden. Um die Faszien gesund zu erhalten, ist es nötig, sich innerhalb des korrekten Bewegungsspielraums regelmäßig zu bewegen, sodass verkürzte Muskeln gedehnt und schwache gekräftigt werden. Faszienbeschwerden können durch myofasziale Lockerungstherapien (siehe S. 186) behandelt werden.

Bänder Diese, auch Ligamente genannt, sind starke, faserige Bindegewebsstränge (siehe S. 18), die die Wirbel zusammenhalten, Gelenkbewegungen ermöglichen, die Wirbelsäule stabilisieren und die Bandscheiben vor zu starkem Druck schützen. Eine Bänderdehnung oder ein Bänderriss gehen in der Regel mit einem dumpf nagenden Schmerz einher. Eine Fehlstellung der Wirbelsäulenkrümmung (siehe S. 52) mag ein Band überdehnen und das gegenüberliegende verkürzen. Da die Blutversorgung der Bänder gering ist, heilen sie nur langsam – sogar langsamer als ein Knochenbruch.

Achten Sie auf Ihre Haltung! Bei Bänderproblemen benötigen Sie wahrscheinlich Schmerzmittel (siehe S. 204) und Physiotherapie (siehe S. 178).

Bandscheiben Diese (siehe S. 16) dienen zwischen den Wirbeln als Stoßdämpfer und fangen den Großteil der Belastung durch Gehen,

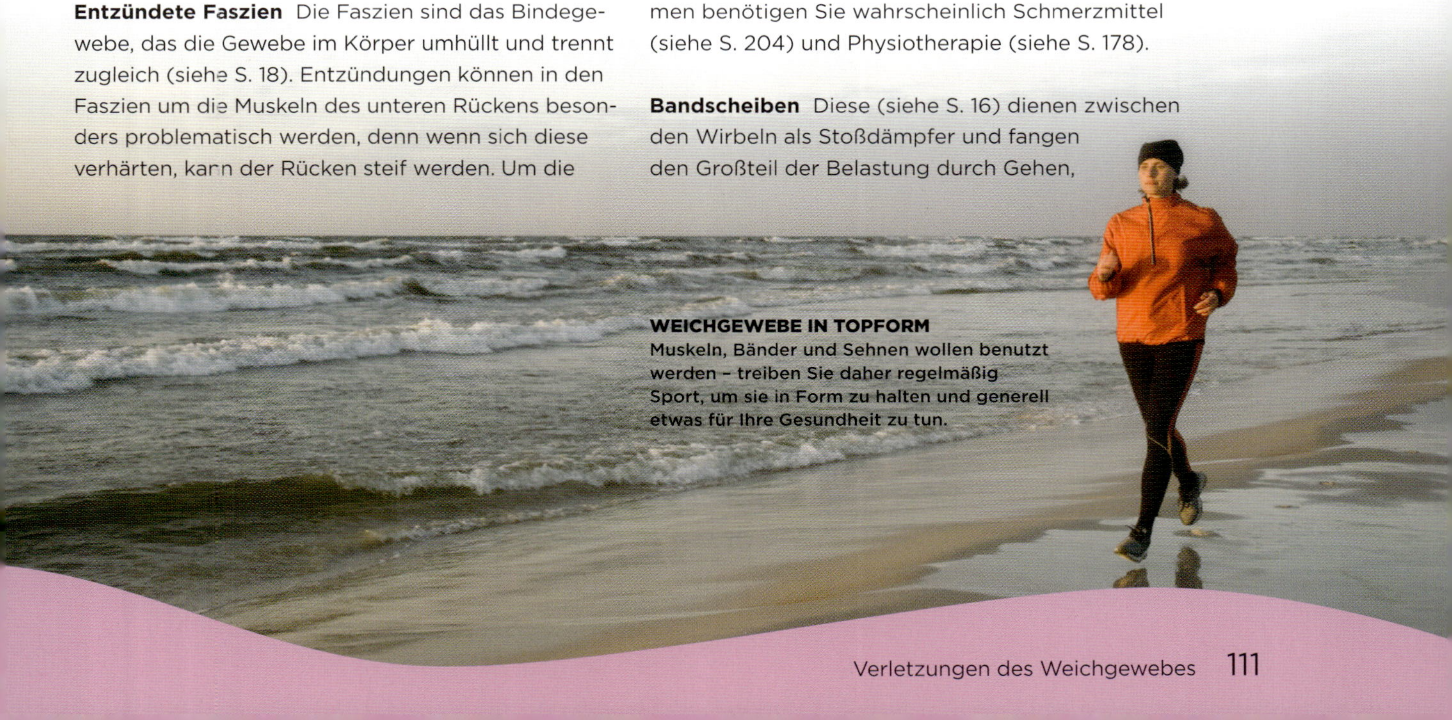

WEICHGEWEBE IN TOPFORM
Muskeln, Bänder und Sehnen wollen benutzt werden – treiben Sie daher regelmäßig Sport, um sie in Form zu halten und generell etwas für Ihre Gesundheit zu tun.

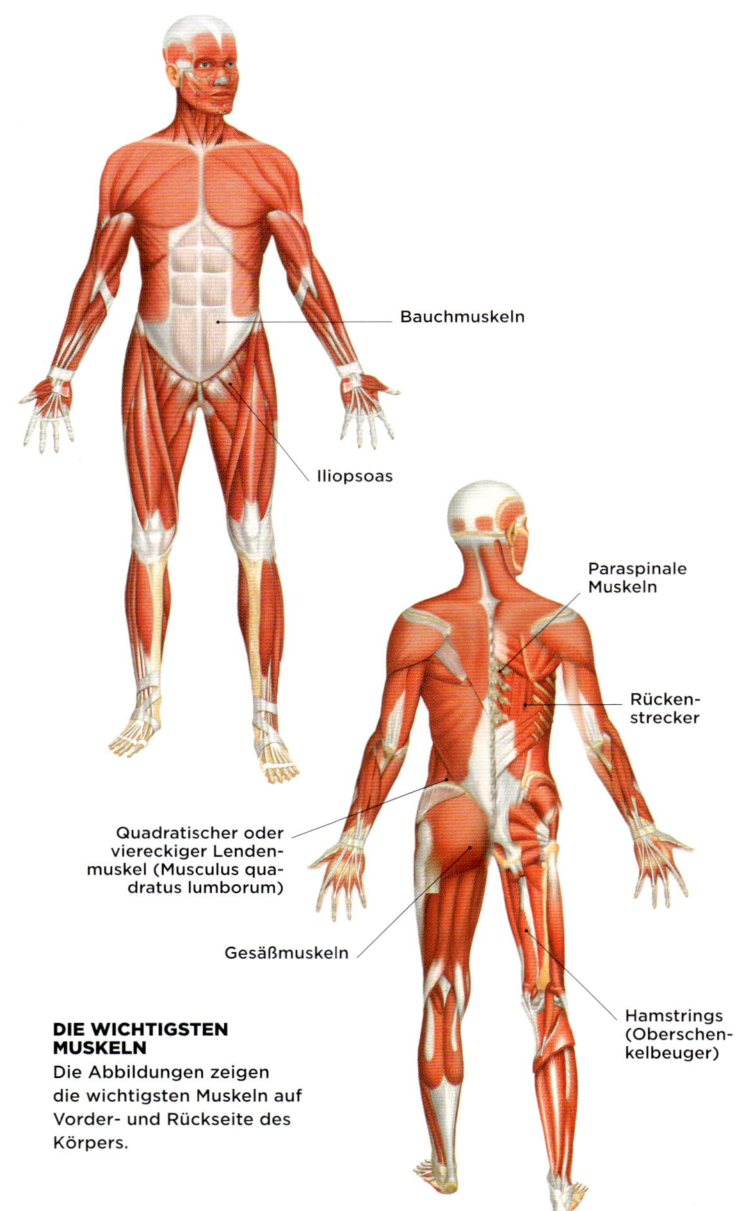

DIE WICHTIGSTEN MUSKELN
Die Abbildungen zeigen die wichtigsten Muskeln auf Vorder- und Rückseite des Körpers.

Joggen, Springen und Sitzen auf. Die Bandscheiben benötigen ein gewisses Maß an Bewegung, um sich mit Feuchtigkeit vollzusaugen und prall zu bleiben. Ein Zuviel an Bewegung schadet, zu wenig Bewegung lässt sie schrumpfen und austrocknen.

Mit zunehmendem Alter trocknen sie aus und fangen die Belastungen nicht mehr so gut auf. Durch eine dünne Bandscheibe liegen die Knochen dichter aneinander – deswegen schrumpfen wir im Alter –, es entsteht Druck auf die Facettengelenke (siehe S. 16) und die Nervenöffnungen werden enger. Die Folgen können Gelenkarthritis, eingeklemmte Nerven und überdehnte Bänder sein.

Damit die Bandscheiben stets gut mit Flüssigkeit gefüllt sind, benötigen sie Ruhe – bei längerem Liegen über Nacht saugen sie sich mit Wasser aus dem umgebenden Gewebe voll. Im Sitzen oder Stehen werden sie zwar gepresst, doch bei normalen Bewegungen können sie weiterhin Flüssigkeit und Nährstoffe aufnehmen. Überdehnung – bei schwerem Heben oder Verdrehen der Rückenmuskeln – schadet den Bandscheiben, sodass es zu einer Vorwölbung oder einem Bandscheibenvorfall kommt (siehe S. 116). Daher gilt es, die goldene Mitte zwischen erholsamen Ruhepausen und Bewegung zu finden.

MUSKELN

Hinter den meisten Rückenbeschwerden stecken verspannte oder schwache Muskeln aufgrund einer sitzenden Lebensweise. Im Sitzen verkürzen sich einige Muskeln, andere werden überdehnt, viele geschwächt. Durch verspannte, steife Muskeln werden wiederum andere Muskeln, Bänder, Faszien und Gelenke überlastet. Werfen wir einen genaueren Blick auf die beteiligten Muskeln.

Hamstrings (Oberschenkelbeuger) Verspannung dieser drei großen Muskeln der Oberschenkelrückseite kann zu Schmerzen im unteren Rücken führen. Durch viel und langes Sitzen verkürzen sich die Oberschenkelbeuger oft. Das mag schon in der Schule beginnen und sich im Lauf des Lebens fortsetzen. Im Sitzen sind die Oberschenkelbeuger inaktiv und verkürzt. Mit der Zeit gewöhnt der Körper sich daran und empfindet es als „normal".

Verkürzte Hamstrings lassen Hüfte und Becken nach hinten kippen, sodass die Krümmung der Lendenwirbelsäule abgeflacht wird – Fehlhaltungen und Rückenprobleme sind die Folge. Auch eine vollständige Vorbeuge in der Hüfte ist nicht mehr möglich, wodurch beim Bücken die Lendenwirbelsäule gezwungen wird, sich zu überdehnen.

Testen Sie, ob Ihre Hamstrings verkürzt sind. Dazu legen Sie sich rücklings auf den Boden und beugen beide Knie rechtwinklig. Strecken Sie ein Bein aus und heben Sie es möglichst weit an. Bleibt es weniger als 80 Grad über dem Boden, sind Ihre Oberschenkelbeuger verkürzt. Schauen Sie sich die Hamstring-Übungen auf den Seiten 164 und 194 an.

Iliopsoas (Lenden-Darmbeinmuskel) Dieser Bauchmuskel verläuft von den Lendenwirbeln zum kleinen Rollhügel des Oberschenkelknochens (*Femur*, siehe S. 19) und spielt für die Kontrolle der Haltung im unteren Rücken eine Rolle. Auch hier führt langes Sitzen zu Problemen, da sich der Mus-

Test: Sind Ihre Hüftbeuger verkürzt? ▸▸

Es gibt Varianten dieses Tests, mit dem geprüft werden kann, ob der Iliopsoas und andere Muskeln zur Beugung der Hüfte (siehe S. 18) bei Ihnen verkürzt sind. Ist dies der Fall, sollten Sie regelmäßige Dehnübungen (siehe S. 164) durchführen. Sie können den Test zu Hause durchführen. Kontrollieren Sie nacheinander beide Hüften.

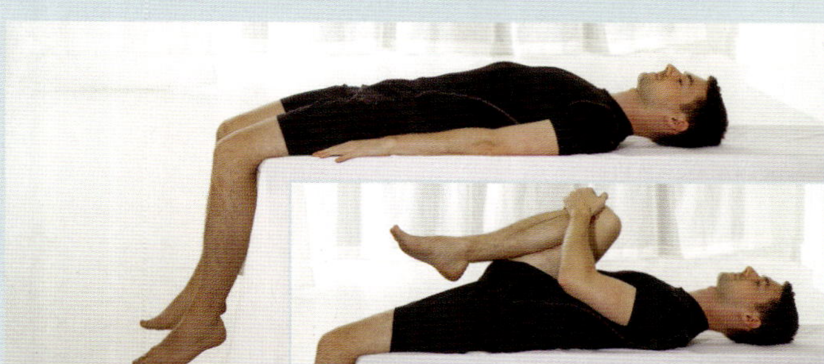

Der Test
In Rückenlage auf einen Tisch legen, sodass die Lendenwirbelsäule flach aufliegt und die Beine über die Tischkante baumeln. Ein Bein zur Brust hochziehen und die Position des anderen Beines kontrollieren.

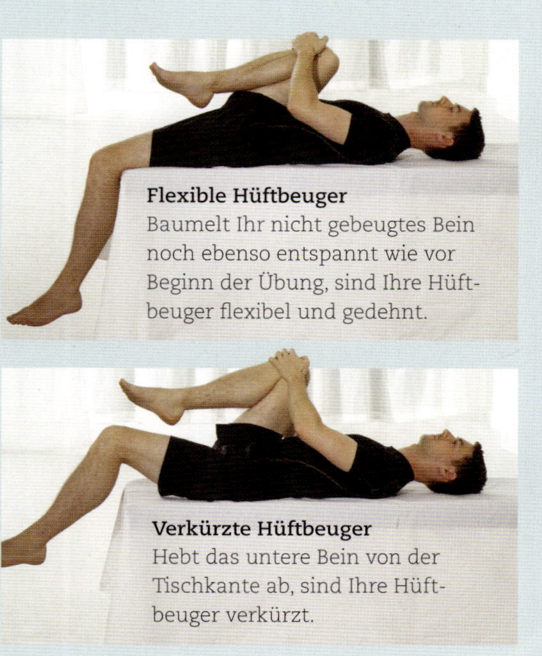

Flexible Hüftbeuger
Baumelt Ihr nicht gebeugtes Bein noch ebenso entspannt wie vor Beginn der Übung, sind Ihre Hüftbeuger flexibel und gedehnt.

Verkürzte Hüftbeuger
Hebt das untere Bein von der Tischkante ab, sind Ihre Hüftbeuger verkürzt.

kel verkürzt. Dadurch kommt es zur Kompression der Lendenwirbel, was zu arthritischem Verschleiß führen und die Wirbel verletzungsanfälliger machen kann. Auch die Gesäßmuskulatur (siehe S. 115) wird in ihren Bewegungen behindert. Die übrigen Rückenmuskeln müssen dies ausgleichen und werden überlastet. Verkürzte und überlastete Rückenmuskeln aber bedeuten Rückenschmerzen.

Gegen eine Verkürzung des Iliopsoas sitzen Sie gerade auf dem Stuhl (siehe S. 156), ohne die Füße darunterzuziehen und zu verschränken. Zwischendurch aufstehen und herumlaufen, die Gesäßmuskeln (siehe S. 115) kräftigen, Rücken- und Hüftmuskulatur dehnen (siehe S. 164). Testen Sie, ob Ihre Hüftbeuger verkürzt sind (siehe S. 113).

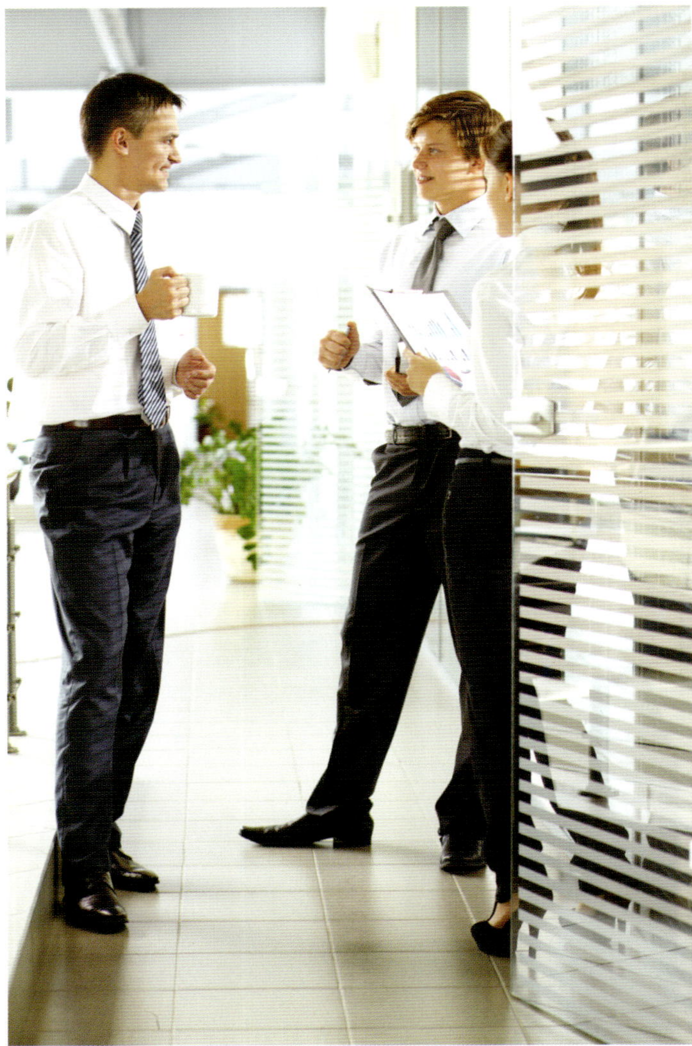

BEWEGUNG IM BÜRO
Suchen Sie nach Gelegenheiten, um vom Schreibtisch aufzustehen – sprechen Sie persönlich mit einem Kollegen, statt zu telefonieren.

Paraspinale Muskeln Eine Gruppe tief liegender Rückenmuskeln (siehe S. 18) dicht an den Wirbeln, auch „Multifidi" genannt; jeder umspannt zwei bis vier Wirbel. Hauptaufgabe ist die Stabilisierung der Wirbelsäule bei Drehungen (Rotation) und Dehnungen (Rückbeuge). Sie unterstützen auch eine korrekte Körperhaltung, die neutrale Position der Wirbelsäule (siehe S. 25). Forschungen zeigen, dass die paraspinalen Muskeln sich zusammenziehen, bevor Sie überhaupt eine Bewegung beginnen. Das schützt und stabilisiert die Wirbelsäule. Beim Bücken kontrahieren die Multifidi vor der Beugebewegung minimal, um Verletzungen zu verhindern.

Oft sind bei Problemen im unteren Rücken die paraspinalen Muskeln geschwächt und ziehen sich vor und während einer Bewegung nicht ausreichend zusammen. Dies führt nicht nur zu Instabilität und fehlendem Halt in den Zwischenwirbelgelenken, zu wenig beanspruchte Muskeln werden auch immer schwächer, sodass das Verletzungsrisiko steigt. Die Kräftigungsübungen ab Seite 169 trainieren die Paraspinalmuskulatur.

Quadratus lumborum (Quadratischer Lendenmuskel) Tiefer Bauchmuskel zu beiden Seiten von der zwölften Rippe abwärts zur Lendenwirbelsäule; setzt am oberen Rand des Beckens an (siehe S. 18). Er beugt die Lendenwirbelsäule seitlich, zieht die Hüften hoch und stabilisiert den unteren Rücken. Bei beidseitiger Kontraktion streckt er die Lendenwirbelsäule und ist bei forciertem Ausatmen (Husten, Niesen) aktiv. Außerdem unterstützt er das Zwerchfell bei der allgemeinen Atemfunktion.

Falsches Heben führt leicht zu Verletzungen – v. a. bei gleichzeitigem Bücken und Drehen wie beim Beladen eines Kofferraums. Muskelkrämpfe oder Muskelfaserrisse können akute Rückenschmerzen mit Beschwerden beim aufrechten Gehen und Stehen auslösen. Der Schmerz sitzt oft in der Seite und strahlt meist einseitig bis ins Gesäß aus. Diese Muskeln kräftigen Sie mit dem *Dynamischen Hund* und *Strecken und Beugen* (siehe S. 170 f.).

Bauchmuskeln Diese (siehe S. 18) liegen vorne an der Wirbelsäule. Der Rectus abdominis (Gerader Bauchmuskel) liegt dicht unter der Haut und bildet, wenn er sehr gut trainiert ist, den „Waschbrettbauch". Die tieferen Bauchmuskeln stützen die Wirbelsäule und kontrollieren die Haltung. Sitzen – v. a. in gebeugter Haltung – verkürzt und schwächt die Bauchmuskeln, sodass die Krümmung im LWS-Bereich abgeflacht wird: Wirbelgelenke und Bandscheiben werden belastet. Schwache Bauchmuskeln können beim Bücken oder Heben die Wirbelsäule nicht ausreichend stützen, sodass andere Muskeln, Gelenke und Bänder überlastet werden – Schmerzen sind die Folge. Durch schwache Bauchmuskeln werden auch die Rückenstrecker überdehnt; oft resultiert daraus eine gebeugte Haltung. Gegen Rückenprobleme durch schwache Bauchmuskeln wirken die Übungen auf Seite 170 und 194.

Erector spinae (Rückenstrecker) Die drei einzelnen Muskeln, oft zusammenfassend „Rückenstrecker" genannt, sind an Lendenwirbelsäule und Beckenkamm am dicksten, im Nacken am dünnsten. Sie stützen die rückwärtige Wirbelsäule und ermöglichen Rückbeugen oder Rotation. Durch sitzende Lebensweise werden sie häufig überdehnt, ermüden daher rasch und verlieren ihre stützende Funktion; das führt zu gebeugter Haltung. Auch wiederholtes Heben bei schwerer körperlicher Arbeit kann sie beeinträchtigen: Wenn sie ermüden, steigt der Druck auf die Lendenwirbelsäule und damit auch auf die paraspinalen Muskeln und den Quadratus lumborum. Kompression der Bandscheiben und Facettengelenke sind die Folge. Tipps für Übungen zur Vermeidung dieser Probleme siehe S. 169/170.

Gesäßmuskeln Die drei Gesäßmuskeln (siehe S. 18) sind beim Sitzen nicht aktiv und werden schwach, wenn sie nicht genügend beansprucht werden. Folglich müssen Rückenstrecker, Paraspinalmuskeln und Quadratus lumborum zum Ausgleich doppelte Arbeit leisten, wodurch für sie und die Bandscheiben erhöhte Verletzungsgefahr besteht.

Schwache Gesäßmuskeln können auch Schmerzen in den Hamstrings verursachen, da der große Gesäßmuskel (Gluteus maximus) Rotation und Koordination der Hüften beim Gehen und Laufen steuert. Ist er schwach, kompensieren das die Hamstrings und werden überdehnt. Das ist besonders problematisch, wenn sie bereits verkürzt sind. Schlimmstenfalls kommt es zu Muskelfaserrissen.

Laufen und Treppensteigen allein genügen nicht, um geschwächte Gesäßmuskeln wieder voll zu aktivieren. Es helfen folgende Übungen: *Skispringer* (siehe S. 71), *Gesäßheben* (siehe S. 168) und *Strecken und Beugen* (siehe S. 171); Joggen, Kraulschwimmen oder Tanzen sind ideal.

Druck auf die Nervenwurzeln

Für Druck auf Nerven an den Austrittsstellen aus der Wirbelsäule gibt es verschiedene Ursachen. Auch die Symptome sogenannter Radikulopathien (Reizung/Schädigung von Nervenwurzeln) können unterschiedlich stark sein; Nervenwurzelprobleme im HWS-Bereich siehe ab S. 82.

Symptome Druck auf Nervenwurzeln löst oft Schmerzen in Bereichen aus, die weit von der Problemstelle entfernt liegen. Das liegt daran, dass die Nerven, die der Wirbelsäule entspringen, die Verbindung zwischen dem Gehirn und anderen Körperbereichen darstellen: Werden sie eingeklemmt oder beschädigt, spüren Sie Schmerzen in dem Bereich, für den die Nerven zuständig sind (siehe S. 21).

Die Symptome von Nervenwurzelproblemen im mittleren und unteren Rücken reichen von Rückenschmerzen und Taubheitsgefühlen bis zu Nervenschmerzen (siehe *Ischialgien,* S. 118). Durch Vorbeugen oder Sitzen können die durch eine Spinalstenose (siehe unten) verursachten Beschwerden gelindert werden, da sich dadurch der Raum für das Rückenmark oder die Cauda equina (siehe S. 21), ein Nervenbündel am Ende des Rückenmarks, erweitert. Symptome treten entweder sofort oder erst einige Zeit nach den degenerativen Veränderungen der Wirbelsäule auf.

Ursachen Die Kompression von Nervenwurzeln hat verschiedene Ursachen:

Spinalstenose Die Spinalstenose ist eine Verengung des Wirbelkanals, in dem das Rückenmark liegt, und der Zwischenwirbellöcher (Foramina intervertebrale), durch die die Nerven verlaufen. Sie löst verschiedene Nervenwurzelbeschwerden im LWS-Bereich aus. Der untere LWS-Bereich ist häufiger betroffen als der obere.

In der Regel ist die Spinalstenose eine Folge des Alterungsprozesses, in dessen Verlauf es zur Osteoporose (siehe S. 58) kommt und die Bandscheiben austrocknen und schrumpfen. Auch spornartige Knochenauswüchse (Osteophyten), die in den Wirbelkanal und die Zwischenwirbellöcher ragen, können auf die Nerven drücken.

Weitere Ursachen der Spinalstenose sind vorgewölbte oder vorgefallene Bandscheiben, entzündete Facettengelenke, ein nach vorn gerutschter Wirbel (Spondylolisthese, siehe S. 93), ein Trauma (Autounfall, Sturz von einer Leiter), Skoliose (siehe S. 54), eine Knochenkrankheit, ein Rückenmarktumor (siehe S. 50) oder eine angeborene Fehlbildung der Wirbelsäule wie ein verengter Wirbelkanal.

Bandscheibenvorwölbung/-vorfall Durch falsche Bewegungsmuster (etwa Aufheben von Gegenständen aus dem Rücken heraus statt aus den Beinen) können die innersten Ringe der Bandscheiben (siehe S. 16) geschädigt werden. Der Schaden breitet sich allmählich nach außen aus, bis der gallertartige Kern austritt. Sind die äußeren Ringe noch größtenteils intakt, entsteht durch die Flüssigkeit eine Vorwölbung, die auf den Wirbelkanal oder in die Zwischenwirbellöcher drücken und die Nerven dort einklemmen kann – so entsteht z. B. eine Ischialgie (siehe

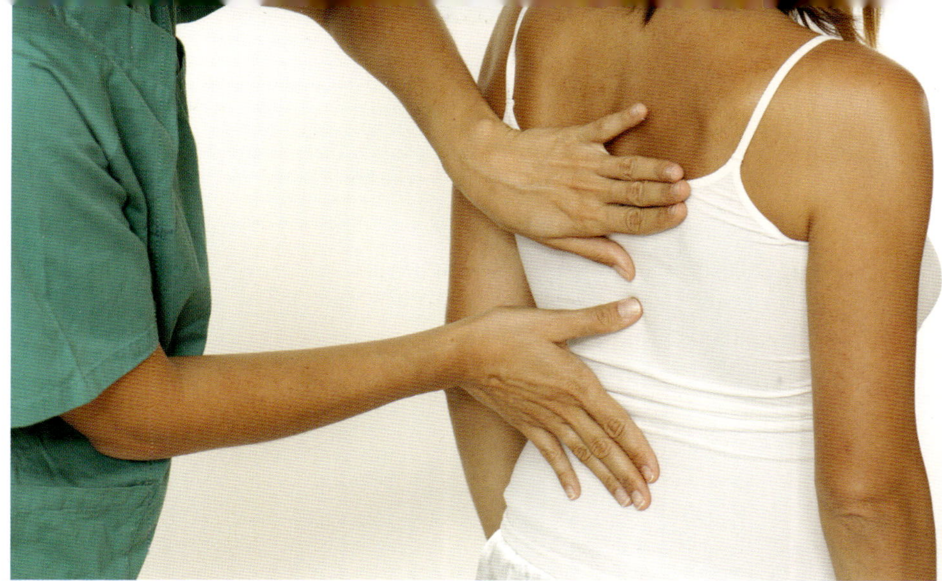

GRÜNDLICHE UNTERSUCHUNG
Wenn Sie wegen Nervenwurzelbeschwerden einen Arzt oder Physiotherapeuten aufsuchen, wird dieser Sie vermutlich zunächst eingehend untersuchen.

S. 118). Sind alle Ringe verletzt und die Flüssigkeit tritt aus, fällt die Bandscheibe schließlich vor – Mediziner sprechen von Prolaps oder Diskushernie.

Probleme der Facettengelenke Diese Gelenke (siehe S. 17) liegen auf der Rückseite der Wirbel (siehe S. 14) und verbinden diese. Verliert die Wirbelsäule jedoch etwa aufgrund falscher Hebetechnik ihre Stabilität, kann sich das Gewebe um die Facettengelenke verdicken, um den betroffenen Bereich zu stabilisieren und zu schützen. Dadurch können nicht nur Nerven an ihrer Austrittsstelle aus der Wirbelsäule eingeklemmt werden, sondern es können auch Osteophyten genannte spornartige Knochenanbauten wachsen, die ebenfalls auf die Nerven drücken können (siehe Arthrose, S. 58).

Problemerkennung Die Ursache von Rückenschmerzen sollte immer ärztlich abgeklärt werden. Vor allem bei Harn- oder Stuhlinkontinenz, starken Taubheitsgefühlen in den Beinen, Muskelschwäche, Gleichgewichtsstörungen oder Lähmungen sofort den Arzt konsultieren. Nach Anamnese und körperlicher Untersuchung kann er wohl eine Diagnose stellen. Eventuell werden zur Bestätigung Röntgen-, CT- oder MRT-Aufnahmen der Wirbelsäule gemacht (siehe *Untersuchung durch Spezialisten,* S. 42).

Problembehebung Häufig bessern sich Nervenwurzelentzündungen auch ohne Behandlung. Falls nicht, kann der Arzt Folgendes empfehlen:

- **Physiotherapie** Dazu gehört ein Übungsprogramm, in der Regel Dehn- und Kräftigungsübungen (siehe S. 178), vermutlich auch ein Haltungs- und Bewegungstraining. Massagen, Wärme- und Kälteanwendungen lindern die Schmerzen.
- **Medikamentöse Behandlung** NSAR, Schmerzmittel und Kortisonspritzen helfen (siehe S. 204).
- **KVT (Kognitive Verhaltenstherapie)** Dies Art der Psychotherapie kann helfen, chronische Schmerzen besser zu verstehen und damit umzugehen.
- **Operation** Könnte infrage kommen, um den Druck von Rückenmark und/oder Nervenwurzeln zu nehmen (siehe S. 210).

Ischialgien

Ischialgien (Ischiasschmerzen) sind keine Krankheit, sondern eine Ansammlung von Symptomen. Dazu gehören oft starke Schmerzen und meist weit von der eigentlichen Problemstelle entfernt. Solche Schmerzen können einen völlig außer Gefecht setzen, aber zum Glück gibt es etliche Behandlungsmöglichkeiten und Selbsthilfemaßnahmen.

Symptome Echte Ischiasschmerzen ziehen an der Rückseite des Beines hinunter und können bis in den Fuß ausstrahlen. Nur ein Bein ist betroffen. Oft wird der Schmerz als „brennend", „stechend", „dumpf-bohrend" oder „einschießend" beschrieben. Er ist so heftig, dass man vielleicht kaum laufen oder sich normal bewegen kann. Manchmal treten auch Schmerzen im unteren Rücken auf.

Ursachen Ischiasschmerzen gehören zu den häufigsten Nervenwurzelbeschwerden im unteren Rücken (siehe S. 116). Fast jeder Vierte ist einmal im Leben davon betroffen. Der Schmerz entsteht durch Druck auf die Nervenwurzeln, die aus dem Rückenmark austreten und sich zum Ischiasnerv zusammenschließen, dem dicksten und längsten Nerv des Körpers. Die Beschwerden können bis in die Verästelungen des Nervs im unteren Bein zu spüren sein. Ursachens sind etwa Bandscheibenvorfall (siehe S. 116), Piriformis-Syndrom (siehe S. 128) oder Spinalstenose (siehe S. 116).

Prävention Um Ischialgien vorzubeugen, kann man lediglich versuchen, durch eine rückenfreundliche Lebensweise die Risikofaktoren zu reduzieren.

Problemerkennung Bei Ischiassymptomen sollten Sie unbedingt einen Arzt aufsuchen. Machen Sie

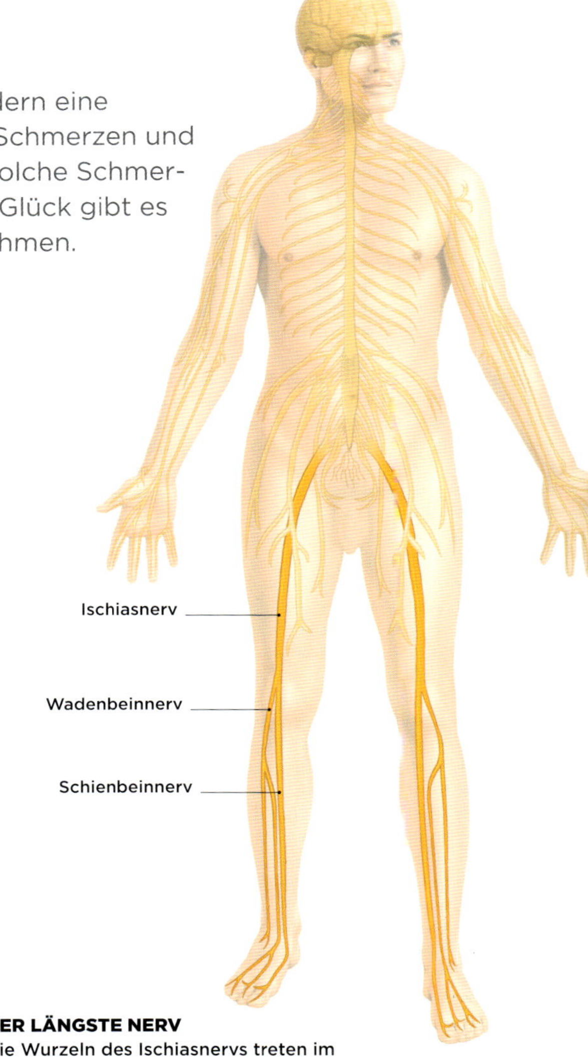

DER LÄNGSTE NERV
Die Wurzeln des Ischiasnervs treten im LWS-Bereich aus der Wirbelsäule aus, schließen sich im Becken zusammen und verlaufen entlang der Rückseite der Schenkel. Im Unterschenkel verzweigt er sich in mehrere Äste, die bis in den Fuß hinunterreichen.

sich bewusst, was Sie vor Beginn der Schmerzen getan haben, und beobachten Sie, welche Positionen für Sie angenehm oder schmerzhaft sind, sodass Sie dem Arzt alles berichten können.

Der wird Sie untersuchen und je nach den Symptomen weitere Untersuchungen veranlassen (siehe auch *Untersuchung durch Spezialisten,* S. 42).

Problembehebung In den meisten Fällen heilen Ischialgien innerhalb weniger Wochen von allein aus. Vermutlich verordnet der Arzt Ihnen Schmerzmittel (siehe S. 204). Die meisten Rückenexperten empfehlen keine Bettruhe, sondern leichte Bewegung. Die weitere Behandlung hängt von der Ursache ab, doch oft sind gar keine zusätzlichen Maßnahmen erforderlich.

Hier einige Tipps zur Selbsthilfe, solange die Symptome anhalten.

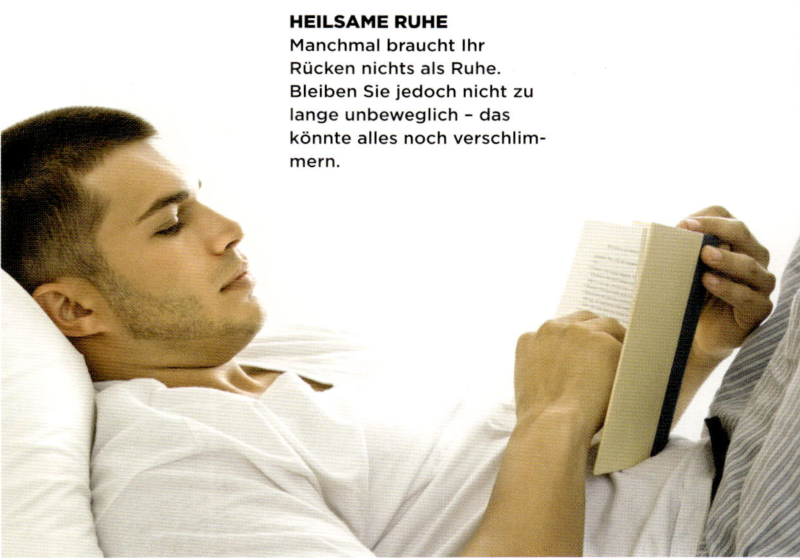

HEILSAME RUHE
Manchmal braucht Ihr Rücken nichts als Ruhe. Bleiben Sie jedoch nicht zu lange unbeweglich – das könnte alles noch verschlimmern.

Während der ersten 24 Stunden sollten Sie

- auch bei Schmerzen im Bein einen Eisbeutel ins Kreuz legen; hier liegt vermutlich die Ursache des Problems; ideal ist ein Beutel mit Tiefkühlerbsen; decken Sie diesen mit einem Handtuch ab, da das Eis sonst die Haut beschädigt.
- es stattdessen mit einer Wärmflasche oder einem Wärmekissen im Kreuz versuchen (siehe S. 214), wenn das Eis nicht wunschgemäß lindert,
- nach Anweisung Ihres Arztes ein Schmerzmittel einnehmen; meistens werden welche mit entzündungshemmenden Wirkstoffen empfohlen (siehe S. 204).
- es in Rückenlage mit einem Kissen unter den Knien versuchen, wenn Sie im Bett starke Schmerzen haben; wenn Sie sich auf die Seite drehen, legen Sie das Kissen zwischen die Knie.
- beobachten, welche Lage angenehm und welche schmerzhaft ist; das natürliche Schmerzempfinden Ihres Körpers hilft Ihnen, die für Sie beste Position zu finden.
- sich mit Büchern, E-Readern oder Musik ablenken und nicht darüber nachdenken, was Sie eigentlich alles tun sollten, anstatt sich auszuruhen; derartiges Kopfzerbrechen führt nur dazu, dass Sie sich noch mehr verspannen und Ihr Problem verschlimmern.
- den Arzt rufen, wenn sich Ihre Symptome nicht innerhalb von 24 Stunden bessern.

Was Sie keinesfalls tun sollten:

- Den Schmerz einfach ignorieren; er kann ein Zeichen für Verletzungen sein.
- Sich bücken, verdrehen, etwas heben oder tragen.
- Unqualifizierte Personen an Ihrem Rücken herumdoktern lassen – leichte Massagen sind das Äußerste, das Sie Laien erlauben sollten.

Rippenprobleme

Wenn Sie an Ihre Rippen denken, meinen Sie vielleicht in erster Linie die vorderen Bogen im Brustkorb. Doch die Rippen sind ja hinten mit der Wirbelsäule verbunden. Daher können sich viele Probleme im Bereich der Rippen auf den Rücken auswirken. Eine Diagnose der Ursache ist oft schwierig, da Schmerzen durch verschiedene Faktoren ausgelöst werden können.

Symptome Die Symptome von Rippenproblemen sind Schmerzen, entweder örtlich begrenzt oder in den Brustkorb ausstrahlend, Schmerzen bei tiefen Atemzügen, beim Husten, Niesen und Lachen. Die Ursachen können Verspannungen, Zerrungen oder Frakturen sein, aber auch andere Erkrankungen können ähnliche Schmerzen auslösen.

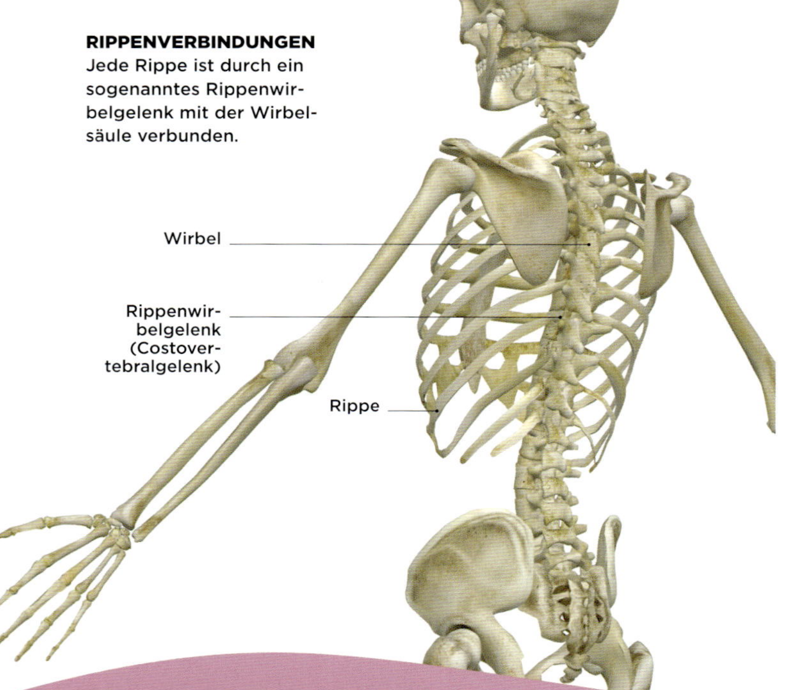

RIPPENVERBINDUNGEN
Jede Rippe ist durch ein sogenanntes Rippenwirbelgelenk mit der Wirbelsäule verbunden.

Ursachen Es gibt zwei Hauptkategorien von Rippenproblemen, die Rückenschmerzen auslösen:

Verletzungen der Rippenwirbelgelenke (Costovertrebralgelenke) Jede Rippe ist durch ein sogenanntes Rippenwirbelgelenk mit der Wirbelsäule verbunden (siehe Bild links). Dieses wird durch Knorpel und Bänder stabilisiert. Ursachen für Verletzungen sind:

- **Muskuläre Dysbalancen** Verspannte Brust- und schwache Rückenmuskulatur.
- **Häufiges Über-Kopf-Arbeiten** Wie beim Anstreichen von Decken, Aufhängen von Vorhängen oder Ein- und Ausräumen hoher Regale.
- **Fehlhaltungen** Bei der Arbeit am Computer (siehe S. 156) oder beim Autofahren (siehe S. 157).
- **Erkrankungen** Bronchitis, Asthma oder andere Krankheiten, die mit häufigem Husten und Niesen verbunden sind.
- **Schlechte Schlafposition** Möglicherweise aufgrund der Matratze ohne unterstützende Funktion oder durch Einschlafen im Sessel.

Bänderdehnungen Die Rippen werden an den Rippenwirbelgelenken (s. o.) und auch vorn am Brustbein (Sternocostalgelenk, siehe S. 106) durch Bänder stabilisiert. Bänder und Knorpel um diese Gelenke können verletzt werden (plötzliche Zerrung oder Riss), v. a. in den am stärksten belasteten Bereichen, deren Muskeln leichter ermüden. Mögliche Ursachen sind:

- **Brustkorbtrauma** Durch einen Autounfall oder Sturz; solche Unfälle führen auch häufig zu Rippenbrüchen (siehe Kasten).
- **Extreme Bewegungen** Etwa Bücken, Heben, Rückbeugen, Drehungen.
- **Sport** Vor allem wenn Sie untrainiert sind; Kontaktsportarten wie Fußball und Eishockey sind besonders risikoreich.
- **Stürze** Unfälle im Haushalt, am Arbeitsplatz oder bei Sportarten wie Skilaufen, Gymnastik oder Reiten.
- **Tragen schwerer Lasten** über einen längeren Zeitraum.

Problemerkennung Der Arzt wird zunächst versuchen, einen Bandscheibenvorfall (oder eine Bandscheibenvorwölbung) im HWS- und BWS-Bereich auszuschließen, er kann ähnliche Schmerzen auslösen. Dann wird er die Gelenke und Bänder untersuchen, bevor er eine Diagnose stellt.

Vermutet er einen Rippenbruch, muss die Diagnose eventuell durch Röntgenaufnahmen bestätigt werden. Bei Verdacht auf verschiedene Rippenprobleme können CT- oder MRT-Aufnahmen notwendig sein. Auch bestimmte Erkrankungen, die Rippenbeschwerden vortäuschen können, müssen vom Arzt ausgeschlossen werden, etwa Rippenfellentzündung (Pleuritis), chronische Bronchitis, Lungenentzündung, Tuberkulose, Lungenkrebs und Angina.

Problembehebung Bei Verletzungen der Rippenwirbelgelenke und Bänder sind Schmerzmittel wie NSAR oder Paracetamol (siehe S. 204) die erste Wahl, gefolgt von Physiotherapie (siehe S. 178) mit Übungen, Ultraschalltherapie und Massagen (siehe S. 186). Beides soll die Entzündung eindämmen, die Beweglichkeit des Gelenks fördern und mögliche Muskelverspannungen lockern. Der Physiotherapeut sagt Ihnen auch, was Sie gegen ursächliche Grundprobleme wie Fehlhaltungen (siehe S. 148) oder muskuläre Dysbalance tun können und wie Sie richtig heben, tragen und atmen.

Rippenbrüche ▸▸

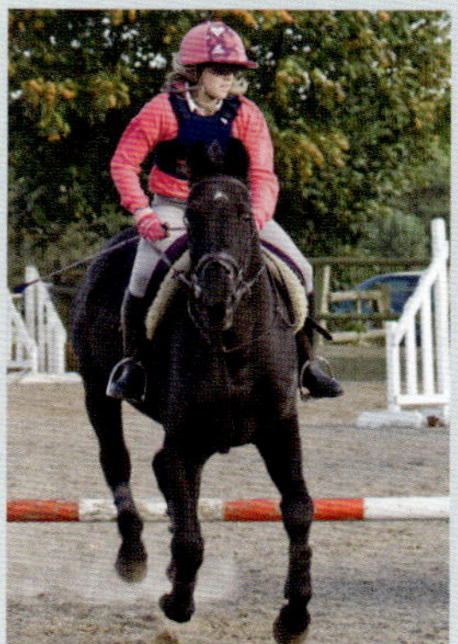

SCHUTZ FÜR DIE RIPPEN
Es ist sinnvoll, bei Risikosportarten eine Schutzausrüstung zu tragen, um Rippenverletzungen zu vermeiden.

Einfache Rippenbrüche können durch ein Brustkorbtrauma (etwa bei einem Autounfall) entstehen, bei älteren Menschen jedoch auch durch einen einfachen Sturz – v. a. bei osteoporosegeschwächten Knochen (siehe S. 68). Bei jüngeren Menschen sind – abgesehen von Verkehrsunfällen – eher Sportunfälle (etwa Fußball oder Reiten) die Ursache. Bei Kindern sind Rippenbrüche selten, da ihre Rippen noch elastischer und damit weniger verletzungsanfällig sind.

Komplikationen Die Bruchstelle bei einem Rippenbruch liegt entweder direkt am Punkt des Aufpralls oder in der Nähe des Rippenwirbelgelenks, der schwächsten Partie der Konstruktion. Ein simpler Rippenbruch ist ungefährlich, und da man keinen Gipsverband anlegen kann, wird allein mit Schmerzmitteln (siehe S. 204) behandelt, bis die Verletzung ausgeheilt ist. Gefährlich wird es nur, wenn der gebrochene Knochen ein inneres Organ, meist die Lunge, verletzt – dann ist zumeist eine Operation notwendig. Bei Verdacht auf einen Rippenbruch daher immer sofort den Arzt aufsuchen!

Brüche und Prellungen

Verletzungen der Wirbel sind meist nicht schlimm, können in einigen Fällen jedoch gefährlich werden – etwa 100 von 100 000 Menschen erleiden pro Jahr Wirbelverletzungen mit Rückenmarksschäden (spinales Trauma), die das Leben verändern oder sogar lebensbedrohlich werden können. Derartige Verletzungen sind allerdings selten und meist gut zu behandeln.

Ursachen Wirbelverletzungen entstehen meist durch Sturz, Autounfall, beim Sport (Kontaktsportarten) oder durch Gewalteinwirkung. Die Hälfte tritt im Brust- und Lendenwirbelbereich auf, v. a. bei Männern, während Frauen im Bereich des Steißbeins anfälliger sind (siehe unten). Auch das Kreuzbein (siehe S. 14) kann betroffen sein.

Oft kommt es nur zu schmerzhaften Prellungen, manchmal zu einer Fraktur. Man unterschiedet zwischen dem Kompressionsbruch eines Wirbels, bei dem die vordere Partie durch Stauchung bricht, während die Wirbelkörperhinterwand intakt bleibt; dem Berstungsbruch, bei dem auch die Wirbelkörperhinterwand bricht; dem Extensionsbruch, bei dem zwei Wirbel auseinandergezogen werden, und schließlich – seltener – Rotationsscherbrüchen, wobei ein Wirbel seitlich zum darüber oder darunter liegenden verschoben wird. Die Gefahr schwerer Rückenmarkverletzungen ist hier am größten.

Problemerkennung Bei jeglichem Verdacht auf Wirbelbruch, v. a. in Verbindung mit heftigen Rückenschmerzen, vorübergehender Bewusstlosigkeit oder Empfindungsstörungen im unteren Bereich oder sonstigen Partien des Körpers, gilt: Keinesfalls bewegen oder sich von jemandem bewegen lassen, und sofort den Notarzt rufen lassen (nicht selbst anrufen, nicht bewegen!). Die Sanitäter transportieren Sie vorsichtig ins Krankenhaus, wo Sie untersucht und zu Ihrem Gesundheitszustand und dem Unfallhergang befragt werden. Vermutlich folgt eine neurologische Untersuchung, bei der Reflexe, Empfindungs- und Bewegungsfähigkeit der Gliedmaßen getestet werden; wahrscheinlich sind auch Röntgen-, CT- und MRT-Aufnahmen zu machen.

Problembehebung Bei schweren Verletzungen muss vermutlich operiert werden (siehe S. 210), leichtere werden mit Schmerzmitteln und entzündungshemmenden Medikamenten (siehe S. 204) sowie Physiotherapie (siehe S. 178) behandelt. Diese umfasst individuelle Übungen und einen Rehaplan. Oft muss nach einem Wirbelbruch für mehrere Wochen ein Korsett getragen werden. Vor der Anwendung von Therapien wie Osteopathie (siehe S. 182) oder Chiropraktik (siehe S. 184) während der Rehabilitationszeit fragen Sie den Arzt um Rat.

STEISSBEINVERLETZUNGEN

Das Steißbein (Coccyx) besteht aus den untersten drei bis fünf Wirbeln der Wirbelsäule (siehe S. 14) – die unterschiedlichen Zahlen beruhen darauf, dass oft einige dieser Wirbel miteinander verschmolzen sind. Die einzelnen Wirbel unterscheiden sich von Mensch zu Mensch in Anzahl und Größe – gemeinsam ist ihnen, dass sie massiv sind, da kein Rücken-

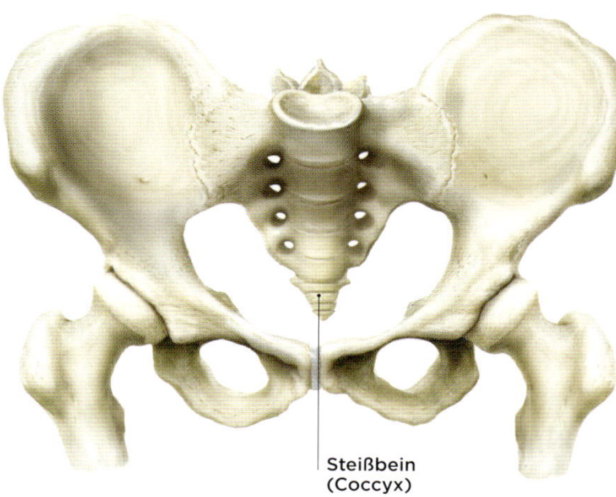

mark darin ist. Wegen des breiteren Beckens ist das Steißbein bei Frauen weniger geschützt als bei Männern – manchmal wird es sogar bei Geburten verletzt. Ansonsten resultieren die meisten Steißbeinverletzungen aus Stürzen, Schlägen (bei Kontaktsportarten), Reibung (z. B. beim Radfahren) oder – seltener – Knochenauswüchsen, sogenannten Osteophyten (siehe S. 58), Verletzungen anderer Teile der Wirbelsäule und Infektionen.

Durch Steißbeinverletzungen kann das Rückenmark nicht verletzt werden, weil es in diesem Bereich der Wirbelsäule nicht vorhanden ist.

Symptome Die Symptome sind verschieden, häufig sind jedoch Schmerzen, Berührungsempfindlichkeit, Prellungen, Beschwerden beim Sitzen oder beim Stuhlgang, bei Frauen auch beim Sex.

Problemerkennung Die Diagnose von Steißbeinverletzungen erfolgt zunächst aufgrund einer rektalen Untersuchung, wodurch Knochenverletzungen festgestellt werden können. Zur Bestätigung können Röntgenaufnahmen gemacht werden.

Problembehebung Die Behandlung erfolgt durch Schmerzmittel (siehe S. 204), Eisbeutel zur Linderung der Prellungen – man sollte auch nicht längere Zeit am Stück sitzen. Ein Kissen mit einem Loch in der Mitte (Sitzring) kann hierbei hilfreich sein.

Normalerweise heilen Steißbeinverletzungen innerhalb weniger Wochen aus. Halten sie jedoch länger an (Kokzygodynie) an, sind wohl MRT-Aufnahmen erforderlich, um die Ursache zu finden. In hartnäckigen Fällen werden schmerzstillende Spritzen oder – selten – eine Operation empfohlen.

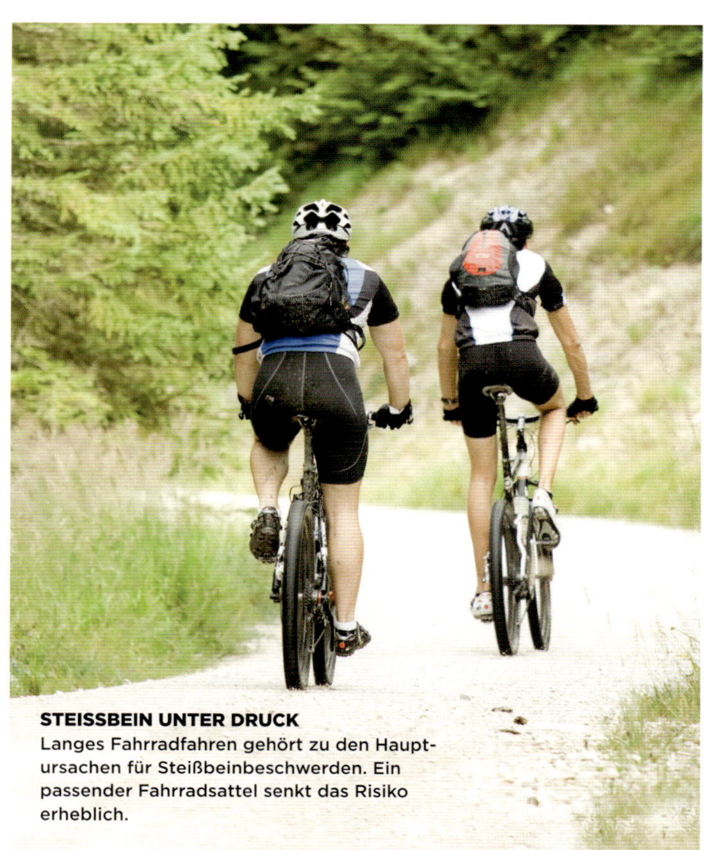

STEISSBEIN UNTER DRUCK
Langes Fahrradfahren gehört zu den Hauptursachen für Steißbeinbeschwerden. Ein passender Fahrradsattel senkt das Risiko erheblich.

Beschwerden des Iliosakralgelenks

Die Iliosakralgelenke auf beiden Seiten der Wirbelsäule im unteren Rücken leiten den Hauptteil der Kräfte, die der Körper im Alltag auffängt, an die Beine und Füße weiter. Daher treten in diesem Bereich sehr häufig Probleme auf.

Die Iliosakralgelenke (ISG) sind Teil des Beckens. Dem Wortsinn nach verbinden sie das Ilium (Darmbein) mit dem Sakrum (Kreuzbein), einer Partie aus fünf miteinander verschmolzenen Wirbeln am Ende der Wirbelsäule. Angesichts der zentralen Lage ist es gut, dass sie durch starke Bänder geschützt werden, die den gesamten Bereich stabilisieren. Die beiden kleinen L-förmigen Gelenke werden für über 20 % aller Rückenschmerzen im LWS-Bereich verantwortlich gemacht. Verletzungen muskuläre Dysbalancen oder Krankheiten des ganzen Körpers bzw. zahlreiche Gelenke betreffende wie Arthrose, aber auch die hormonellen Veränderungen während einer Schwangerschaft erhöhen die Anfälligkeit für Probleme mit einem oder beiden Iliosakralgelenken.

Symptome Das Hauptsymptom sind Schmerzen – meist im unteren Rücken und an der Rückseite der Hüfte, manchmal auch in Oberschenkeln und Leiste. Oft ist der Schmerz beim Stehen und Gehen schlimmer und lässt im Liegen nach. Manchmal zieht er in eine Gesäßhälfte, v. a. beim Umdrehen im Bett, und tagsüber kann das Verlagern des Gewichts auf eine Gesäßhälfte auf einer Seite angenehmer sein als auf der anderen. Manche Patienten berichten, dass sie leichter stürzen, teilweise, weil sie sich in den Hüften instabil fühlen. Es können auch leichte Ischiasschmerzen (siehe S. 118) auftreten.

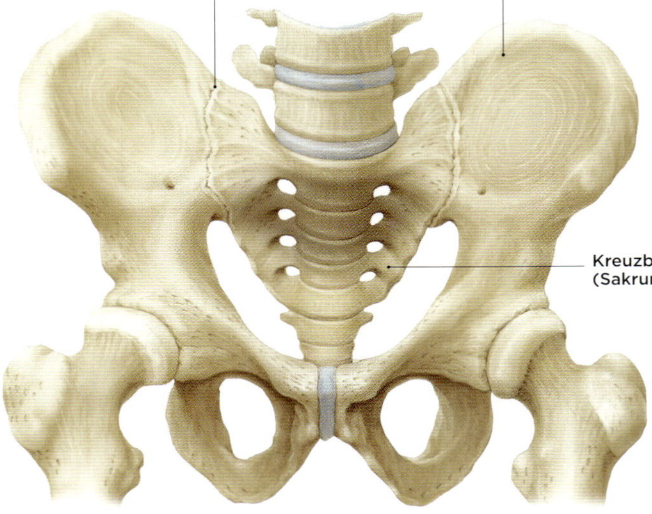

ILIOSAKRALGELENKE
Diese Gelenke auf beiden Seiten der Wirbelsäule verbinden das Kreuzbein mit dem Becken (Darmbein). Ihre Beweglichkeit ist sehr eingeschränkt, doch infolge von Verletzungen oder Krankheiten können sie sich entzünden oder schmerzen.

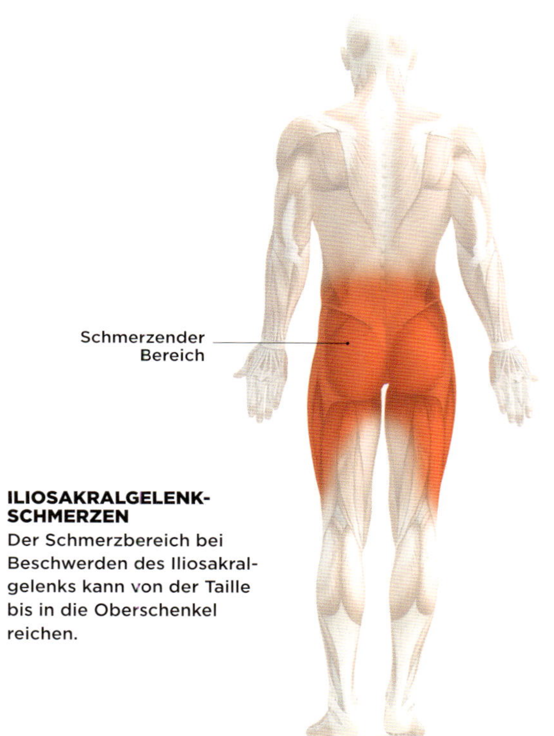

ILIOSAKRALGELENK-SCHMERZEN
Der Schmerzbereich bei Beschwerden des Iliosakralgelenks kann von der Taille bis in die Oberschenkel reichen.

So häufig wie Schnupfen? ››

Schätzungen zufolge liegt die Wahrscheinlichkeit, im Laufe des Lebens unter Schmerzen im unteren Rücken zu leiden, bei 95 % – damit wären Rückenschmerzen ebenso häufig wie Schnupfen. Studien haben gezeigt, dass zwischen 13 % und 30 % aller Rückenschmerzen durch Probleme mit dem Iliosakralgelenk verursacht werden.

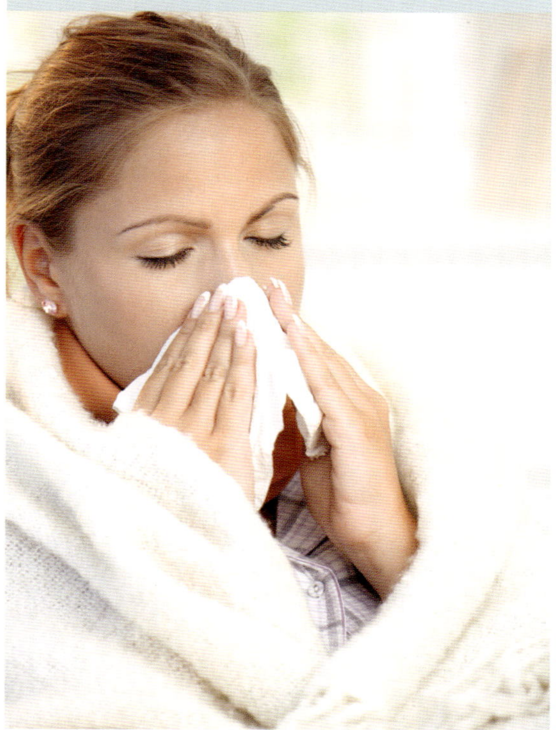

Ursachen Probleme entstehen etwa, wenn der Knorpel um die Gelenke abgenutzt ist, aus verschiedenen Gründen. Bei plötzlich einsetzenden Schmerzen liegt häufig eine Verletzung vor, doch oft steckt eine Arthrose (siehe S. 58) dahinter.

Beschwerden des Iliosakralgelenks können auch durch rheumatoide Arthritis (siehe S. 62) oder Morbus Bechterew (siehe S. 66) entstehen, außerdem durch eine Schwangerschaft (vergrößerter Bewegungsspielraum wegen der durch die Hormonveränderungen gelockerten Bänder), Schuppenflechte, Gicht (Ablagerung von Harnsäurekristallen in Gelenken) oder abnormalen Gang aufgrund ungleich langer Beine oder Schmerzen in anderen Gelenken.

Gereizte oder geschädigte Nervenwurzeln (siehe S. 116) können ganz ähnliche Schmerzen verursachen wie Probleme mit dem Iliosakralgelenk, doch die Ursache ist vermutlich eine andere.

Prävention Die Iliosakralgelenke sind durch Bewegung oder Haltung nicht nennenswert zu beeinflussen, sodass die Möglichkeiten der Vorbeugung begrenzt sind. Dennoch ist es immer sinnvoll, sich generell rückenschonend zu verhalten, z. B. auf eine gute Haltung (siehe S. 148) und sein Gewicht (siehe S. 158) zu achten. Befolgen Sie die Tipps zur Vorbeugung auf den Seiten, auf denen die oben (unter „Ursachen" von ISG-Schmerzen) genannten Erkrankungen behandelt werden.

Problemerkennung Der Arzt wird zunächst wissen wollen, ob Ihren Schmerzen eine der oben genannten Erkrankungen oder Ursachen zugrunde liegt. Wenn Blutuntersuchungen, Röntgenbilder und andere Aufnahmen zeigen, dass andere Ursachen ausgeschlossen werden können, prüft er vermutlich,

ENTSCHEIDENDE SYMPTOME
In vielen Fällen geben der Bereich, an dem der Schmerz auftritt, oder die Bewegungen, die ihn auslösen, Hinweise auf die Ursache.

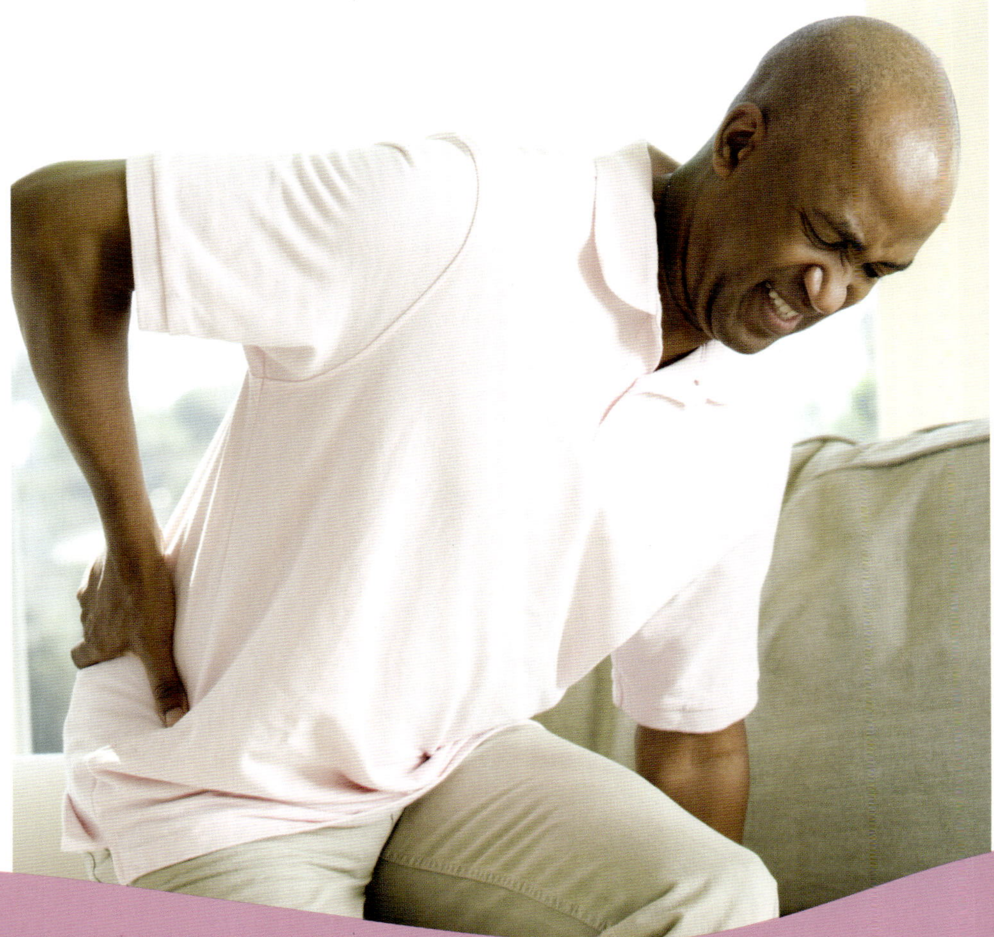

ob Ihre Beine womöglich nicht gleich lang sind, und kontrolliert die Neigung Ihres Beckens. Die Iliosakralgelenke wird er wahrscheinlich durch Drücken untersuchen. Wohl können Sie ihm am besten zeigen, wo der Schmerz sitzt, indem Sie den Daumen in die Stelle pressen.

Eine weitere Untersuchungsmethode ist der „Schmerzprovokationstest“. Dabei nehmen Sie bestimmte Positionen ein, woraufhin der Arzt Druck auf Ihre Beine ausübt, um Ihre Reaktionen zu beurteilen. Bei einem dieser Tests, dem Gaenslen-Test, ziehen Sie in Rückenlage das Knie zur Brust hoch, während der Arzt an Ihrem anderen Bein zieht. Beim FABER-Test, auch Patrick-Test genannt, wird das Bein angezogen und nach außen gekippt und rotiert, sodass der Knöchel dieses Beines auf dem Knie des anderen liegt. Dann wird Druck auf das geflexte Knie ausgeübt.

Studien zufolge ist jedoch keiner der Tests absolut zuverlässig zur Diagnose von ISG-Beschwerden. Wirklich herauszufinden, was Ihnen fehlt, bleibt daher in erster Linie der Erfahrung und dem Instinkt Ihres Arztes überlassen. Vermutet er ein ISG-Problem, kann er ein Betäubungsmittel in das Gelenk spritzen. Lindert dies Ihre Symptome, bestätigt dies die Diagnose.

Problembehebung Gegen ISG-Beschwerden kann man eine Menge tun. Wie die Behandlung in Ihrem konkreten Fall aussieht, hängt davon ab, ob Ihre Beschwerden akut sind, etwa nach einem Unfall oder einer Sportverletzung, oder chronisch, also allmählich zugenommen haben und seit mehr als drei Monaten anhalten, oder ob eine andere Grunderkrankung dahintersteckt, auf die sich dann die Behandlung konzentrieren dürfte.

In allen Fällen wird der Arzt vermutlich Physiotherapie (siehe S. 178) anordnen, die Dehnübungen (siehe S. 140), Massagen, Wärme- und Kälteanwendungen und Ultraschalltherapie umfassen kann. Auch Korsetts und Bandagen zur Stabilisierung des Lendenbereichs sind eine Möglichkeit. Wenn unterschiedliche Beinlängen die Hauptursache sind, werden spezielle Übungen und Spezialeinlagen verschrieben. Ein Physiotherapeut erarbeitet einen Behandlungsplan.

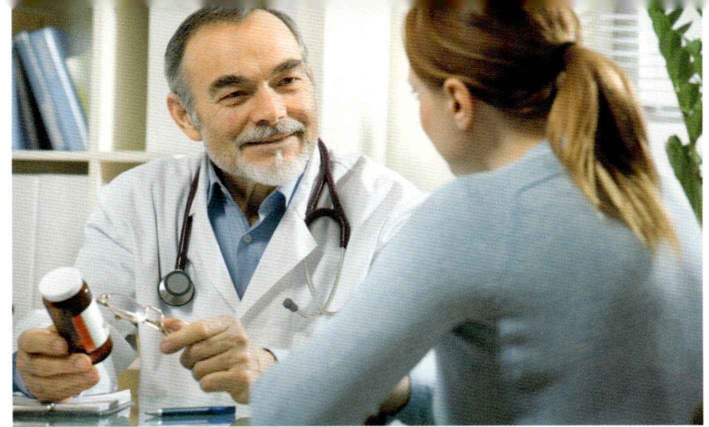

MEDIZIN EINNEHMEN
Medikamente sind Standard bei der Behandlung von ISG-Beschwerden.

Medikamente sind eine weitere Option. NSAR, Paracetamol und Muskelrelaxanzien (siehe S. 204) können Schmerzen lindern und den Gelenken Zeit geben, sich mithilfe der Physiotherapie zu erholen. Auch eine Reihe ergänzender Therapien kann hilfreich sein (siehe *Was könnte helfen?*, S. 176). Fragen Sie jedoch zunächst Ihren Arzt.

Sind die Beschwerden chronisch, können Spritzen mit Betäubungsmitteln und Kortikoiden verordnet werden. In hartnäckigen Fällen bleibt als letzte Option eine Operation zur Versteifung der Gelenke.

Möglichkeiten zur Selbsthilfe Nach Besserung der akuten Probleme konzentrieren Sie sich auf die Rehabilitation. Der Physiotherapeut wird Ihnen ein Übungsprogramm empfehlen, das Sie mehrmals wöchentlich durchführen sollten. Meiden Sie alles, wovon Arzt oder Physiotherapeut abrät.

Piriformis-Syndrom

Das Piriformis-Syndrom imitiert die Symptome anderer Krankheitsbilder und ist bei Experten umstritten – die einen meinen, es sollte den Namen jener Erkrankungen tragen, für die anderen ist es ein eigenständiges Syndrom. Erfreulich ist, dass es sich mit etlichen Maßnahmen erfolgreich behandeln lässt.

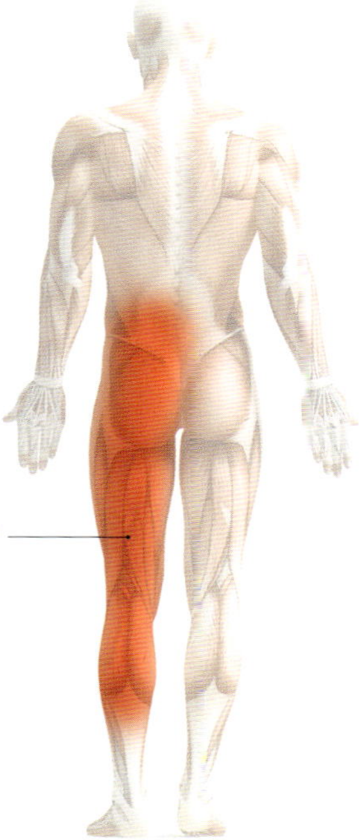

Der Piriformis ist ein kleiner, flacher, pyramidenförmiger Muskel, der vor den Kreuzwirbeln (siehe S. 14) ansetzt und durch das Becken zum Kopf des Oberschenkelknochens verläuft. Seine Funktion ist die Rotation der Hüfte und in bestimmten Positionen ihre Abduktion nach außen.

Normalerweise verläuft der Ischiasnerv, der von der Wirbelsäule bis hinunter in die Zehen reicht, direkt unter diesem Muskel, bei 15–20 % der Menschen jedoch eher durch diesen. Er kann dann bei Verspannungen oder Verletzungen leichter auf den Nerv drücken (vermutlich in 50 % der Fälle Auslöser des Syndroms). Der Ischias kann auch komprimiert werden, wenn er nicht durch den Muskel verläuft.

Schätzungen zufolge leiden Frauen sechsmal häufiger am Piriformis-Syndrom als Männer. Eine allgemein anerkannte Erklärung gibt es dafür nicht.

Symptome Im Wesentlichen sind das dieselben wie bei einer Ischialgie (siehe S. 92): ein ziehender, heftiger Schmerz entlang des Ischiasnervs, der im Gesäß am stärksten ist und in die Rückseite des Beines ausstrahlt. Auch im unteren Rücken können Schmerzen auftreten. Bei manchen Patienten ist die Beweglichkeit des Hüftgelenks eingeschränkt.

Ursachen Verletzungen, Traumata und Muskelverspannungen aufgrund von Fehlhaltungen (siehe S. 148) können verantwortlich sein. Ein Verlauf des Ischiasnervs durch den Muskel statt darunter erhöht die Anfälligkeit für die Symptome.

Schmerzbereich

PIRIFORMIS-SCHMERZ
Beim Piriformis-Syndrom ist der Schmerz meist im Gesäß- oder Hüftbereich am stärksten, kann jedoch bis in den unteren Rücken und die Wade ausstrahlen.

Prävention Eine gute Körperhaltung (siehe S. 148) ist die einzige vorbeugende Maßnahme. Das ist allerdings unwirksam, wenn das Problem durch eine Muskelverletzung oder eine anatomische Fehlbildung ausgelöst wird.

Problemerkennung Da das Krankheitsbild selbst umstritten ist, ist die Diagnose problematisch und kann nicht durch Tests belegt werden. Dennoch wird ein Arzt Sie vermutlich zum Röntgen und eventuell zur MRT schicken, um andere Erkrankungen auszuschließen. Die bildgebenden Verfahren sind jedoch nicht immer aufschlussreich, sodass die Diagnose sich oft nur auf die Symptome stützt – und darauf, dass sich keine andere Ursache finden lässt.

Problembehebung Die Behandlung besteht in erster Linie aus Physiotherapie (siehe S. 178) mit einem individuellen Übungsprogramm, zu dem vermutlich auch die unten beschriebene Übung gehört. Auch die Ultraschalltherapie (siehe S. 180) kann die Schmerzen lindern. Jegliche Aktivitäten, die eventuell eine Muskelverletzung oder -verspannung ausgelöst haben, sollten zunächst unterbleiben. Entzündungshemmende Medikamente (siehe S. 204) und therapeutische Massagen (siehe S. 184) haben sich als hilfreich erwiesen. Auch Osteopathie (siehe S. 182) und Chiropraktik (siehe S. 184) helfen in manchen Fällen.

Eine Operation, bei der der Piriformis-Muskel so verlegt wird, dass er den Ischiasnerv nicht mehr beeinträchtigt, kann effektiv sein, sollte jedoch in der Regel erst dann infrage kommen, wenn andere Behandlungsmethoden nicht anschlagen, als letztes Mittel.

Gibt es das überhaupt? ▸▸

Das Urteil steht noch aus. Seit der ersten Beschreibung des Krankheitsbilds 1928 ist die Diagnose des Piriformis-Syndroms umstritten. Das Hauptproblem ist, dass diagnostische Tests auf das Syndrom hindeuten, es aber nicht zweifelsfrei nachweisen können. Das Auftreten der – wenn auch nicht nachweisbaren – Symptome überzeugt jedoch viele Ärzte davon, dass es sich um ein sehr reales Problem handelt.

Übung zum Piriformis-Syndrom ▸▸

Piriformis-Dehnung

In Rückenlage die Knie rechtwinklig beugen. Bei rechtsseitigem Schmerz den rechten Knöchel an das linke Knie legen (bei linksseitigem Schmerz: in dieser Anleitung „rechts" durch „links" ersetzen). Beachten Sie vor der Ausführung der Übung die Hinweise auf Seite 10.

Das rechte Knie an die Brust heben, mit der linken Hand das rechte Knie zur linken Seite ziehen. Mit der rechten Hand das rechte Bein oberhalb des Knöchels fassen und zur rechten Schulter ziehen. Zehn Sekunden halten, dabei aufpassen, dass Sie sich nicht überdehnen. Wenn Sie sich an die Übung gewöhnt haben, allmählich bis auf 60 Sekunden steigern. Mehrmals täglich wiederholen.

Schwangerschaft

Zwischen und 50 % und 75 % der Schwangeren leiden unter Rückenschmerzen, v. a. im unteren Rücken. Das ist kein Wunder, wenn man die Gewichtszunahme bedenkt, wie sich Haltung und Gang verändern und wie das Hormon Relaxin die Muskeln und Bänder lockert, um den Körper auf die Geburt vorzubereiten. Sie können jedoch einiges tun, um Ihre Beschwerden zu lindern.

In der Schwangerschaft treten hauptsächlich zweierlei Rückenschmerzen auf. Bei der ersten sind Muskeln, Bänder, Bandscheiben oder Gelenke durch Fehlhaltungen, schlechte Hebetechnik, schwache oder verspannte Muskeln, muskuläre Dysbalancen und Bänderdehnungen überlastet – all dies kommt in der Schwangerschaft fast zwangsläufig vor. Die zweite Art wird Beckengürtelschmerz (BGS) genannt und betrifft die Beckengelenke.

Seltener steckt hinter Rückenschmerzen in der Schwangerschaft eine andere Grunderkrankung. Wenn die Schmerzen anhalten, zunehmen oder nicht nachlassen, gehen Sie zum Arzt – v. a. wenn Sie Ausfluss oder Flüssigkeit aus der Vagina beobachten. Bedenken Sie auch, dass ziehende Schmerzen im unteren Rücken erste Anzeichen von Wehen sein können – konsultieren Sie Ihren Arzt oder Ihre Hebamme!

DIE KUGEL AUSBALANCIEREN
Ursache von Rückenschmerzen in der Schwangerschaft ist oft die Verlagerung des Schwerpunkts aufgrund der zunehmenden Größe des Babys im Bauch.

Haltungsbedingte Rückenschmerzen Die Haltung und der Druck auf den Halteapparat verändern sich mit der Anpassung an die Gewichtszunahme erheblich. Durch das Gewicht des wachsenden Babys und den zunehmenden Brustumfang verlagert sich der Schwerpunkt nach vorn. Damit Sie dabei nicht das Gleichgewicht verlieren, müssen die Rückenmuskeln entsprechend mehr arbeiten. Das Becken neigt dazu, nach vorn zu kippen, wodurch die Krümmung der Lendenwirbelsäule zunimmt (siehe *Hyperlordose,* S. 56). Das zusätzliche Gewicht und die Schwerpunktverlagerung belasten Muskeln, Gelenke und Bandscheiben. Die gedehnten Bauchmuskeln können die Wirbelsäule möglicherweise nicht ausreichend stabilisieren.

Was Sie tun können Zur Vorbeugung haltungsbedingter Rückenschmerzen in der Schwangerschaft können Sie einiges tun.

Gut ist Folgendes:

- Auf eine gute Haltung achten (siehe S. 48) und regelmäßig das *Beckenkippen* (siehe S. 134) üben.

Ischialgie in der Schwangerschaft ▸▸

Früher glaubte man, Ischiasbeschwerden in der Schwangerschaft kämen daher, dass das Baby auf die Spinalnerven drückt, doch neueren Auffassungen zufolge bekommen schwangere Frauen aus den gleichen Gründen Ischialgien wie andere auch. Vergessen Sie also die Ammenmärchen – Sie müssen sich nicht mit den Schmerzen abfinden. Wenn Sie darunter leiden, gehen Sie zum Arzt.

- Korrekt Bücken und Heben (siehe S. 152).
- Übungen zur Kräftigung der Bauch-, Rücken- und Beckenmuskulatur durchführen.
- Auf ausreichend Nachtschlaf achten, v. a. bei fortgeschrittener Schwangerschaft. Schlafen Sie auf der Seite mit angezogenen Knien. Probieren Sie ein Stützkissen unter dem Bauch und zwischen den Knien aus – oder leisten Sie sich ein Ganzkörperstützkissen.
- Das richtige Schuhwerk tragen, nämlich mit flachen oder niedrigen Absätzen und guter Stützung des Fußgewölbes. Durch High Heels fallen Sie noch stärker ins Hohlkreuz als ohnehin.
- Langes Stehen oder Verharren in einer Position vermeiden, das überdehnt Bänder und Muskeln.
- Einen Schwangerschaftsgürtel oder einen Umstandsslip mit stützendem Bund tragen.
- Wärme, Kälte und Massagen anwenden; Wärme im unteren Rücken entspannt die Muskeln. Probieren Sie ein warmes Bad, eine Dusche oder ein Wärmekissen (oder abwechselnd Eisbeutel und Wärmekissen).
- Machen Sie im Vierfüßerstand die Katzenbuckelübung (siehe rechts). Sie entlastet Ihren Rücken vom Gewicht Ihres Babys und kann Rückenschmerzen lindern. Atmen Sie mit einigermaßen geradem Rücken ein, beim Ausatmen den Beckenboden anspannen (siehe auch *Halt geben,* S. 132).
- **Das sollten Sie besser lassen:** Mit übereinandergeschlagenen Beinen sitzen, da dies die Beckengelenke verschieben kann.

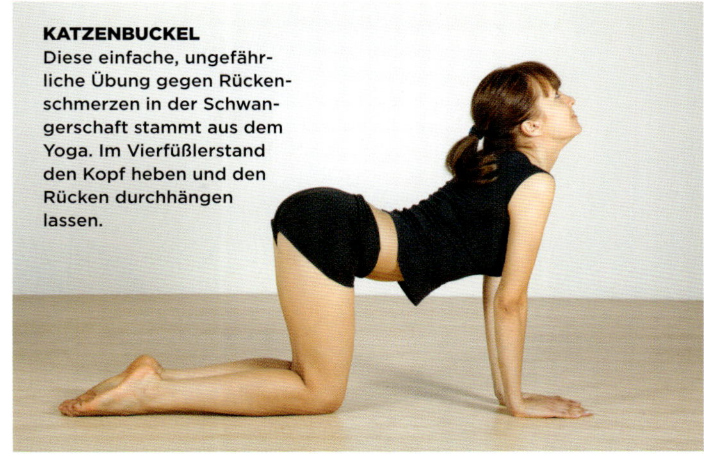

KATZENBUCKEL
Diese einfache, ungefährliche Übung gegen Rückenschmerzen in der Schwangerschaft stammt aus dem Yoga. Im Vierfüßlerstand den Kopf heben und den Rücken durchhängen lassen.

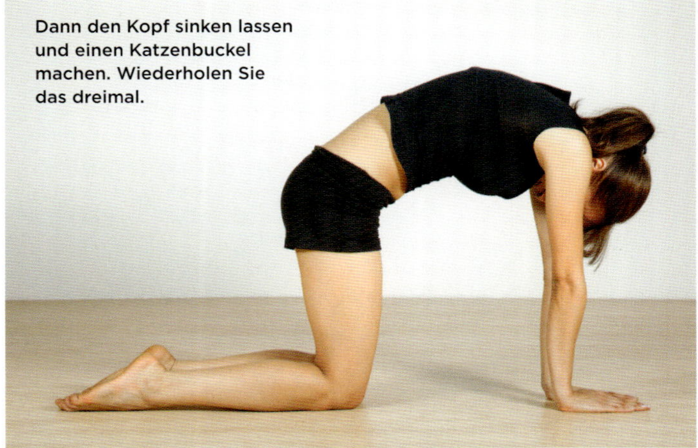

Dann den Kopf sinken lassen und einen Katzenbuckel machen. Wiederholen Sie das dreimal.

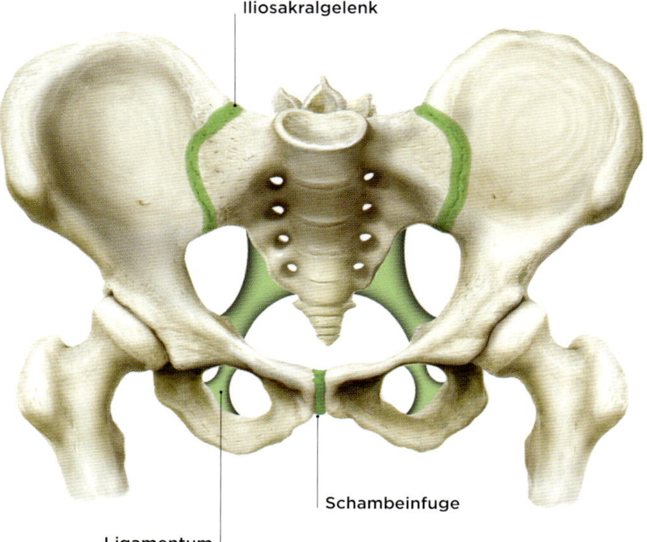

FLEXIBLES BECKEN
Das normalerweise starre Gebilde des Beckens wird in der Schwangerschaft flexibler, da das Hormon Relaxin die Bänder im Beckenraum lockert.

Halt geben ▸▸

Kegel-Übungen stärken den Beckenboden. Der stützt Gebärmutter, Verdauungsapparat und Blase. Starke Beckenbodenmuskeln stabilisieren das Becken und helfen so gegen Schmerzen im unteren Rücken und im Beckengürtel. Sie beugen auch Stressinkontinenz vor, die nach der Entbindung zum Problem werden kann; die Übungen:

- Sie finden Ihre Beckenbodenmuskeln, indem Sie beim Urinieren versuchen, den Urinfluss zu unterbrechen. Gelingt Ihnen dies, benutzen Sie die Muskeln.
- Üben Sie, diese Muskeln anzuspannen, wenn Sie nicht urinieren. Zehn Sekunden halten, dann locker lassen. Fünfmal nacheinander wiederholen. Die Übung mehrmals täglich durchführen.
- Erklären Sie bestimmte Aktivitäten im Geiste zur „Kegel-Zeit", etwa wenn Sie auf einen Bus warten, in einem Auto mitfahren, an einer Kasse stehen oder fernsehen.

Beckengürtelschmerz (BGS) Auch Symphysenlockerung oder Beckenringlockerung genannt; aufgrund der Wirkung des Hormons Relaxin kommt das vor und nach der Entbindung häufig vor.

Normalerweise findet bei alltäglichen Aktivitäten in den Iliosakralgelenken (siehe S. 124) nur wenig Bewegung statt, da die Muskeln den gesamten Beckenraum stabilisieren. Bei manchen Schwangeren lockert sich der Beckenraum derart, dass die Gelenkflächen aneinanderreiben, was Schwellungen, Entzündungen und Schmerzen verursacht.

Symptome sind Unterleibsschmerzen oberhalb der Schambeinfuge, der Verbindung zwischen den beiden Seiten des Beckens. Durch das Hormon Relaxin wird diese Verbindung gelockert, die Schambeinfuge verbreitert sich ein wenig, um die Geburt des Kindes zu ermöglichen. Viele Schwangere empfinden auch Schmerzen im hinteren Beckenbereich, oft tief im Gesäß, entweder einseitig oder von einer zur anderen Seite wechselnd.

Gehen, Treppensteigen, Aufstehen aus dem Sitzen, Umdrehen im Liegen, Aussteigen aus dem Auto, Spreizen der Beine oder Stehen auf einem Bein (beim Anziehen oder Aussteigen aus der Badewanne) können auch schmerzhaft sein. Oft werden die Schmerzen nachts schlimmer.

Das können Sie tun Befolgen Sie alle Empfehlungen auf Seite 130 f. – außerdem:

- Besprechen Sie mit Ihrem Arzt, ob Physiotherapie (siehe S. 178) oder etwas anderes (siehe *Was könnte helfen,* S. 176) helfen könnte. Gehen Sie zu einem Therapeuten, der in Schwangerschaftsproblemen erfahren ist.
- Lassen Sie sich nicht in einen Sessel, aufs Sofa oder gar in die Badewanne plumpsen.
- Vermeiden Sie schweres Heben, schieben Sie keine schweren Einkaufs- oder Kinderwagen.
- Machen Sie mal Pause! Ihr Schmerz nimmt direkt proportional zu Ihrer Aktivität zu, also ruhen Sie sich jede Stunde mindestens zehn Minuten aus.
- Setzen Sie sich beim Anziehen, Bügeln oder anderen Hausarbeiten.
- Beim Umdrehen im Bett oder Aufstehen aus dem Sitzen halten Sie die Knie fest zusammen und bewegen Sie beide Beine als Einheit.

Nach der Entbindung Die Rückenschmerzen können auch nach der Entbindung andauern, etwa wenn Sie das Baby hochheben und füttern. Mit etwas Vorsicht können Sie das Risiko postnataler Rückenschmerzen jedoch senken. Befolgen Sie die allgemeinen Ratschläge zum Heben und Tragen auf den Seiten 152 ff. sowie die folgenden Tipps:

- Besuchen Sie einen Rückbildungskurs, um Ihre Bauch- und Beckenbodenmuskulatur zu stärken und generell wieder in Form zu kommen.
- Achten Sie auf Ihre Haltung (siehe S. 148).
- Achten Sie darauf, dass Ihr Rücken gut abgestützt ist, v. a. wenn Sie Ihr Baby füttern.
- Heben Sie Ihr Baby korrekt mit geradem Rücken, halten Sie es dabei dicht an der Körpermitte. Die Füße sollten etwas auseinander, in leichter Schrittstellung stehen. Heben Sie es dann aus den Beinmuskeln heraus. Beim Hinlegen des Babys machen Sie es umgekehrt. Zum Üben machen Sie die „Kniebeuge mit Glas“ (siehe S. 167).
- Wenn Sie Ihr Baby in einen Autositz setzen oder legen, bücken Sie sich nicht dabei. Setzen Sie das Baby auf einen Sitz dicht an der Tür, halten Sie sich dabei aufrecht. Dann steigen Sie ein, sodass Sie sich nicht bücken und gleichzeitig drehen müssen. Versuchen Sie, in die Knie zu gehen und diese auf der Unterkante der Türöffnung abzustützen.

Tragen Sie Ihr Baby vor dem Bauch oder auf dem Rücken; bei seitlichem Tragen häufig wechseln.

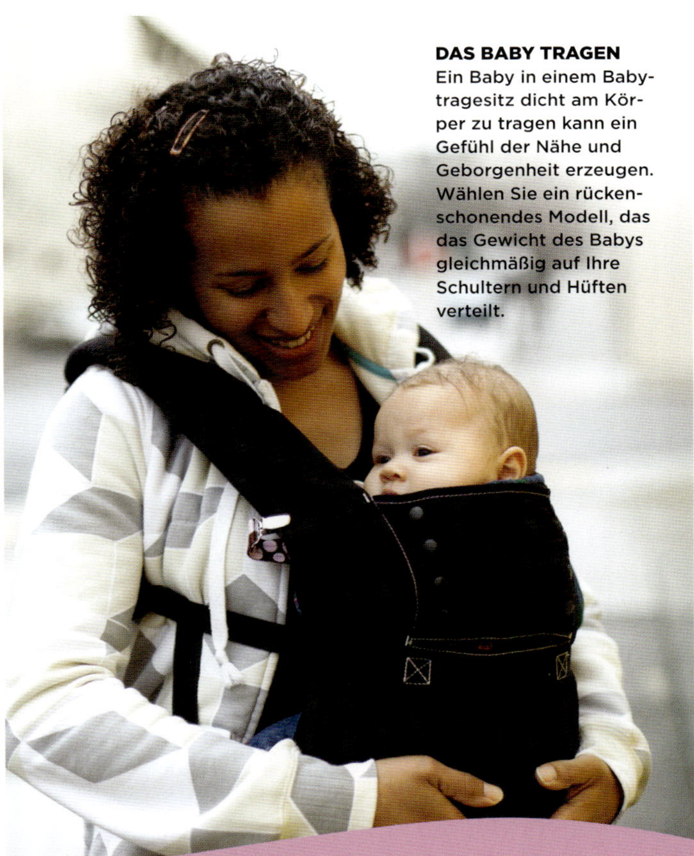

DAS BABY TRAGEN
Ein Baby in einem Babytragesitz dicht am Körper zu tragen kann ein Gefühl der Nähe und Geborgenheit erzeugen. Wählen Sie ein rückenschonendes Modell, das das Gewicht des Babys gleichmäßig auf Ihre Schultern und Hüften verteilt.

Übungen mittlerer und unterer Rücken ▸▸

Durch diese Übungen können Sie leichte Beschwerden aufgrund von Muskelverspannungen oder Bänderdehnungen lindern. Beachten Sie die Vorsichtshinweise auf Seite 10.

Beckenkippen

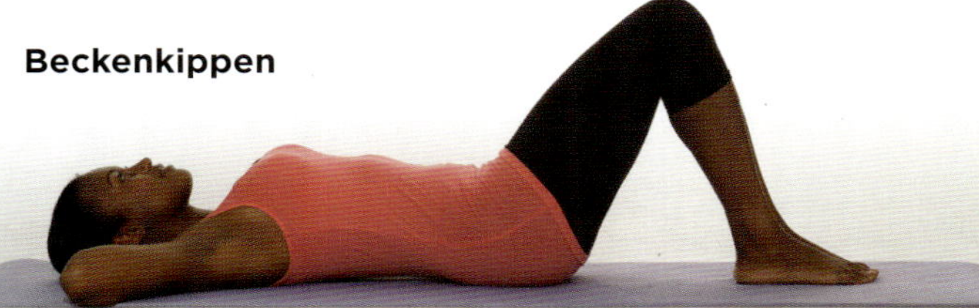

1 In neutraler Position (siehe S. 25) auf den Rücken legen, Knie etwa rechtwinklig beugen. Zum Abstützen des Nackens die Hände oder ein Kissen unter den Kopf legen.

2 Den Lendenwirbelbereich von der Matte abheben, ohne das Gesäß anzuheben.

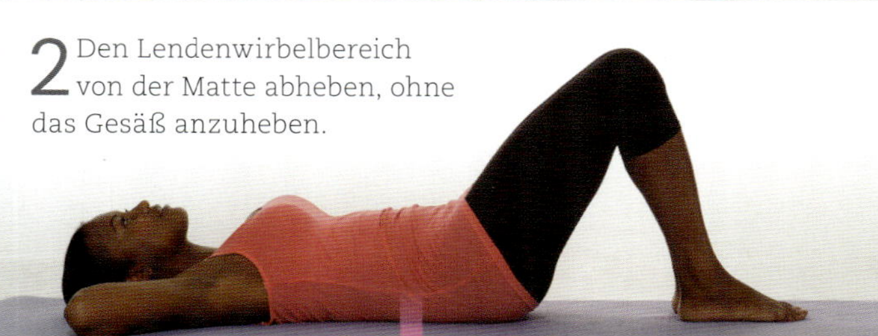

3 Den Lendenwirbelbereich wieder sinken lassen und in die Matte drücken. Zehnmal langsam und gleichmäßig wiederholen. In der neutralen Position beenden.

Beckenkippen im Sitzen

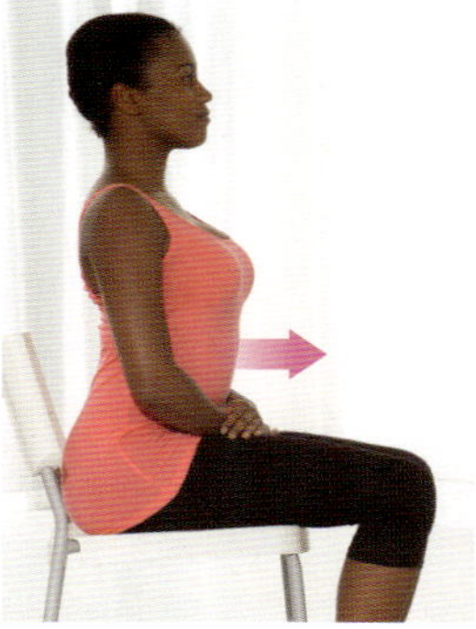

1 Aufrecht in der neutralen Position auf einem harten Stuhl sitzen (siehe Schritt 3). Die natürliche Krümmung der Lendenwirbelsäule forcieren, sodass sich der Bereich von der Rückenlehne entfernt.

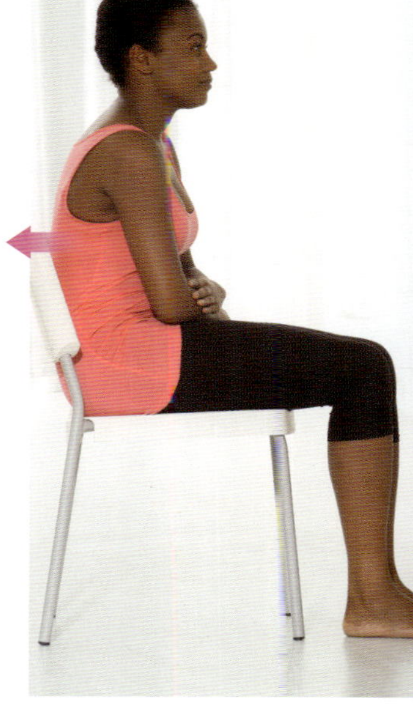

2 Dann „sacken" lassen, sodass die Lendenwirbelsäule rund wird. Schritt 1 und 2 zehnmal langsam und gleichmäßig wiederholen.

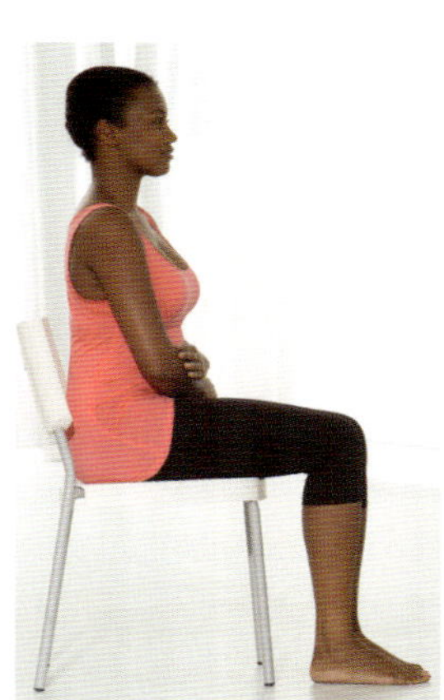

3 Zum Schluss Schritt 1 durchführen und in die neutrale Position (Bild 3) zurückkehren.

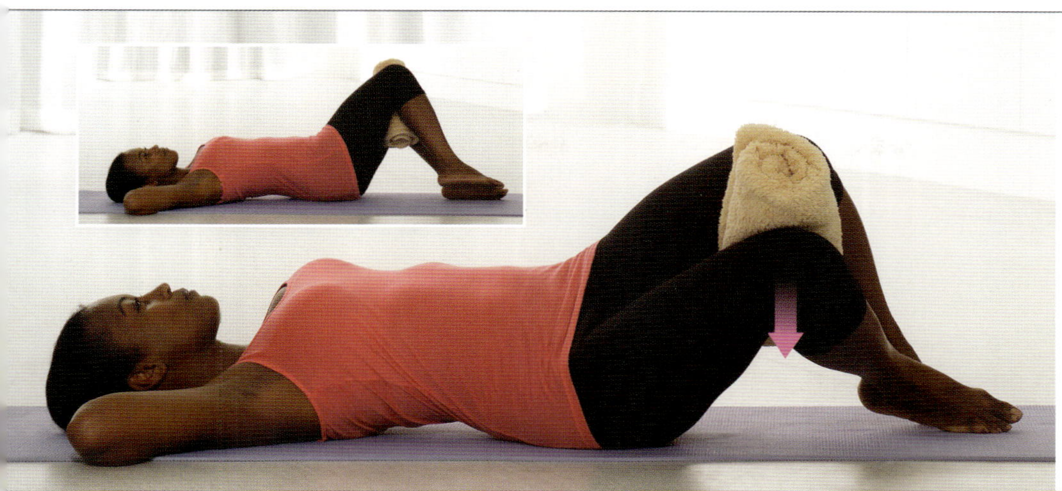

Handtuchrollen

In Rückenlage die Knie rechtwinklig beugen und ein aufgerolltes Handtuch zwischen die Knie klemmen. Beide Knie erst zur einen, dann zur anderen Seite sinken lassen, soweit es angenehm ist. Zehnmal wiederholen.

Gesäßheben

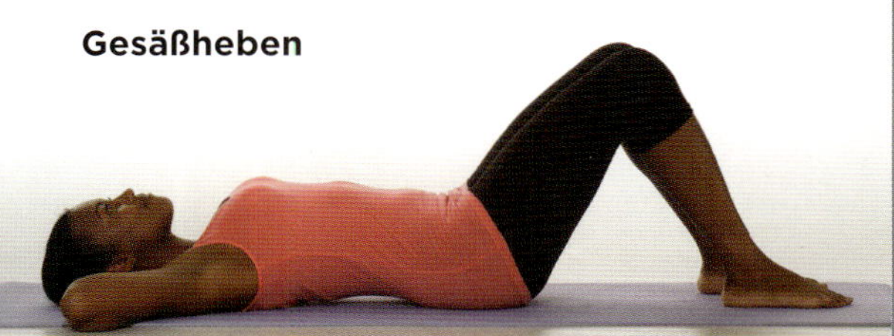

1 In Rückenlage die Knie rechtwinklig beugen, Füße schulterbreit auseinander aufstellen.

2 Gesäß von der Matte abheben. 30 Sekunden halten, sinken lassen. Fünfmal wiederholen.

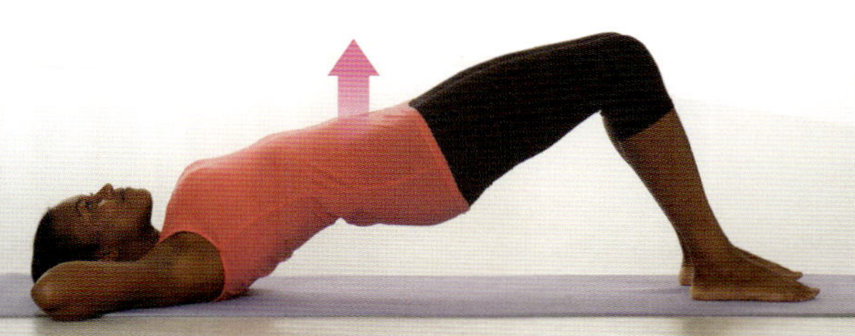

Krümmen und Strecken

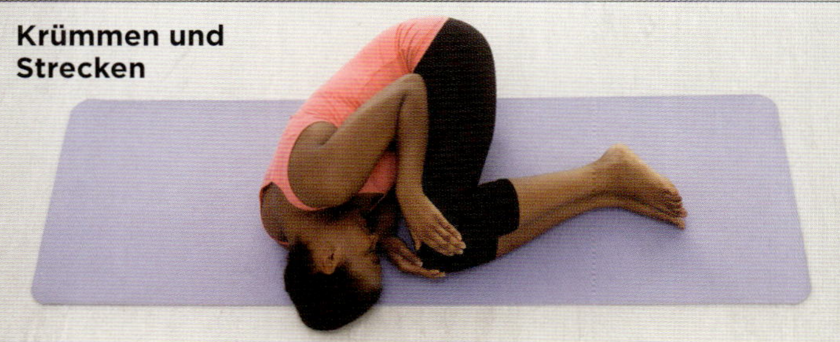

1 In Seitlage auf einer Matte zu einer Kugel zusammenrollen, dabei möglichst klein machen. 30 Sekunden halten.

2 Öffnen und bis in die Rückbeuge strecken, dazu die Hände über und hinter den Kopf und die Beine nach hinten strecken. Fünfmal wiederholen.

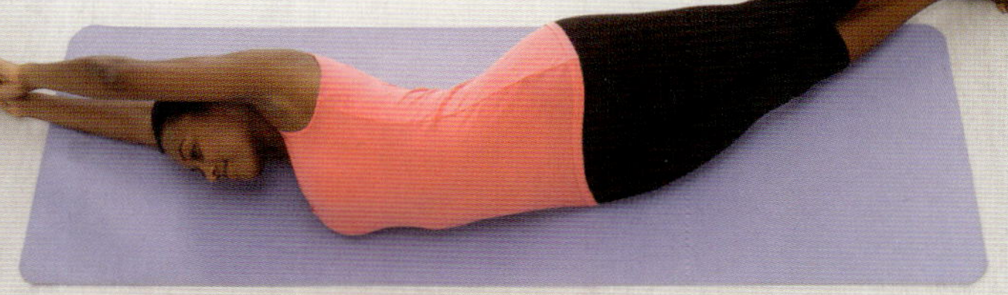

Übungen für die Brustwirbelsäule ▸▸

Diese Übungen helfen, Beschwerden im mittleren Rücken zu lindern, z. B. Schmerzen zwischen den Schulterblättern oder bei tiefen Atemzügen. Wenn Sie derzeit Rückenprobleme haben, fragen Sie vor der Durchführung Ihren Arzt und beachten Sie die Hinweise auf Seite 10.

Zwerchfellatmung

1 In Rückenlage die Knie rechtwinklig beugen, zum Abstützen des Nackens ein Kissen unter den Kopf legen, entspannen. Die Hände so auf den unteren Brustkorb legen, dass die Fingerspitzen sich knapp unterhalb des Brustbeins berühren.

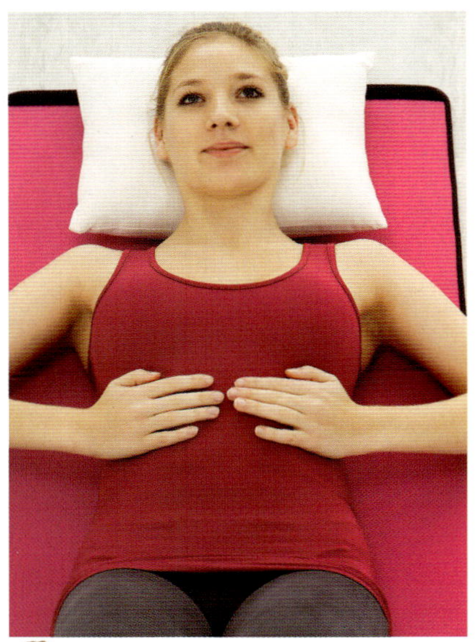

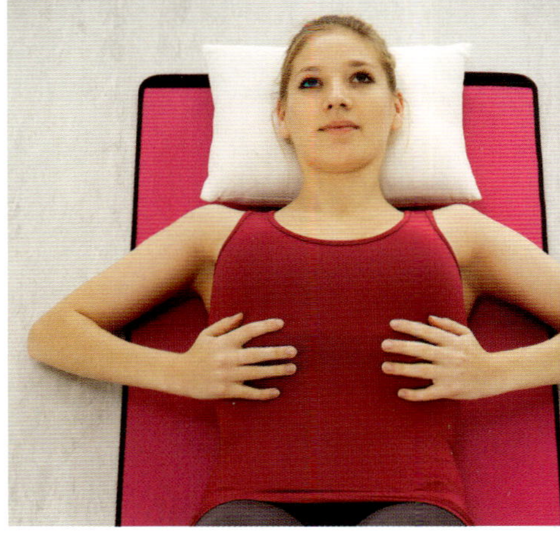

2 Durch die Nase tief einatmen, die Lungen füllen – spüren Sie, wie Ihre Rippen sich dehnen und die Finger auseinandergehen. Den Atem ein paar Sekunden anhalten, dann locker lassen und ausatmen. Dreimal wiederholen. Entspannen und zweimal wiederholen.

Drehsitz

1 Auf einen harten Stuhl mit gerader Rückenlehne setzen.

2 Mit der linken Hand das rechte vordere Stuhlbein möglichst weit unten fassen. Zehn Sekunden halten, langsam wieder aufrichten. Fünfmal wiederholen.

3 Schritt 2 auf der anderen Seite wiederholen.

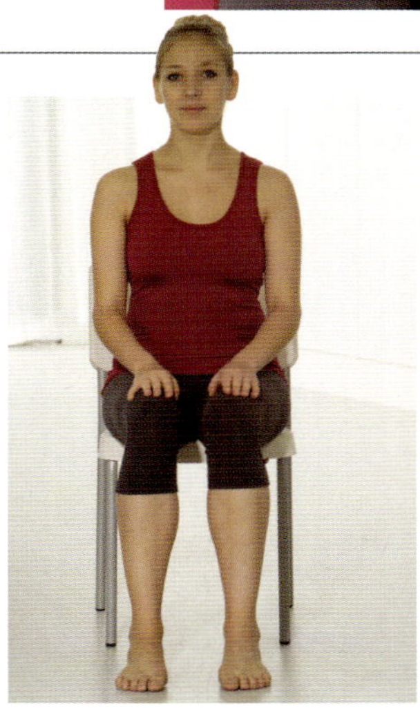

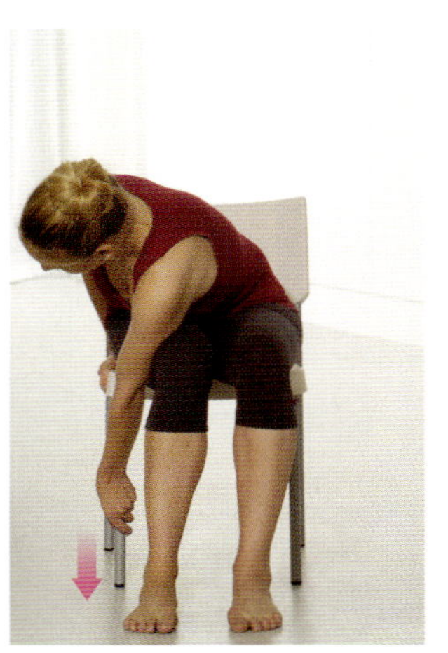

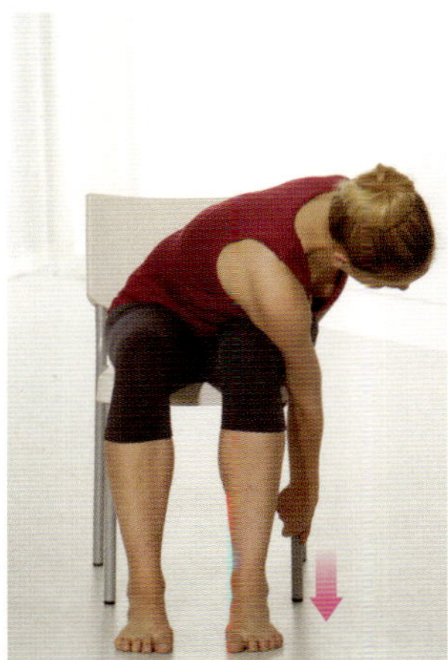

Schulterblattübung

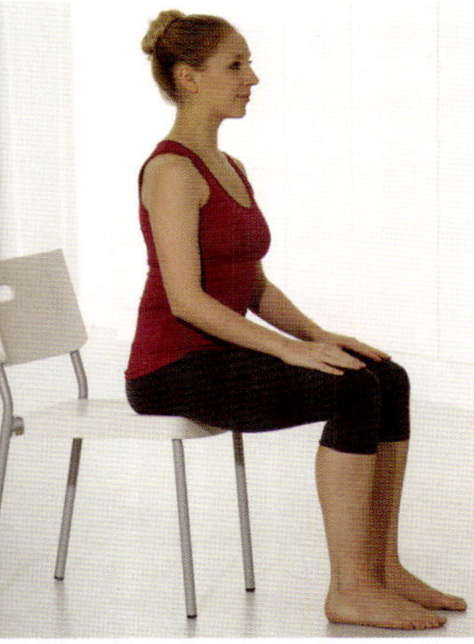

1 Aufrecht auf die Kante eines harten Stuhles setzen.

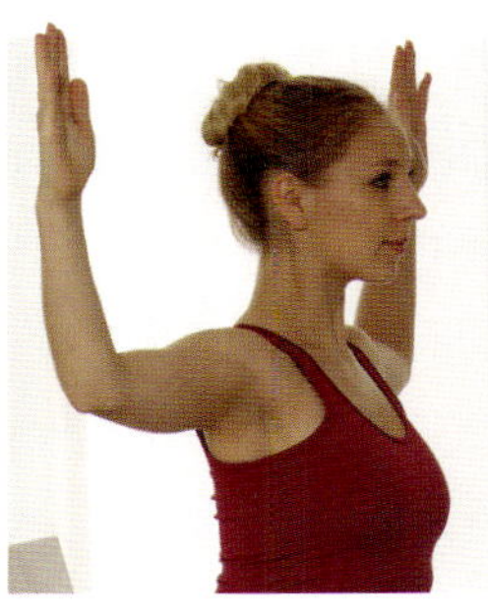

2 Die Ellbogen rechtwinklig beugen und nach hinten ziehen, sodass die Schulterblätter zusammengezogen werden. Zehn Sekunden halten.

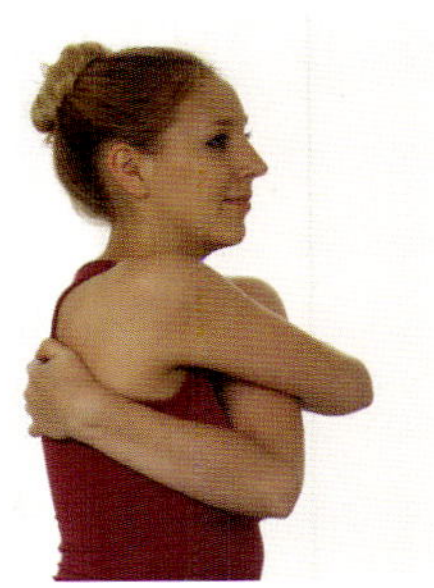

3 Arme nach vorn bringen und um den Körper schlingen, als wollten Sie sich selbst umarmen – die Schulterblätter werden auseinandergezogen. Zehn Sekunden halten, dann entspannen. Fünfmal wiederholen.

Seitdrehung

1 In Rückenlage mit gebeugten Knien ein Kissen unter den Kopf legen. Beide Arme gestreckt hinter dem Kopf ablegen. Entspannen, 30 Sekunden halten.

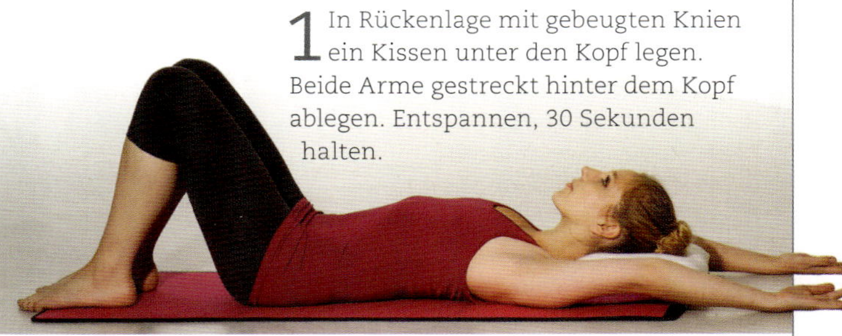

2 Die Arme heben, sodass sie von den Schultern senkrecht nach oben zeigen.

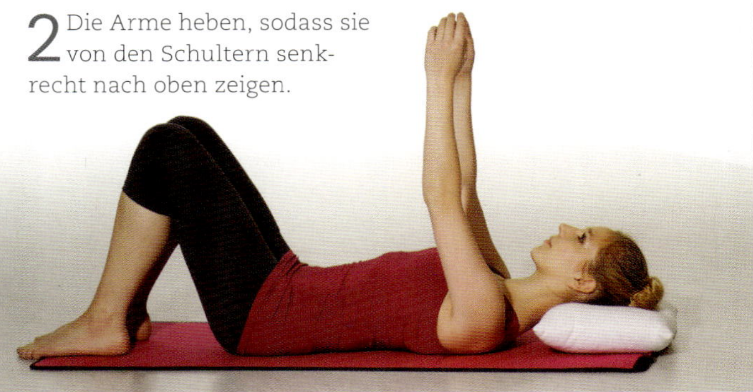

3 Die rechte Hand möglichst weit nach links strecken, ohne die rechte Hüfte vom Boden abzuheben. Zehn Sekunden halten, Arme sinken lassen. Auf der Gegenseite wiederholen. Die gesamte Abfolge fünfmal wiederholen.

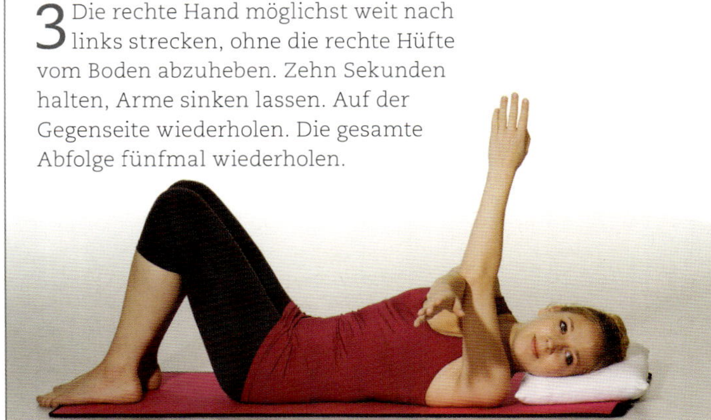

Ischias- und Piriformis-Übungen ▸▸

Ischialgien und das Piriformis-Syndrom gehen mit ähnlichen Beschwerden einher, oft sehr starken Schmerzen. Die Übungen können in beiden Fällen helfen, die Schmerzen zu lindern; durch die Übungen auf Seite 139 wird besonders der Piriformis-Muskel gedehnt. Beachten Sie die Hinweise auf Seite 10.

Ischias-Entlastungshaltung

Die Unterschenkel so ablegen, dass sie mit den Oberschenkeln rechtwinklig sind (Stufenlagerung).

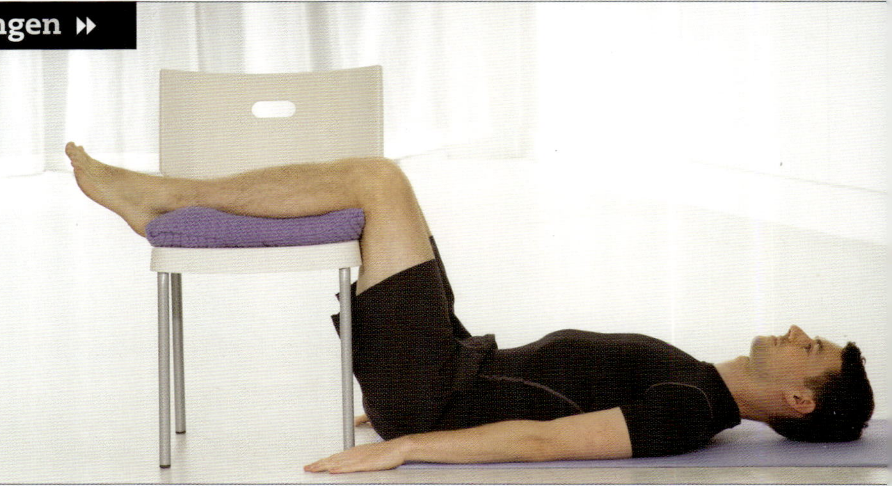

McKenzie-Übung bei akuten Ischiasschmerzen

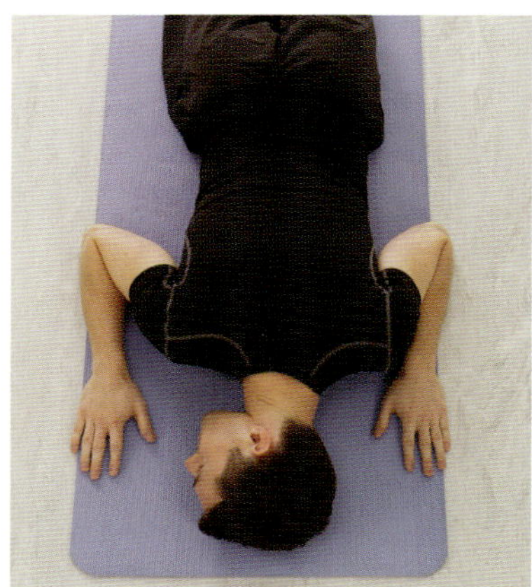

1 In Bauchlage auf einer harten Unterlage die Hände dicht neben den Schultern ablegen.

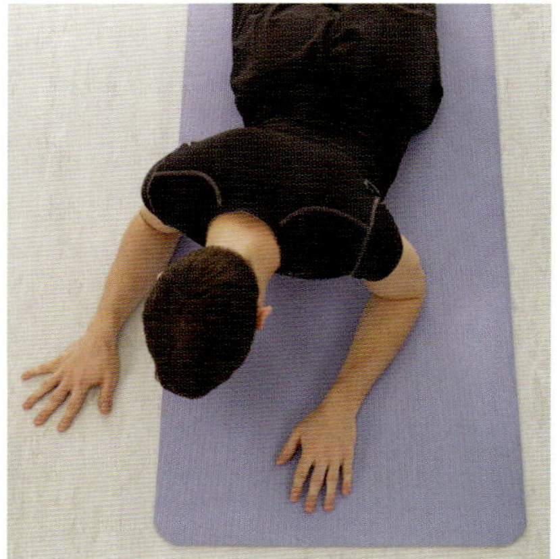

2 Auf die Ellbogen stützen, den Oberkörper anheben, entspannen. Zieht sich der Schmerz aus den Extremitäten zurück? Falls nicht, Oberkörper zur einen oder anderen Seite bewegen, nachspüren.

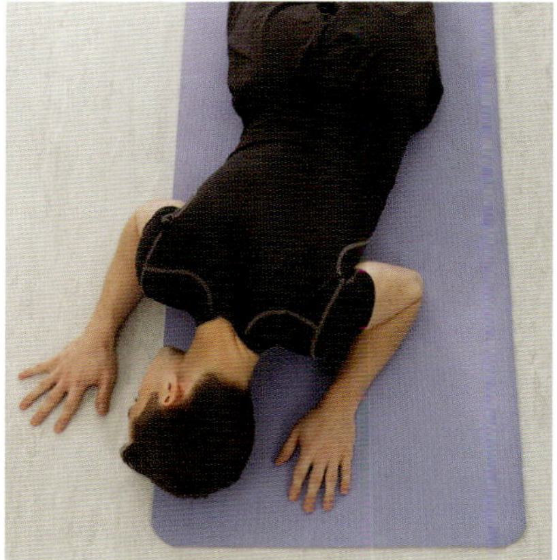

3 Finden Sie eine Position, in der Ihr Schmerz sich zurückzieht, entspannen und drei Minuten halten; bis zu einmal alle zwei Stunden wiederholen; nie eine Position halten, in der es wehtut.

Diagonale Knieübung

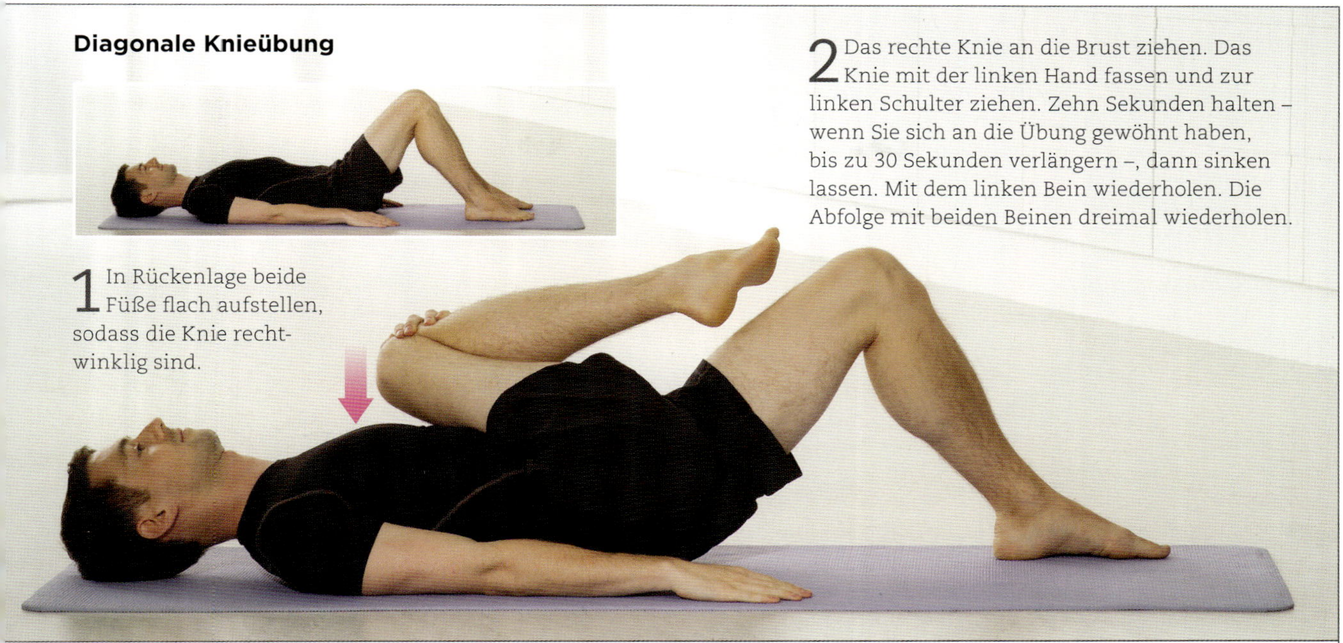

1 In Rückenlage beide Füße flach aufstellen, sodass die Knie rechtwinklig sind.

2 Das rechte Knie an die Brust ziehen. Das Knie mit der linken Hand fassen und zur linken Schulter ziehen. Zehn Sekunden halten – wenn Sie sich an die Übung gewöhnt haben, bis zu 30 Sekunden verlängern –, dann sinken lassen. Mit dem linken Bein wiederholen. Die Abfolge mit beiden Beinen dreimal wiederholen.

Knöchel-an-Knie-Dehnung

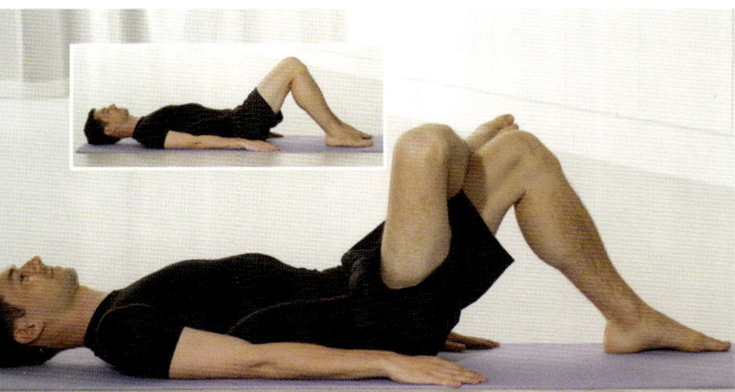

1 In Rückenlage beide Füße flach aufstellen, sodass die Knie rechtwinklig sind. Den rechten Knöchel auf den linken Oberschenkel legen.

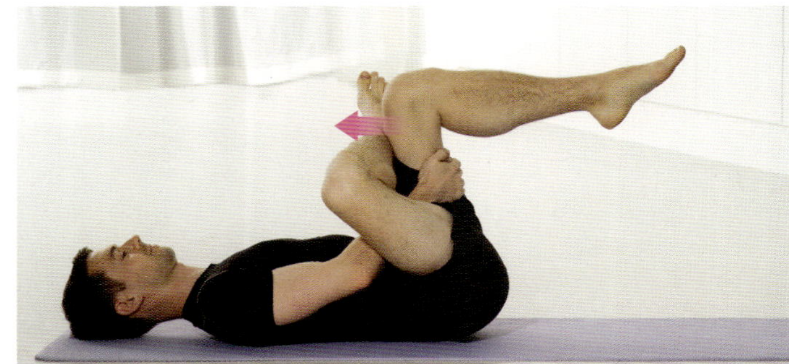

2 Das linke Bein an die Brust ziehen, zehn Sekunden halten – allmählich auf 30 Sekunden steigern –, sinken lassen. Mit dem linken Bein wiederholen. Die Abfolge dreimal wiederholen.

Übungen für das Iliosakralgelenk ▸▸

Diese Übungen helfen gegen ISG-Beschwerden. Konsultieren Sie jedoch zunächst den Arzt, um den Grund für Ihre Schmerzen herauszufinden; sonst werden diese wiederkommen. Beachten Sie die Hinweise auf Seite 10. Legen Sie sich ein flaches Kissen zum Abstützen unter Kopf und Nacken, wenn es bequemer für Sie ist.

Fäuste einklemmen

1 In Rückenlage die Knie rechtwinklig beugen, Füße aufstellen.

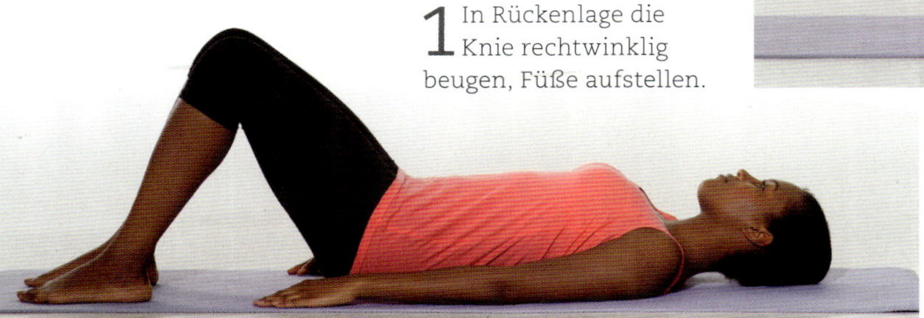

2 Beide Fäuste zwischen die Knie schieben. Füße anheben, der Rücken liegt flach auf der Matte. Knie zusammenpressen, zehn Sekunden halten. Fünfmal wiederholen.

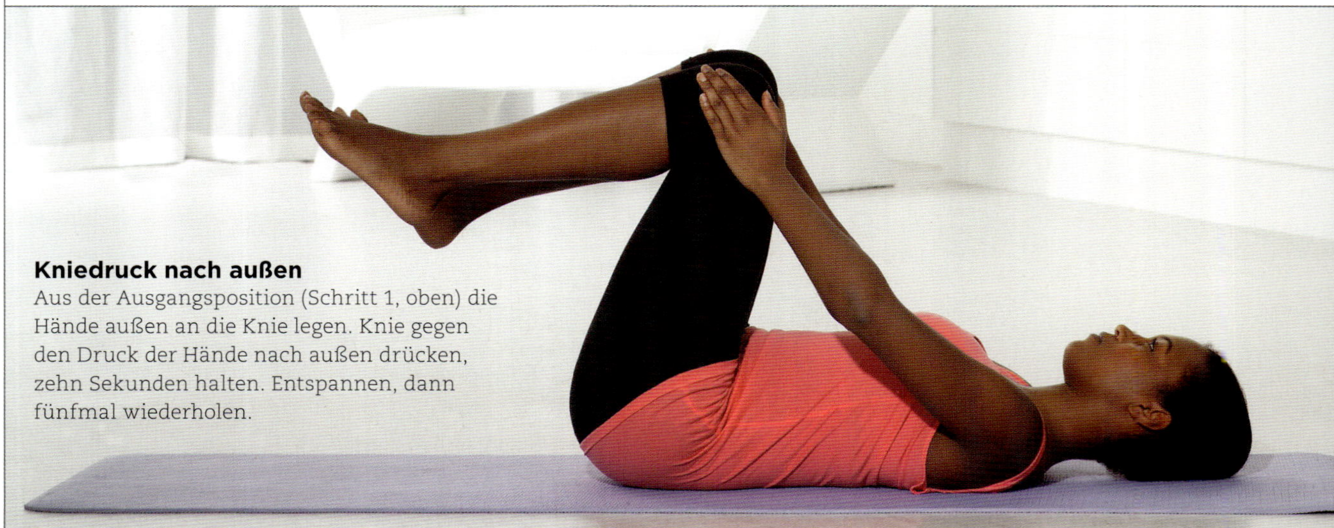

Kniedruck nach außen

Aus der Ausgangsposition (Schritt 1, oben) die Hände außen an die Knie legen. Knie gegen den Druck der Hände nach außen drücken, zehn Sekunden halten. Entspannen, dann fünfmal wiederholen.

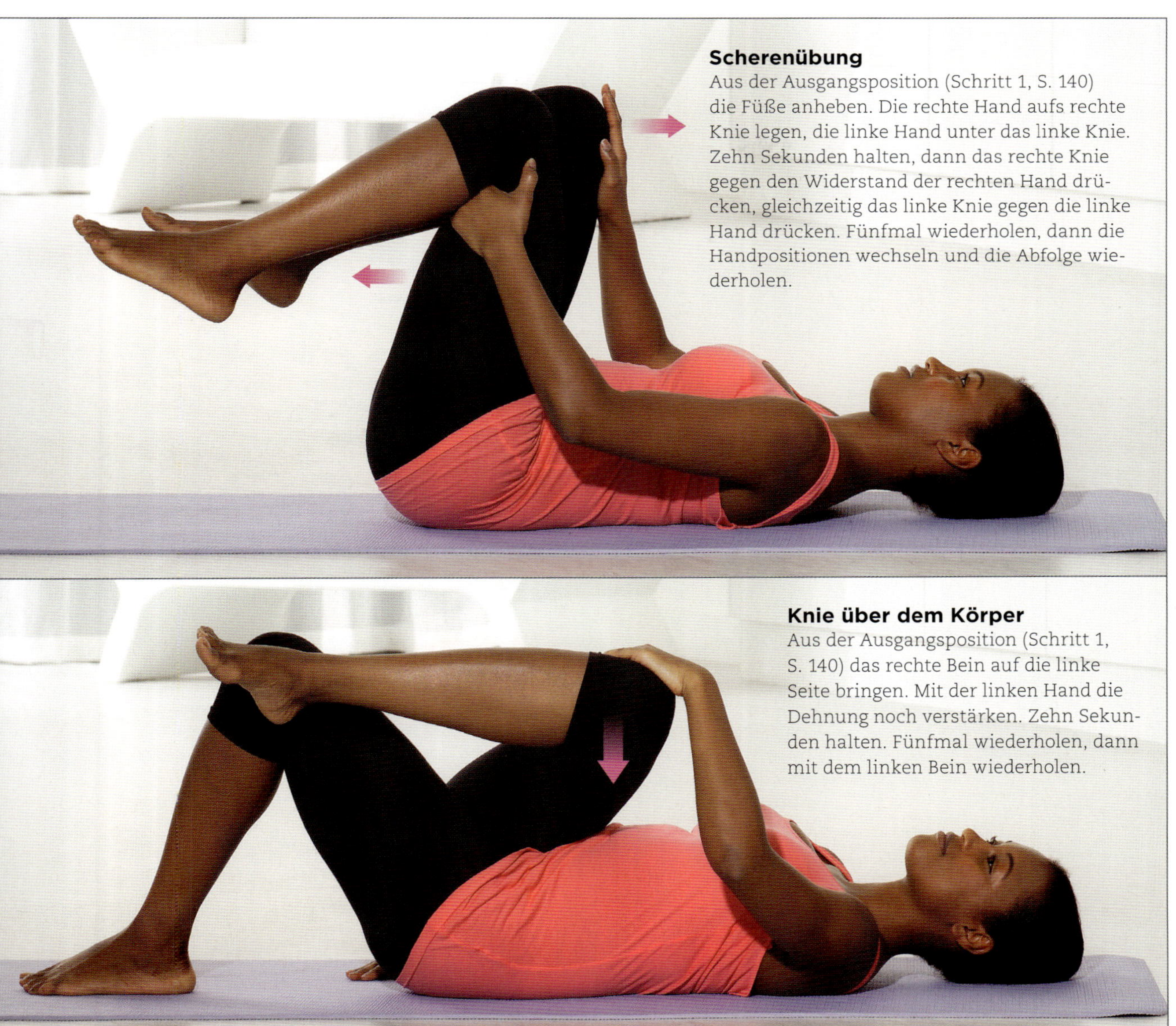

Scherenübung
Aus der Ausgangsposition (Schritt 1, S. 140) die Füße anheben. Die rechte Hand aufs rechte Knie legen, die linke Hand unter das linke Knie. Zehn Sekunden halten, dann das rechte Knie gegen den Widerstand der rechten Hand drücken, gleichzeitig das linke Knie gegen die linke Hand drücken. Fünfmal wiederholen, dann die Handpositionen wechseln und die Abfolge wiederholen.

Knie über dem Körper
Aus der Ausgangsposition (Schritt 1, S. 140) das rechte Bein auf die linke Seite bringen. Mit der linken Hand die Dehnung noch verstärken. Zehn Sekunden halten. Fünfmal wiederholen, dann mit dem linken Bein wiederholen.

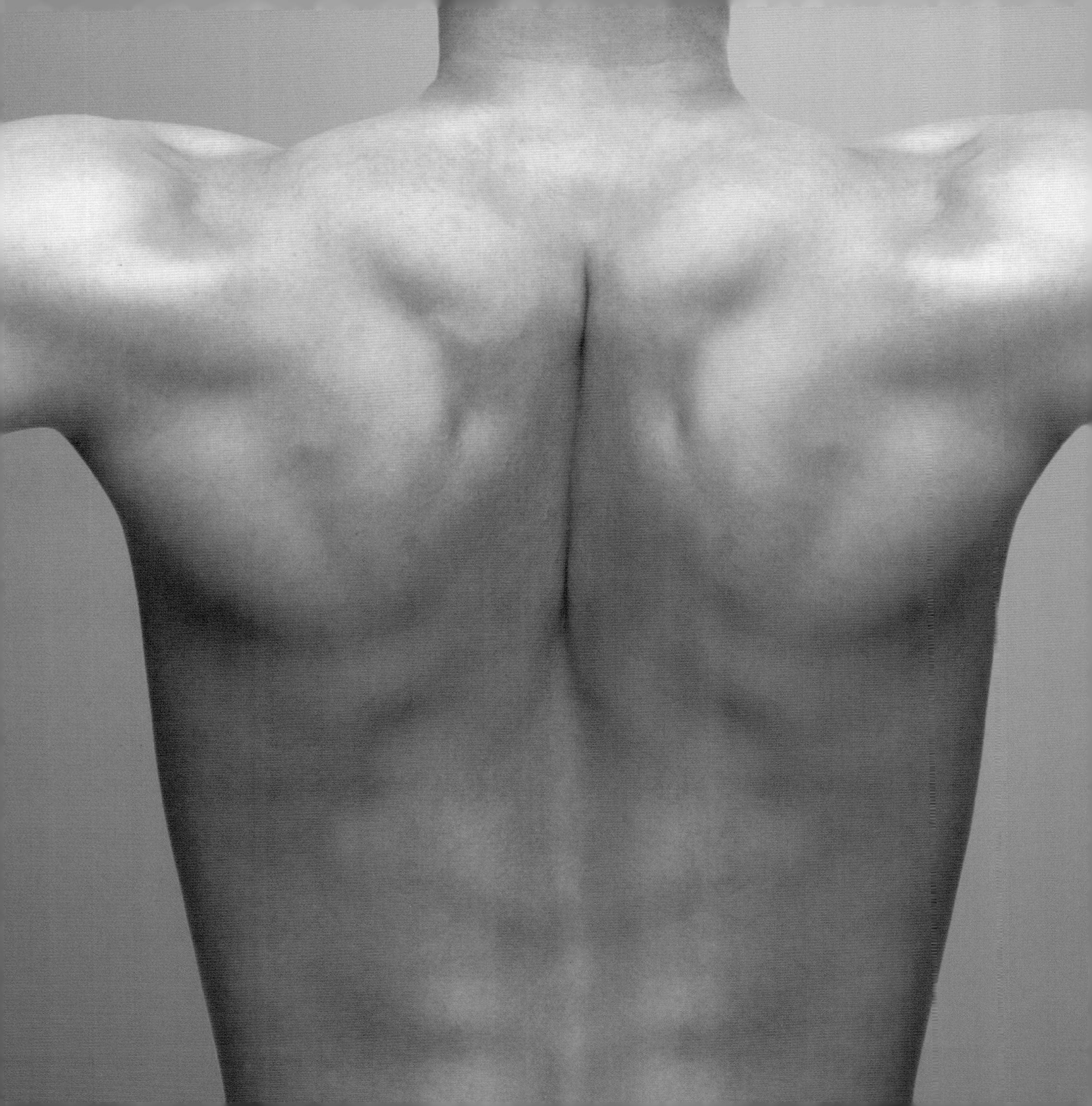

Kapitel 5

Der gesunde Rücken

Dieses erstaunliche Gebilde mit seiner komplizierten Konstruktion sollte von Kindesbeinen an gepflegt werden, damit der Rücken möglichst ein Leben lang gesund bleibt. In diesem Kapitel finden Sie wertvolle Tipps für die richtige Körperhaltung und rückenschonendes Verhalten im Alltag, außerdem dazu, wie Sie im Interesse eines gesunden Rückens Ihr Gewicht halten und mit Stress umgehen. Es folgen Rückenübungen, die Ihnen helfen, schmerzfrei zu bleiben.

Stabil, biegsam und stark

Ein gesunder Rücken ist stabil, flexibel und stark zugleich. Dazu benötigen Sie starke Wirbel, starke tiefe Muskeln und Bänder sowie leistungsfähige Bandscheiben. Genau das lässt sich durch sanftes Training erreichen.

Eine starke Bauchmuskulatur trägt zu Halt und Stabilität der Wirbelsäule wie des Bauchraums bei. Dadurch vermindert sich der Druck auf die Bandscheiben und die Gefahr, dass ein Wirbel aus der Reihe nach vorn gleitet, ist geringer. Werden beim Bücken die Bauchmuskeln angespannt, erhöht sich der Druck im Bauchraum noch mehr, sodass die inneren Organe in der Bauchhöhle angehoben werden und die untere Wirbelsäule entlastet wird. Außerdem sind die Muskeln unverzichtbar für eine gute Körperhaltung (siehe S. 148).

Ebenso wichtig sind die zahlreichen „Kern"-Muskeln, die horizontal, vertikal und diagonal zwischen den knochigen Vorsprüngen an den Wirbeln verlaufen. Durch Anspannung und Entspannung sorgen sie für die korrekte Krümmung der Wirbelsäule (siehe S. 149) und ermöglichen Bewegung der Segmente gegeneinander.

Wer rastet, der rostet Eine gesunde Wirbelsäule muss flexibel sein, denn nur so kann man sich problemlos bewegen, und das Risiko von Verletzungen oder Beschwerden sinkt. Täglich bücken, strecken und drehen wir uns. Ist der Spielraum der Wirbelsäule eingeschränkt oder wird nicht genutzt, versteifen die Gelenke und die Muskeln schlaffen ab.

Die Flexibilität ist von den Gelenken abhängig – d. h., dass Sie vielleicht ein Gelenk ausgezeichnet bewegen können, in einem anderen jedoch stark eingeschränkt sind. Ungut ist, dass ein versteiftes Gelenk übermäßigen Druck auf seinen Nachbarn ausübt – so können verspannte oder verkürzte Hüftbeuger im Hüftgelenk eine stärkere Krümmung der Lendenwirbelsäule (siehe S. 52) und damit Schmerzen in diesem Bereich verursachen.

Die Losung zur Vorbeugung heißt daher: Wer rastet, der rostet. Durch Dehnübungen (siehe S. 164) kann jeder Mensch jeden Alters seine Beweglichkeit fördern und erhalten. Dabei sollten dreimal wöchentlich alle Gelenke voll gedehnt werden, v. a. die von Wirbelsäule, Schultern und Hüften. Seien Sie jedoch vorsichtig, speziell wenn die Übungen neu für Sie sind. Gehen Sie nie über die Schmerzgrenze, und vermeiden Sie ruckartige Bewegungen. Die könnten zu Faserrissen von Muskeln, Sehnen und Bändern führen, da die Muskeln ansonsten in eine Schutzspannung gehen, um sich und die Gelenke zu schützen – sie verhärten. Für größtmöglichen Nutzen mit den Dehnübungen und gegen Überlastung ist es am besten, nur so weit zu dehnen, bis es ein wenig unangenehm wird, dann etwas locker zu lassen und diese Position ca. eine Minute zu halten.

Eine starke Bauch- und Rückenmuskulatur verleiht Stabilität, schützt die Wirbelsäule vor Verletzungen und entlastet deren Knochen und Gelenke. Die Muskeln müssen regelmäßig trainiert werden, um Kraft und Tonus zu erhalten. Während die Gesäßmuskulatur ständig benutzt wird (gehen, Treppen steigen), werden Rücken- und Bauchmuskulatur durch vieles Sitzen oft zu wenig gefordert.

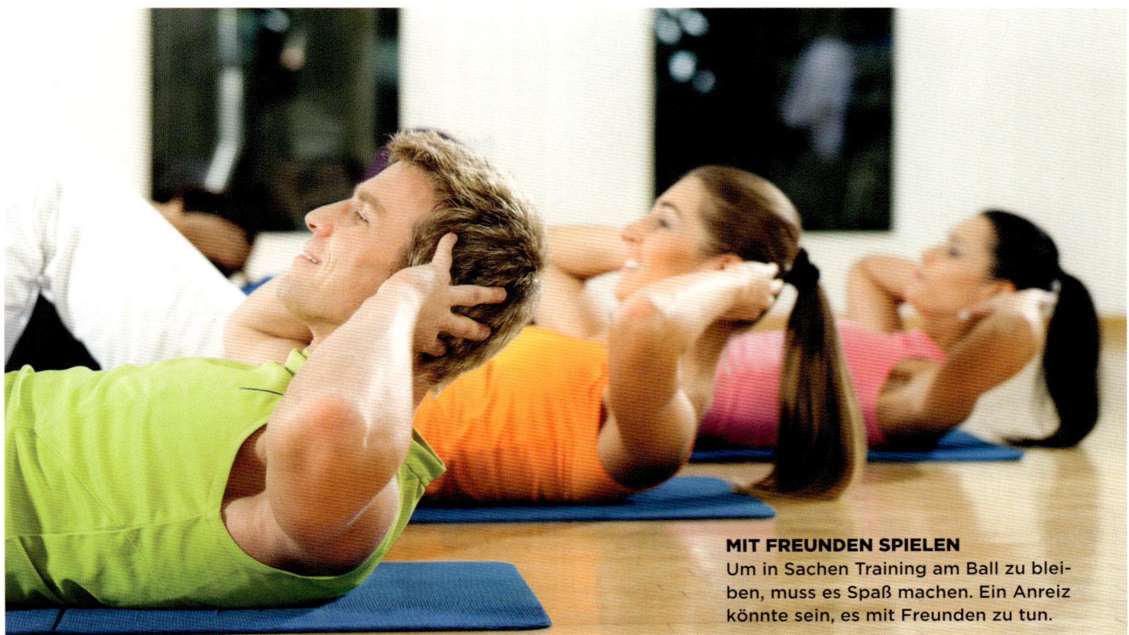

MIT FREUNDEN SPIELEN
Um in Sachen Training am Ball zu bleiben, muss es Spaß machen. Ein Anreiz könnte sein, es mit Freunden zu tun.

Der Weg zum Ziel Trainieren Sie Ihre Rücken- und Bauchmuskeln, indem Sie dreimal wöchentlich die Kräftigungsübungen ab Seite 169 durchführen, jedes Mal ein wenig intensiver. Legen Sie zwischen den Trainingseinheiten einen Tag Pause ein, um Verletzungen zu vermeiden.

Ein weiteres Problem ist, dass wir alle zu lange sitzen – oft in gebeugter Haltung –, ob am Arbeitsplatz, beim Autofahren oder Fernsehen. Dies bedeutet eine enorme Belastung für die Wirbel und quetscht die Bandscheiben (siehe S. 16) zusammen – die Folge ist eine erhöhte Verletzungsgefahr, v. a. im Lendenwirbelbereich. Durch häufiges Sitzen verkürzen sich wichtige Muskeln und Bänder, es kommt zu dauerhafter Versteifung. Natürlich spielt bei der abnehmenden Beweglichkeit auch das Alter mit.

Die Guten, die Schlimmen und die ganz Schlimmen Bewegungstraining ist nötig, um gesund zu bleiben. Dabei sind manche Aktivitäten besser für einen gesunden Rücken als andere. Hier einige Beispiele für Aktivitäten, die grob in die drei obigen Kategorien eingeteilt werden können. Achten Sie bei jeglichem Training auf eine gute Körperhaltung (siehe S. 148), da durch eine schlechte Haltung die positiven Effekte auch der „guten" Übungen aufgehoben und die negativen Auswirkungen der „schlimmen" noch verstärkt werden. Sehen Sie sich die speziell zum Erhalt eines gesunden Rückens konzipierten Übungen ab Seite 164 an.

Die „Guten" Diese Aktivitäten helfen, Rückenbeschwerden zu verhindern, indem sie die Wirbelsäule

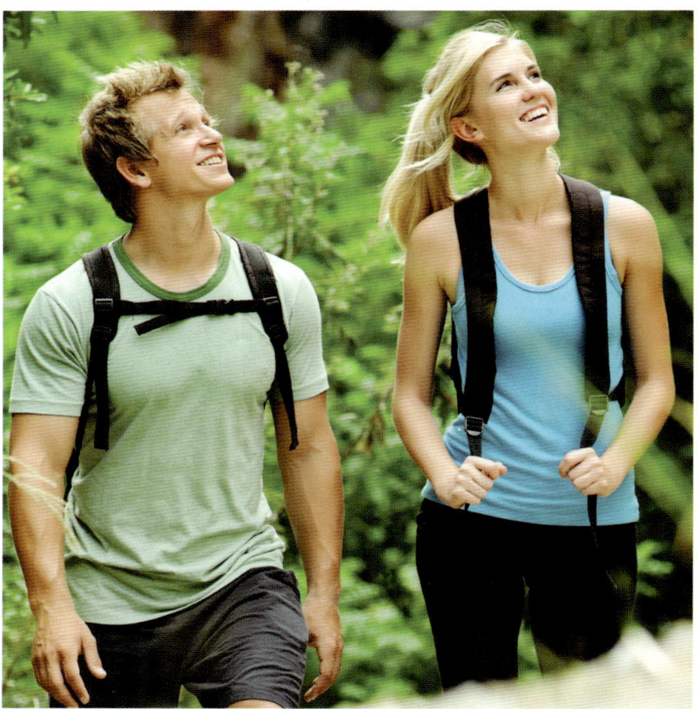

WANDERN SIE SICH GESUND
Ideal für den Rücken! Es regt den Kreislauf an und fördert Kraft und Beweglichkeit der Rückenmuskeln. Gepäck sollten Sie in einem gut konstruierten Rucksack tragen. Er sollte das Gewicht gleichmäßig auf die Schultern verteilen.

beweglich halten und die Muskulatur kräftigen.

- **Wandern** Wandern entspannt die Muskeln und fördert deren kontinuierliche Interaktion, dehnt das Bindegewebe, regt den Kreislauf an und vertieft die Atmung. Achten Sie dabei auf eine gute Körperhaltung, entspannte Schulter- und Nackenmuskeln und einen lockeren Gang.
- **Schwimmen** Eine sanfte Sportart, sie entlastet Gelenke und die Muskulatur der Wirbelsäule, trainiert Herz und Kreislauf, kräftigt Bauch- und Rückenmuskeln und fördert die Beweglichkeit; besonders in der Schwangerschaft geeignet, speziell Kraulen und Rückenschwimmen, da hierbei die Muskulatur gedehnt und die Beweglichkeit gefördert wird. Vermeiden Sie Rollwenden, legen Sie beim Einatmen den Kopf nicht zu weit in den Nacken, schwimmen Sie sanft und gleichmäßig, um Nacken und unteren Rücken nicht zu belasten.
- **Yoga** Ein Yogakurs (siehe S. 196) kann für einen gesunden Rücken förderlich sein, indem Beweglichkeit, Kraft, Ausdauer, Gleichgewicht und Haltung verbessert werden. Die Betonung liegt dabei auf „sanft“: Am besten geeignet ist Hatha-Yoga. Dynamischere Yogastile wie Ashtanga- oder Power-Yoga können Rückenbeschwerden verursachen oder verschlimmern. Achten Sie auf Ihre persönlichen Grenzen, überdehnen Sie sich nicht – und suchen Sie sich einen guten Yogalehrer.
- **Pilates** Eine Trainingsmethode, die sich immer größerer Beliebtheit erfreut (siehe S. 192). Pilates-Übungen kräftigen die tiefe Muskulatur, die für die korrekte Haltung der Wirbelsäule sorgt, sie helfen, muskuläre Dysbalancen auszugleichen, und beugen so Gelenkverschleiß vor. Pilates fördert auch Kraft und Flexibilität der Muskulatur sowie das Bewusstsein für gute Körperhaltung.
- **Tanzen** Diese ausgezeichnete Sportart verbessert die Haltung, hält die Knochen stabil, stärkt die Muskulatur und fördert Kondition, Gleichgewichtssinn und Koordination – außerdem macht es Spaß. Welcher Tanzstil sich für Sie eignet, hängt von Alter und Fitness ab, ob Sie bereits Rückenbeschwerden haben – und von Ihren Vorlieben. Beginnen Sie langsam und steigern Sie sich allmählich, bis Ihre Kondition sich verbessert.

Die (eventuell) „Schlimmen“ Vielleicht ist es unfair, diese Sportarten als „schlimm“ zu bezeichnen, da die Gefahr für Ihren Rücken größtenteils davon abhängt, wie Sie diese ausüben. Vorsicht ist jedenfalls angebracht.

- **Jogging** Ausgezeichnet, um fit zu bleiben und die Knochen stark zu halten; doch die hohe Belastung beim Laufen, v. a. auf hartem Untergrund, strapaziert die Wirbelgelenke im unteren Rücken. Gutes Aufwärmen (siehe S. 96) minimiert das Verletzungsrisiko. Zu Beginn und zum Schluss locker gehen, langsam joggen und steigern. Danach die Wirbelsäule gut dehnen, um den LWS-Bereich zu öffnen. Bei Rückenschmerzen besser auf eine andere Ausdauersportart umsteigen.
- **Golf** Über einen Golfplatz zu marschieren kann ein ausgezeichnetes Bewegungstraining sein – solange Sie keine schwere Tasche mit Golfschlägern schleppen müssen. Lässt sich dies nicht vermeiden, wechseln sie die Schulter ab. Noch besser ist es, einen Golfcaddy zu nutzen. Das Ausholen mit dem Schläger und die gebeugte Haltung sind jedoch nicht gut für den Rücken. Strecken Sie als Gegenmaßnahme nach jedem Schlag den Rücken und praktizieren Sie Golfschwünge auch zur anderen Seite hin.
- **Radfahren** Gut für die Fitness, stärkt Hüft- und Beinmuskulatur. Die gebeugte Haltung auf einem Rennrad ist jedoch ungut, da dadurch die Hüftbeuger verkürzt und zudem HWS- und LWS-Bereich stark belastet werden. Wenn Sie so radfahren, dehnen Sie zuvor ausgiebig Hüftbeuger und Rückenmuskeln und kräftigen Gesäß- und Bauchmuskulatur. Fahrräder, auf denen man aufrecht sitzt, sind rückenschonender – noch besser sind Heimtrainer mit Rückenstütze.

Die „ganz Schlimmen" Ohne die nötige Vorsicht bedeuten diese Sportarten ein Risiko für den Rücken.

- **Tennis, Racketball und Badminton** Diese Schlägersportarten haben Vor- und Nachteile. Gut ist, dass sie Fitness und Ausdauer fördern und die Knochen stark erhalten, schlecht, dass man sich dabei häufig bücken und verdrehen muss, oft unter Anspannung. Zudem werden die Körperhälften unsymmetrisch trainiert. Trainieren Sie daher auch die „Gegenseite".
- **Gartenarbeit** Gartenarbeit kann eine Strapaze für den Rücken sein. Das Geheimnis dagegen lautet: „Lieber öfter und weniger." Wechseln Sie zwischen anstrengenden Tätigkeiten in gebückter Haltung (umgraben, jäten) und leichteren Arbeiten. Legen Sie öfters Pausen ein.

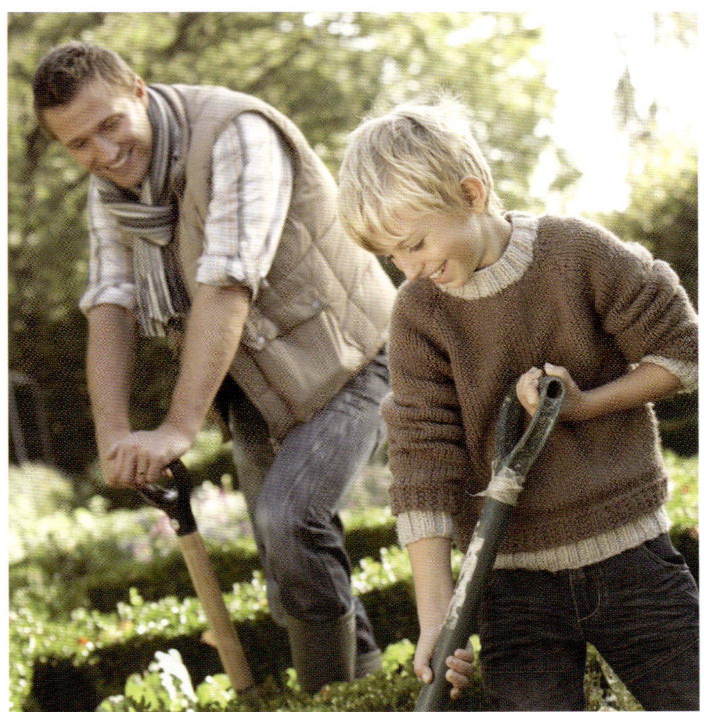

TIEF GRABEN
Gartenarbeit an der frischen Luft kann wunderbar sein. Wechseln Sie jedoch zwischen Spatenarbeit, Pausen sowie rückenschonenderen Tätigkeiten wie dem Schneiden von Pflanzen oder dem Auspflücken welker Blüten.

Die richtige Haltung

Im Stehen, Sitzen oder Gehen eine Körperhaltung einzunehmen, die eine minimale Belastung für die Wirbelsäule bedeutet, ist mit das Wichtigste, das Sie für Ihren Rücken tun können. Auf den folgenden Seiten erfahren Sie, was eine gute Haltung ausmacht und wie Sie sich diese im Alltag angewöhnen können.

Das Southern California Orthopedic Institute liefert eine hilfreiche Definition von „Haltung“: „... die Art und Weise, wie der Körper sich angesichts der allgegenwärtigen Schwerkraft ausrichtet und positioniert. Ob wir stehen, sitzen oder liegen, die Schwerkraft wirkt auf unsere Gelenke, Bänder und Muskeln. Durch eine gute Haltung wird die Kraft auf unseren ganzen Körper verteilt, sodass keine einzelne Partie überlastet wird.“

Wir kennen das Bild eines Soldaten, der „Haltung annimmt“: Augen geradeaus, Schultern zurück, Bauch und Po eingezogen. Doch ist dies gute Haltung? Aber nein! Der Soldat sieht vielleicht „klasse“ aus, doch alles ist steif und angespannt. Das verstößt gegen eine der Grundregeln guter Haltung: Der Körper muss locker und flexibel sein, in „neutraler“ Position, wie Physiotherapeuten das nennen.

Gute Haltung bedeutet ausgewogenen und natürlichen Druck auf die Gelenke und dass die Muskeln weder überdehnt noch angespannt sind. Alles andere führt zu Verspannungen und belastet die Gelenke. Von hinten betrachtet sollte die Wirbelsäule eine gerade Linie bilden, von der Seite jedoch ihre natürliche Krümmung haben. Abweichung davon ist ein Zeichen für erhöhte und womöglich unausgewogene Belastung einzelner Partien, für überdehnte Bänder und verkürzte oder überdehnte Muskeln.

Warum ist gute Haltung wichtig? Dass der Druck auf die Gelenke gleichmäßig verteilt und die Muskulatur locker sein sollte, hängt damit zusammen, dass es zwei Arten von Muskeln gibt: phasische und tonische (posturale). Phasische Muskeln haben einen hohen Anteil an weißen Fasern (Fast-Twitch-Fasern, Typ-II-Fasern), die schnell agieren/reagieren. Sie sind für bewusste Bewegungen zuständig. Tonische Muskeln mit einem hohen Anteil an roten Fasern (Slow-Twitch-Fasern, Typ-I-Fasern) arbeiten dagegen permanent; sie halten den Körper aufrecht in korrekter Position.

Bei schlechter Haltung sind die Körperpartien nicht korrekt zueinander ausgerichtet, sodass tonische Muskeln angespannt sind und ihre Gegenspieler überdehnt. Als Folge arbeitet keine der beiden Muskelgruppen effizient. Mit der Zeit werden die überdehnten Muskeln schwächer. Das führt zu Haltungsschäden und erhöht das Risiko für Rückenprobleme. Eine zu stark gekrümmte Lendenwirbelsäule überdehnt die Bauchmuskeln, die Muskeln der Gegenseite verkürzen und verkrampfen sich.

Auf die Haltung achten Zur Vorbeugung und Behandlung von Rückenbeschwerden sollte man wissen, wie gute Haltung überhaupt aussieht und wie sie sich anfühlt. Daher finden Sie hier nachfolgend Abbildungen mit Erläuterungen dazu.

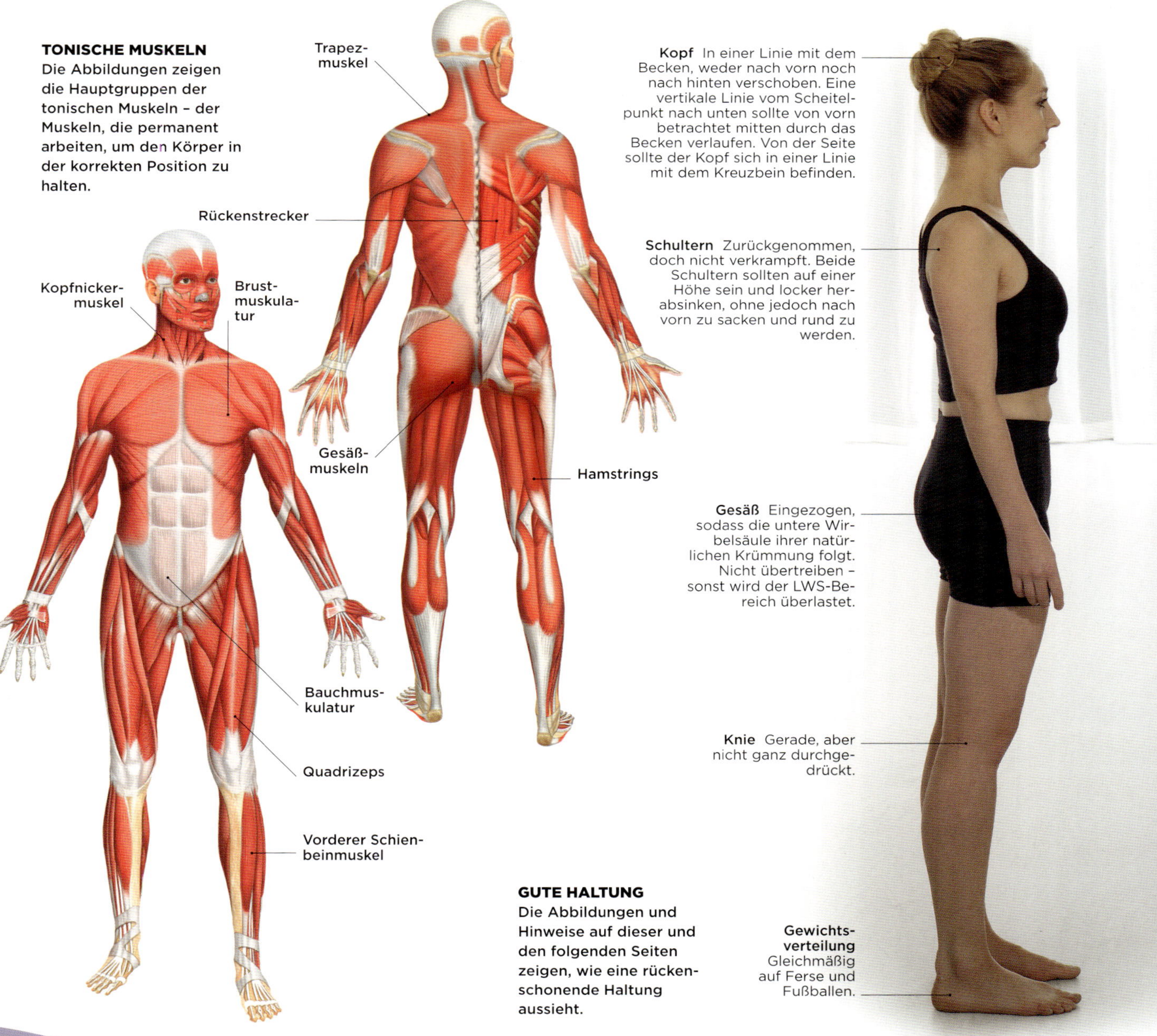

TONISCHE MUSKELN
Die Abbildungen zeigen die Hauptgruppen der tonischen Muskeln – der Muskeln, die permanent arbeiten, um den Körper in der korrekten Position zu halten.

GUTE HALTUNG
Die Abbildungen und Hinweise auf dieser und den folgenden Seiten zeigen, wie eine rückenschonende Haltung aussieht.

Der Scheitelpunkt soll der höchste Punkt des Kopfes sein. Schieben Sie ihn in Richtung Decke, sodass der Hals gestreckt wird; vermeiden Sie jedoch jegliche Anspannung.

Schauen Sie geradeaus, weder nach oben noch nach unten.

HALTUNGSKORREKTUR
Stellen Sie sich in Unterwäsche vor einen Spiegel. Lange Haare stecken Sie hoch, damit Sie Schultern, Hals und Ohrläppchen sehen können.

Halten Sie das Kinn in gerader, neutraler Position, sodass es weder angehoben noch gesenkt ist.

Halten Sie den Hals gerade, weder nach rechts noch nach links geneigt.

Schultern zurücknehmen und sinken lassen; weder hochgezogen noch verkrampft.

Bewahren Sie im oberen und unteren Rücken die natürliche Krümmung der Wirbelsäule (siehe S. 14). Achten Sie darauf, dass Sie nur den normalen Muskeltonus benötigen, um die Wirbel in Position zu halten, und dass Gelenke und Bänder nicht überlastet werden.

Balancieren Sie Ihren Körper aus. Jede Abweichung der Wirbelsäule von der Vertikalen kann Gelenke und Muskeln strapazieren. Achten Sie daher auf eine vertikale Ausrichtung des Körpers: Schultern und Hüften sollten auf einer Höhe sein, die Arme locker an den Seiten herabhängen und der Kopf bequem auf dem Hals ruhen.

Belastet Ihre Haltung den Rücken? Der erste Schritt zu guter Haltung lautet, sich ehrlich zu beobachten. Stellen Sie sich vor einen Spiegel und betrachten Sie sich. Beurteilen Sie Ihre Haltung anhand der Hinweise zur Abbildung links.

Beginnen Sie mit dem Kopf (siehe links); beantworten Sie folgende Fragen:

- **Neigt sich Ihr Kopf zu einer Seite, sind Ihre Schultern gekrümmt?** Dann ist eventuell Ihr Trapezmuskel (siehe S. 76) auf einer Seite verkrampft, auf der anderen überdehnt. Das könnte ein Zeichen für Skoliose (siehe S. 54) sein, die seitliche Krümmung der oberen Wirbelsäule, doch oft sind einfach die Muskeln einer Seite überbeansprucht.
- **Sind Ihre Schultern hochgezogen und verkrampft?** Dann sind nahezu unweigerlich auch Ihre Halsmuskeln verspannt, was den HWS-Bereich und die Schultergelenke belastet und zu Spannungskopfschmerzen führen kann.
- **Sind Ihre Schultern rund, sodass die Brust einsinkt?** Dann sehen Sie vermutlich, dass Ihre Handflächen zu weit nach hinten zeigen. Wohl ist die Brustmuskulatur verkrampft und die obere Rückenmuskulatur überdehnt. Frauen beobachten vielleicht hängende Brüste. Durch diese Dysbalance kann die Atmung behindert werden, der Sauerstoff-Kohlendioxid-Austausch verringert.
- **Stehen die Spitzen Ihrer Hüftknochen schief, zeigen sie zu weit nach vorn oder hinten?** Dies kann ein Zeichen für eine Skoliose (siehe S. 54) der Wirbelsäule sein. Ragen die Spitzen der Hüftknochen zu weit nach vorn, haben Sie vermutlich eine Hyperlordose (siehe S. 56), eine zu starke Krümmung der Lendenwirbelsäule, durch die sich die Rückenmuskulatur verspannt, die Bauchmuskeln geschwächt werden und das Gesäß nach hinten ragt. Zeigen die Spitzen der Hüftknochen zu weit nach hinten, haben Sie vielleicht das umge-

kehrte Problem: Die Krümmung im LWS-Bereich kann zu gering sein, was ebenso schädlich ist. Es führt oft dazu, dass der Kopf sich – von der Seite betrachtet – weiter vorn befindet als das Becken und dass der Bauch sich vorwölbt. Beide Probleme können sich auf die Gewichtsübertragung der Lendenwirbelsäule auswirken und die Zwischenwirbelgelenke überlasten.

- **Zeigen die Kniescheiben nach außen oder innen?** Die Knie sollten sich auf einer Höhe befinden, die Kniescheiben nach vorn zeigen. Weisen sie nach außen, haben Sie vielleicht O-Beine, nach innen, dann X-Beine. Beides wirkt sich darauf aus, wie das Gewicht entlang der Beine verteilt wird, und verursacht Beschwerden im unteren Rücken, in Hüften, Knien und Fußgewölbe.
- **Zeigen Ihre Fußspitzen nach außen oder innen?** Weisen die Fußspitzen nach außen, ist oft das Fußgewölbe gesenkt („Plattfuß"). Egal, ob die Fußspitzen jedoch nach innen oder außen zeigen, beides führt vermutlich zu Beschwerden im unteren Rücken, zu Knie-, Hüft- und Fußproblemen, da das Gewicht beim Gehen oder Stehen nicht mehr gleichmäßig auf den gesamten Fuß verteilt wird.

Kopf hoch! Die Position von Kopf und Hals ist der Schlüssel zu einer guten Haltung. Wenn Sie den Kopf richtig halten, fallen die Schultern quasi von selbst an ihren Platz und Sie fühlen sich ausbalanciert und ausgewogen.

Halten Sie den Kopf nicht richtig, müssen sich die Muskeln von Hals und oberem Rücken ständig dehnen und anspannen, um die unnatürliche Haltung auszugleichen – Nacken- und Kopfschmerzen sind die Folge.

Wahrscheinlich bewegen Sie den Kopf mehr als jeden anderen Teil Ihres Körpers, wenn Sie etwas anschauen oder mit Leuten reden – umso wichtiger ist es, sich eine korrekte Kopfhaltung anzugewöhnen, auch und gerade bei Kopfbewegung.

Vorzüge einer guten Haltung ▸▸

Durch eine gute Haltung können Sie

- das Risiko verringern, Kopf-, Nacken-, Rücken- und Armschmerzen zu bekommen.
- präzisere Bewegungen ausführen und so Muskeln und Gelenke entlasten.
- physische und psychische Anspannung und Stress reduzieren.
- Ihre Atmung verbessern: Durch vermehrte Sauerstoffaufnahme gewinnen Sie ein Mehr an Energie.
- gegenüber anderen Menschen eine positive Ausstrahlung voller Selbstvertrauen gewinnen.

Gute Haltung – eine Gewohnheitssache Gute Haltung gewöhnt man sich nicht von heute auf morgen an, v. a. wenn man viel Zeit im Sitzen verbringt und dabei immer auf einen Fleck starrt, etwa bei Computerarbeit oder langen Autofahrten. Wenn man beschäftigt oder müde ist, sinkt der Kopf nur zu gern nach vorn, der Nacken verdreht sich, der Rücken sackt zusammen. Dagegen hilft nur, sich auf die Haltung zu konzentrieren, bis der Körper sich umgestellt hat und automatisch die korrekte Haltung einnimmt.

Auf den folgenden Seiten finden Sie jede Menge Tipps, wie Sie bei alltäglichen Verrichtungen eine gesunde Haltung einnehmen können – bei der Arbeit und zu Hause.

Überlastung vermeiden

Wenn Sie sich ein bisschen Mühe geben, ist es nicht schwer, auf die Haltung zu achten, beim Gehen oder auch bei Aktivitäten. Schwierig wird es nur, wenn Sie eine Zeitlang in einer bestimmten Position verharren oder etwas körperlich besonders Anstrengendes zu erledigen haben.

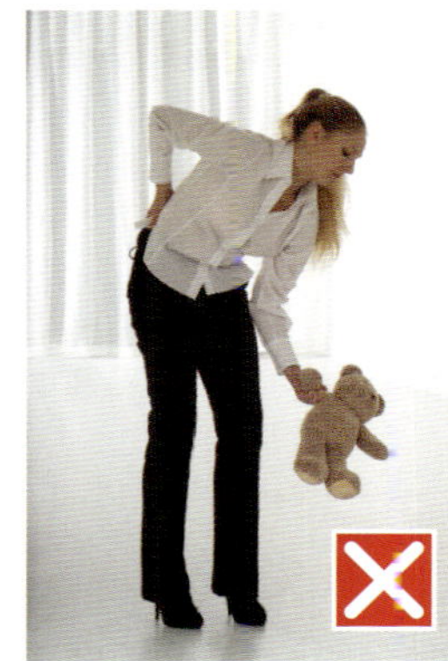

HEB DAS AUF
Selbst das Aufheben eines leichten Gegenstands vom Boden kann den Rücken überlasten, wenn Sie es nicht richtig machen. Dabei stets in die Knie gehen und den Rücken gerade halten.

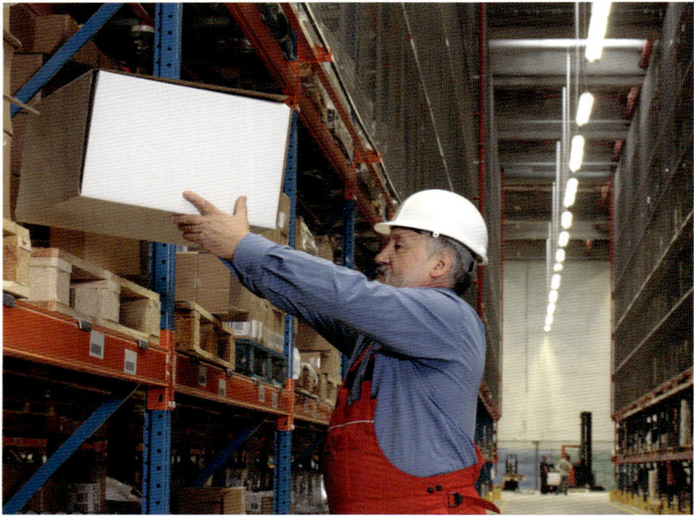

SCHWERARBEIT FÜR DEN RÜCKEN
Viele Arbeiten bedeuten Stress für den Rücken. Doch Jobs, bei denen man viel heben und tragen muss, bergen das größte Verletzungsrisiko.

Ob schwere körperliche Arbeit oder ein Bürojob, ob Bedienen im Restaurant oder die tägliche Hausarbeit – die meisten Tätigkeiten bergen Risiken für den Rücken. Sie können diese jedoch größtenteils in den Griff bekommen, wenn Sie drei Grundregeln befolgen: Achten Sie auf die richtige Ausrüstung, wenden Sie die korrekte Technik an und legen Sie regelmäßig Pausen ein. Nachfolgend finden Sie vielseitige Tipps.

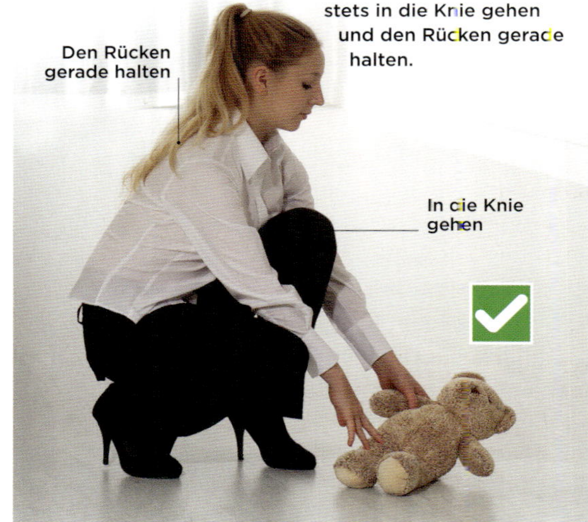

Bücken Ob Sie die Waschmaschine beladen, etwas in den Backofen schieben oder Spielzeug vom Boden aufheben – achten Sie darauf, dass Sie in die Knie gehen, statt den Rücken krumm zu machen.

SICHER HEBEN

Falsches Heben schadet dem Rücken, weil die Rückenmuskeln dabei etwas tun müssen, für das sie nicht konstruiert sind. Daher gilt beim Heben:

- Den Rücken gerade halten und aus den Beinmuskeln heraus arbeiten.
- Möglichst eine Hand unter den Gegenstand legen und ihn dicht am Körper halten. Wird etwas mit einer Armlänge Abstand zum Körper hochgehoben, belastet dies die Wirbelsäule bis zu *zehnmal* stärker als das Gewicht des Gegenstands!

Schwere Objekte Die Versuchung ist sehr groß, sich einfach zu bücken, um einen schweren Gegenstand hochzuheben. Dabei ist die Gefahr, dem Rücken zu schaden, jedoch ganz erheblich.

Stehen Sie in leichter Schrittstellung möglichst dicht vor dem Gegenstand; beide Füße ganz flach aufstellen. Mit geradem Rücken so weit wie nötig in die Knie gehen. Aus den Hüft- und Beinmuskeln heraus in einer fließenden Bewegung nach oben kommen, immer bei geradem Rücken. Erst losgehen, wenn Sie aufrecht stehen.

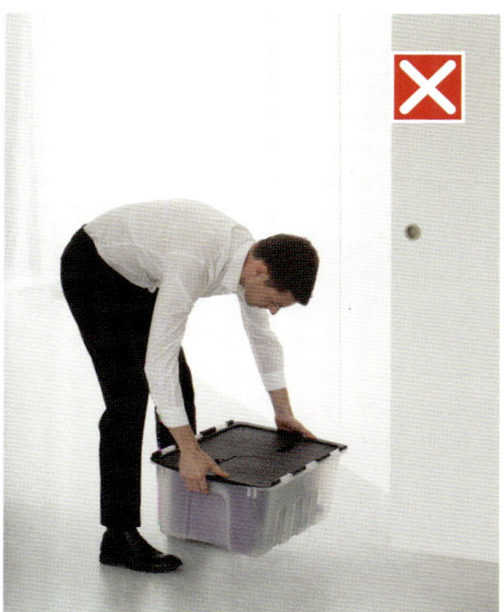

RICHTIGES UND FALSCHES HEBEN
Das Bild oben zeigt eine Hebetechnik, bei der die Gefahr, dem Rücken zu schaden, erheblich ist: Der Rücken ist gebeugt, die Beine sind gerade.
Wie Sie dagegen rückenschonend heben, sehen Sie rechts: Bei geradem Rücken in die Knie gehen. Zum Tragen den Gegenstand dicht am Körper halten. Das entlastet den Rücken.

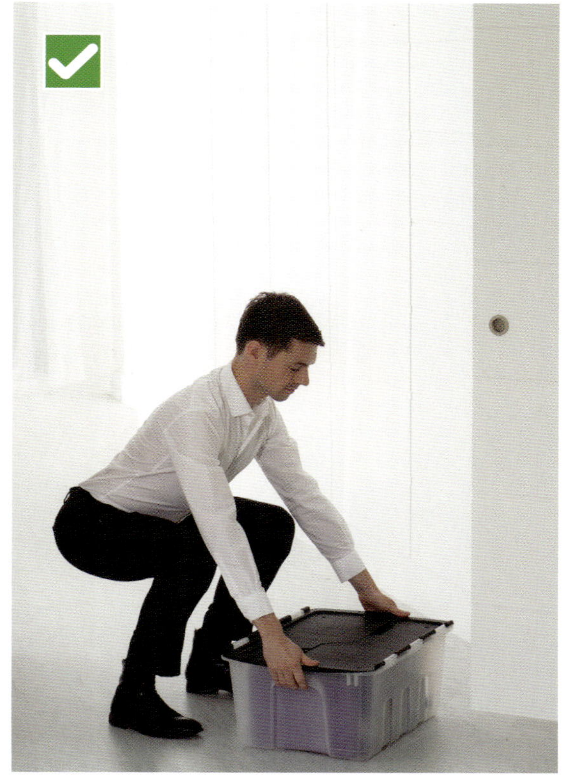

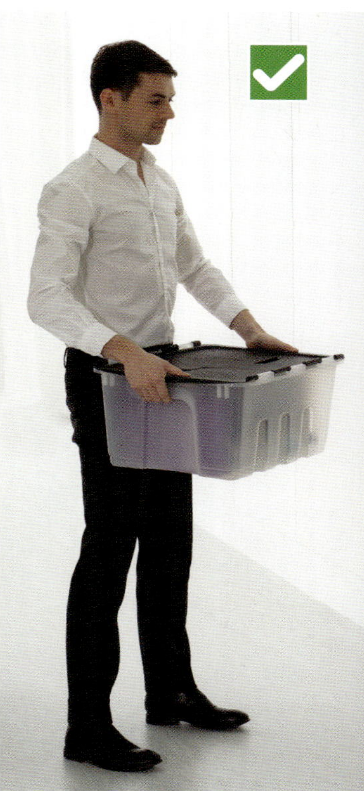

IM HAUSHALT

Studien belegen, dass Frauen, die ausschließlich Hausarbeit erledigen, ebenso fit sind wie solche, die ins Fitnessstudio gehen. Der Grund dafür ist vermutlich, dass man bei vielen Arbeiten im Haushalt etwas schieben oder ziehen, sich bücken und strecken muss. Leider kann Hausarbeit aber auch den Rücken enorm belasten und zu Fehlhaltungen verleiten. Hier ein paar Tipps, wie Sie Haltungsprobleme und Rückenbeschwerden vermeiden.

Staubsaugen Fassen Sie den Griff des Staubsaugers so weit oben, dass Sie sich nicht bücken müssen. Halten Sie ihn dicht am Körper. Damit bewegen Sie ihn aus den Füßen heraus, nicht durch Vorbeugen und Aufrichten.

Arbeitsflächen Ob in der Küche oder beim Bügeln, die Höhe der Arbeitsfläche sollte so konzipiert sein, dass Sie bei der Arbeit gerade stehen.

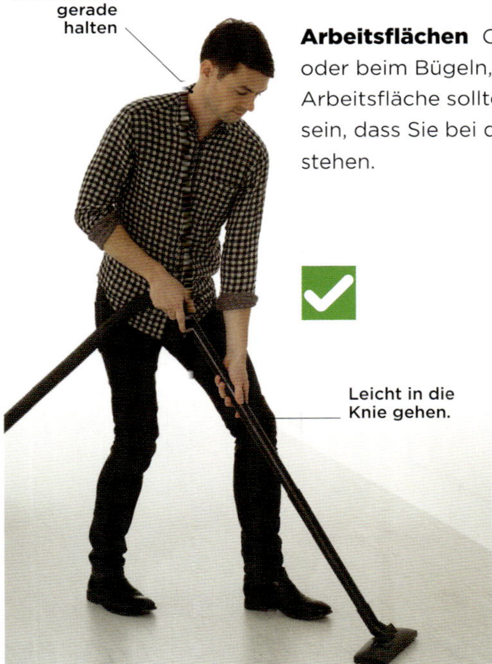

RICHTIG STAUBSAUGEN
Vermeiden Sie es, sich bei schiebenden Bewegungen nach vorn zu beugen. Ganz gleich, welche Art Staubsauger Sie verwenden, halten Sie stets den Rücken gerade und gehen Sie notfalls in die Knie, statt sich zu bücken.

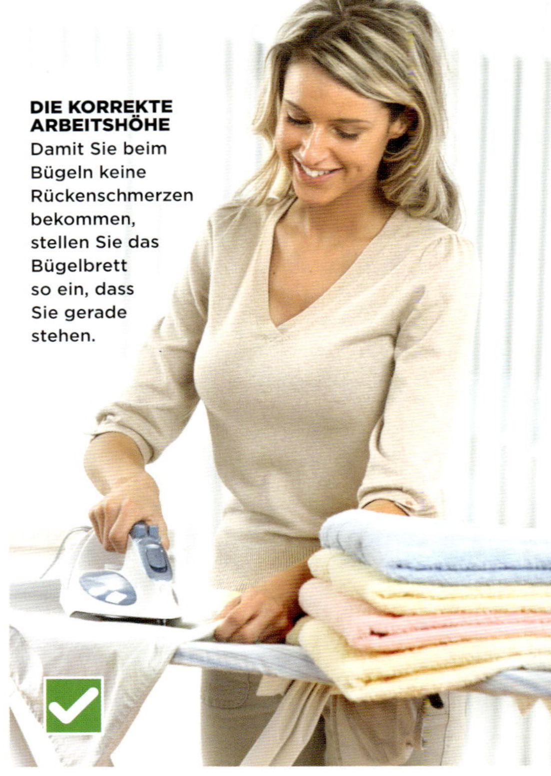

DIE KORREKTE ARBEITSHÖHE
Damit Sie beim Bügeln keine Rückenschmerzen bekommen, stellen Sie das Bügelbrett so ein, dass Sie gerade stehen.

IM GARTEN

Gartenarbeit birgt verschiedene Risiken für den Rücken, meist durch ungewohnte Belastung der tonischen Muskeln; um Probleme zu vermeiden:

- Verwenden Sie für Sie passendes Werkzeug – vor dem Kauf Gewicht und Handhabung testen.
- Zum Unkrautjäten eine Hacke oder einen Rasentrimmer mit langem Stiel verwenden.
- Beim Pflanzen stets in die Knie gehen.
- Mit dem Rasenmäher niemals in bogenförmigen Schwüngen arbeiten – stets dicht hinter dem Mäher bleiben.
- Nicht länger als 30 Minuten ohne Pause graben und vorher Aufwärmübungen für den unteren Rücken machen (siehe S. 134).

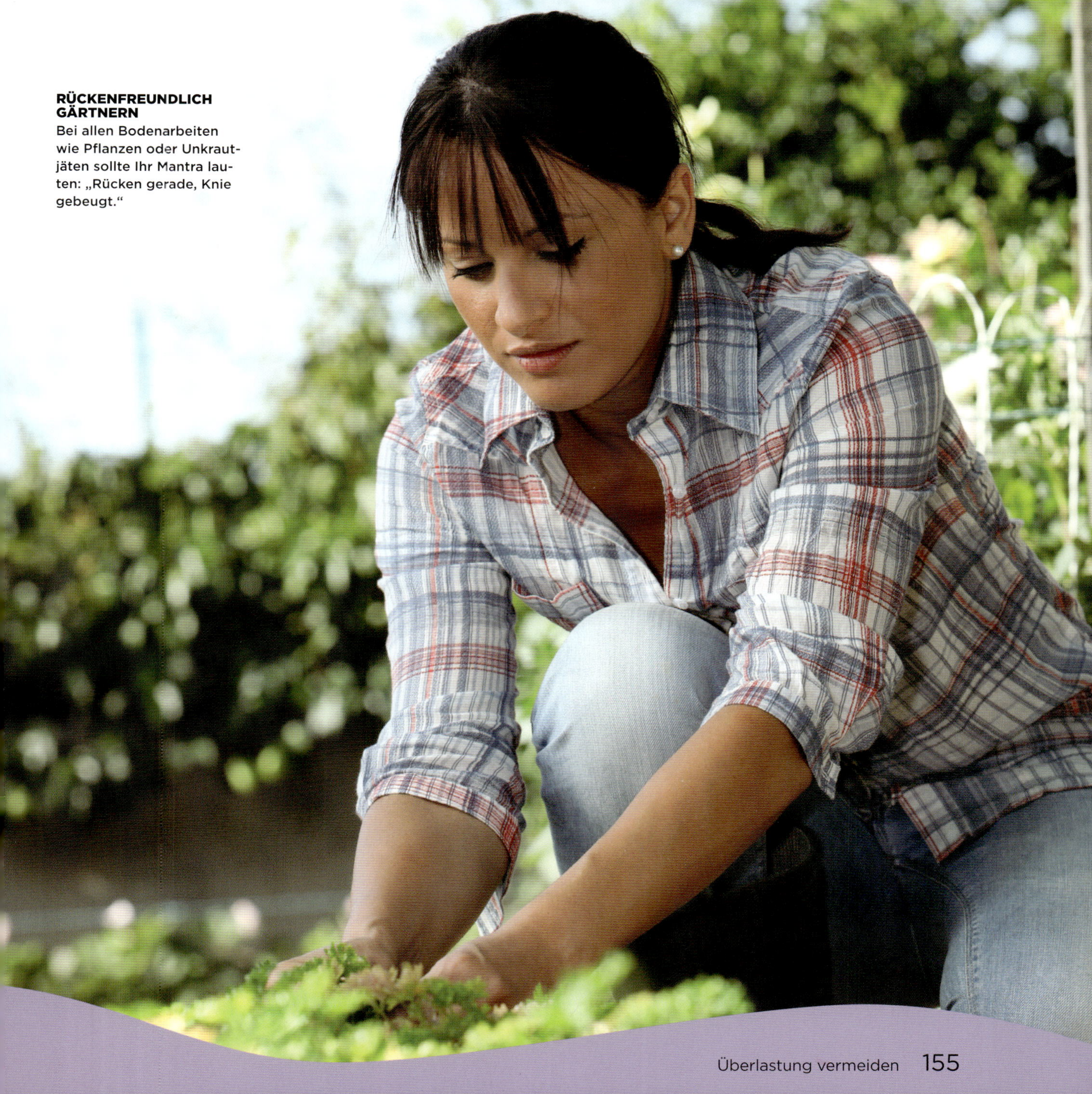

RÜCKENFREUNDLICH GÄRTNERN
Bei allen Bodenarbeiten wie Pflanzen oder Unkrautjäten sollte Ihr Mantra lauten: „Rücken gerade, Knie gebeugt."

VERNÜNFTIG SITZEN
Achten Sie bei Schreibtischarbeit stets sehr bewusst auf Ihre Haltung. Wenn Sie die Tipps auf dieser Seite beachten, vermeiden Sie Fehlhaltungen wie im Bild rechts und gewöhnen sich stattdessen bald an die rückenschonende, ergonomische Arbeitshaltung, wie sie unten gezeigt wird.

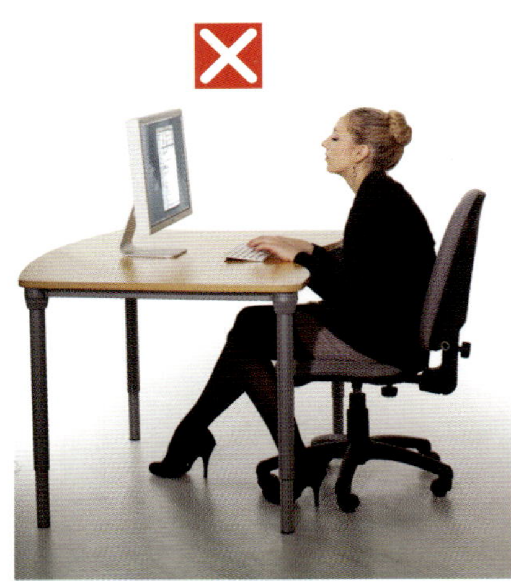

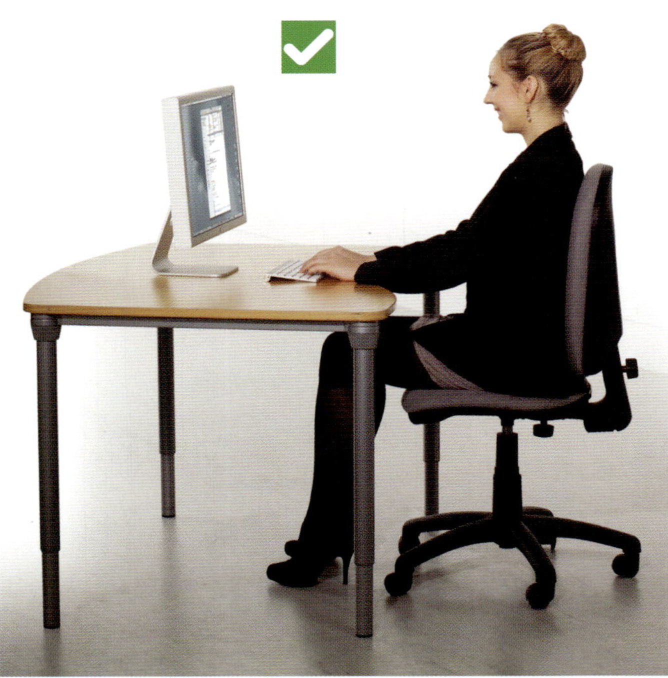

AM SCHREIBTISCH

Viele müssen in ihrem Job stundenlang am Schreibtisch sitzen, dazu am Computer. Dies bedeutet zwangsläufig eine enorme Belastung für die Muskulatur von Rücken, Hals und Schultern. Daher sollten diese Bereiche unbedingt durch einen geeigneten Bürostuhl unterstützt werden. Die Rückenlehne sollte verstellbar sein, um speziell die Lendenwirbelsäule abzustützen. Stühle mit hoher Rückenlehne brauchen eine Extrastütze für diesen Bereich.

Einstellen des Bürostuhls Die Sitzfläche muss so tief sein, dass Ihre Oberschenkel größtenteils aufliegen, und in einem Winkel von fünf Grad nach vorn unten geneigt sein, sodass Ihre Knie bei flach aufgestellten Füßen einen 90-Grad-Winkel bilden. Die Bildschirmoberkante sollte sich in Augenhöhe befinden, sodass Sie zum Lesen nicht nach unten schauen müssen (Überlastung der Nackenstreckermuskeln). Müssen Sie oft und lange lesen, möglichst ein Stehpult benutzen.

Die Sitzposition Die Hände sollten locker auf der Tastatur liegen, und zwar so, dass Ellbogen und Unterarme abgestützt sind (notfalls auf Armstützen). Dazu muss die Sitzfläche des Bürostuhles höher sein als zum Schreiben am Schreibtisch. Vermutlich brauchen Sie einen höhenverstellbaren Bürostuhl – die Investition lohnt sich.

Pausen Wichtig sind bei Computerarbeit die Pausen, da sich dadurch nicht nur verspannte tonische Muskeln lockern, sondern auch das Risiko von Rückenschäden durch Überlastung, von Beschwerden der oberen Gliedmaßen sowie von Augenschmerzen gesenkt wird. Am besten sind kurze, regelmäßige Pausen – etwa alle halbe Stunde fünf Minuten Pause ist empfehlenswert gehen Sie

Zur Feier des Tages: High Heels ▸▸

Schuhe waren in unserer Evolution nicht vorgesehen, es gibt sie – evolutionstechnisch gesehen – erst seit kurzer Zeit. Sie werden am Anfang aus Bequemlichkeit und zum Schutz getragen. Heute sind sie oft nur ein modisches Accessoire – und hier kommen die High Heels ins Spiel.

Die unbequeme Wahrheit High Heels sind eine Katastrophe für den Rücken, denn sie ruinieren die Haltung, indem sie den Körperschwerpunkt nach vorn verlagern und so die Krümmung der Lendenwirbelsäule verstärken. Wirbelgelenke, Bänder und die stützende Muskulatur werden überlastet und auch die Nerven werden in Mitleidenschaft gezogen. Schmerzen im unteren Rücken, die bis ins Bein ausstrahlen, wären die Folge (Ischialgie, siehe S. 118).

Hohe Absätze sind auch schlecht für Füße und Waden: Eine Sprecherin des US-amerikanischen Podologenverbands bezeichnet das Tragen von High Heels als „Schuhizid". Tragen Sie sie also nur zu besonderen Anlässen, im Alltag maximal 5 cm hohe Absätze.

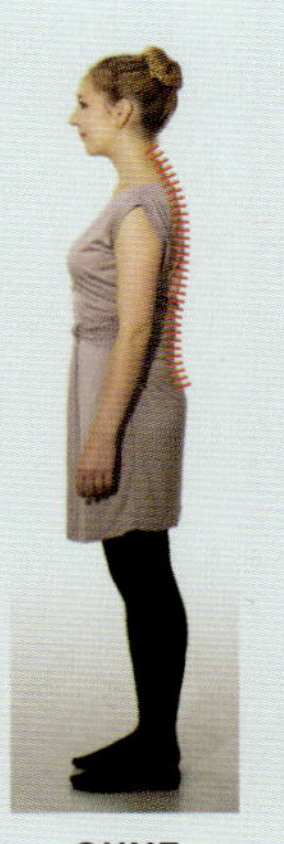

OHNE ABSÄTZE

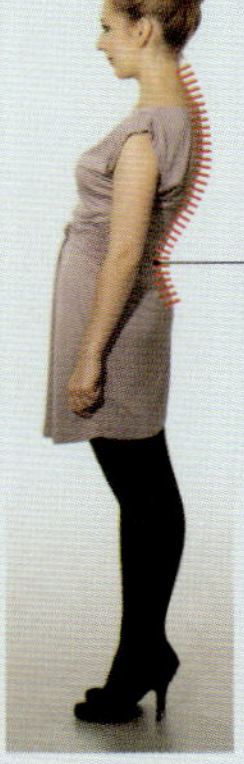

MIT ABSÄTZEN

Verstärkte Krümmung im LWS-Bereich

herum, lockern Sie die Schultern, lassen Sie den Hals kreisen und strecken Sie den Rücken: Verspannungen lösen!

IM AUTO

Lange Autofahrten können verheerende Folgen für Ihren Rücken haben, v. a. wenn Ihre Rückenlehne nach hinten geneigt ist; denn dabei muss die Lendenwirbelsäule zu viel vom Gewicht Ihres Körpers tragen. Sie sollten unbedingt korrekt sitzen, und das geht am besten mit aufrechter Rückenlehne.

In Ihrem Auto sollten Sie gut aufrecht sitzen können. Die Sitze sollten eine Lendenwirbelstütze haben, die Sitzfläche hinten nicht tiefer sein als vorn, da sonst zu viel Gewicht auf der unteren Wirbelsäule statt auf den Oberschenkeln lastet. Die Rückenlehne sollte den ganzen Oberkörper stützen.

Selbst bei geeignetem Autositz kann es durch das unbewegliche Sitzen zu Verspannungen kommen. Umgehen Sie das durch häufige Pausen. Steigen Sie alle Stunde einmal aus und bewegen Sie sich, machen Sie Dehnübungen, um verspannte Nacken- und Schultermuskeln zu lockern. Wenn Sie merken, dass Sie sich im Auto verspannen, atmen Sie tief und gleichmäßig gegen die Anspannung an und entspannen Sie beim Ausatmen bewusst die Schultermuskulatur.

STÜTZENDER SITZ
Um bei langen Fahrten den Rücken zu schonen, sollte der Autositz fest gepolstert und verstellbar sein. Lendenwirbelstützen sind ideal.

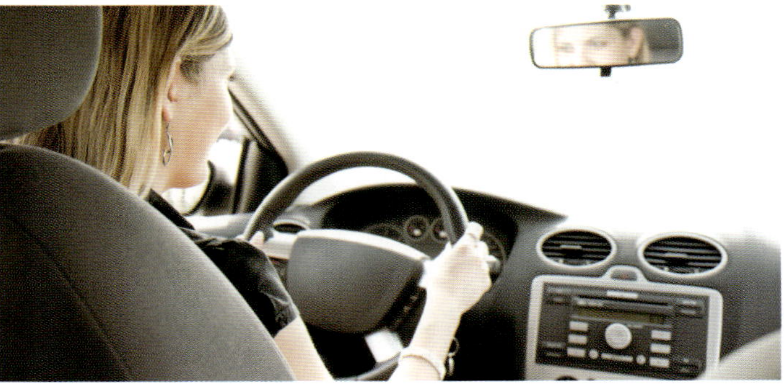

Gewicht reduzieren

Es ist ganz logisch, dass höheres Körpergewicht die Gelenke im Rücken stärker belastet und anfälliger für Beschwerden macht. Die zusätzliche Belastung fördert nicht nur den allgemeinen Verschleiß, sondern erhöht auch das Risiko für Probleme wie überdehnte Bänder und Druck auf die Bandscheiben.

Wie wirkt Übergewicht auf den Rücken? Das zusätzliche Gewicht sitzt bei vielen Übergewichtigen, v. a. bei Männern, am Bauch, wodurch die Belastung der Wirbelsäule stärker zunimmt als bei Mehrgewicht an Beinen oder Gesäß. Übergewichtige haben oft eine schwache Bauchmuskulatur. So fehlt der Wirbelsäule dann ausreichender Halt und ohne Stabilisierung durch die Muskeln ist die Wirbelsäule bei anstrengenden Tätigkeiten wie Heben oder Tragen verletzungsanfälliger. Angespannte Bauchmuskeln erhöhen normalerweise den Druck in der Bauchhöhle, sodass diese selbst einen Teil des Gewichts auffängt und die Wirbelsäule entlastet; Rückenprobleme durch Übergewicht:

- Fehlhaltungen wie Hohlkreuz (siehe S. 52): Das Gewicht wird nicht mittig von Bandscheiben und Wirbeln getragen.
- Frühzeitige Arthrose (siehe S. 58) aufgrund von übermäßigem Verschleiß.
- Erhöhung des Risikos von Bandscheibenvorfällen (siehe S. 15) durch Druck auf die Bandscheiben; die abgeflachten Bandscheiben verlieren ihre Funktion als Stoßdämpfer.
- Verflachen der Bandscheiben; durch den verringerten Abstand zwischen den Wirbeln wird Druck auf die Facettengelenke (siehe S. 16) ausgeübt, sodass diese bei Bewegung aneinanderreiben; Folge sind eventuell schmerzhafte Entzündungen.
- Rascherer Verschleiß der Wirbelsäule; kommt dazu noch eine schwache Bauchmuskulatur, ist der Rücken nicht mehr stabil genug, um Schweres zu heben, er wird damit anfälliger für Probleme.

Wer bei Übergewicht Rückenbeschwerden hat, sollte unbedingt abnehmen, indem er sich vernünftig ernährt und Sport treibt.

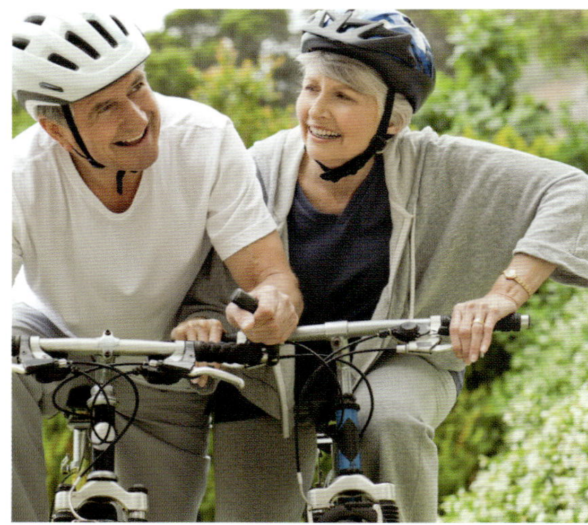

SEIEN SIE AKTIV Mehr Bewegung ist ein wichtiger Aspekt in jedem Programm zur Gewichtsreduktion. Befragen Sie dazu jedoch Ihren Arzt.

Abnehmen mit Vernunft Diäten wirken oft nur kurzfristig, nicht nachhaltig. Hier einige Tipps, wie Sie den „Jo-Jo-Effekt“ vermeiden:

Bin ich übergewichtig? ▸▸

Die Standardmaßzahl, mit der Mediziner beurteilen, ob jemand ein gesundes Körpergewicht hat, ist der BMI (Body-Mass-Index). Er wird anhand von Körpergröße und Gewicht berechnet und ist zumeist eine gute Orientierungshilfe. Bei sehr muskulösen, aber schlanken Personen weniger, ebenso bei solchen mit geringer Muskelmasse im Verhältnis zum Körperfettanteil. Die Tabelle gibt Ihnen einen Überblick darüber, ob Ihr Gewicht O.K. ist.

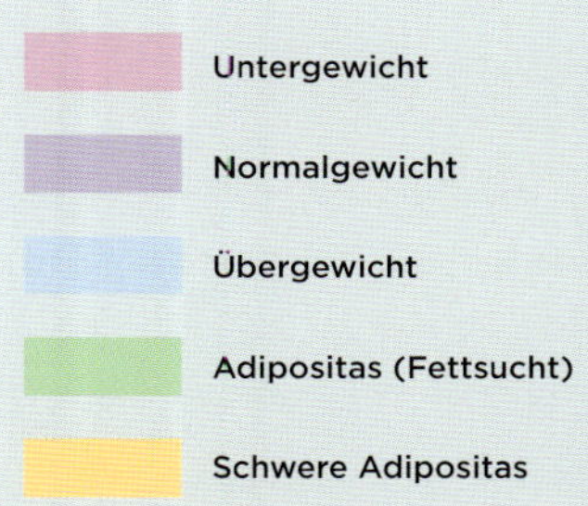

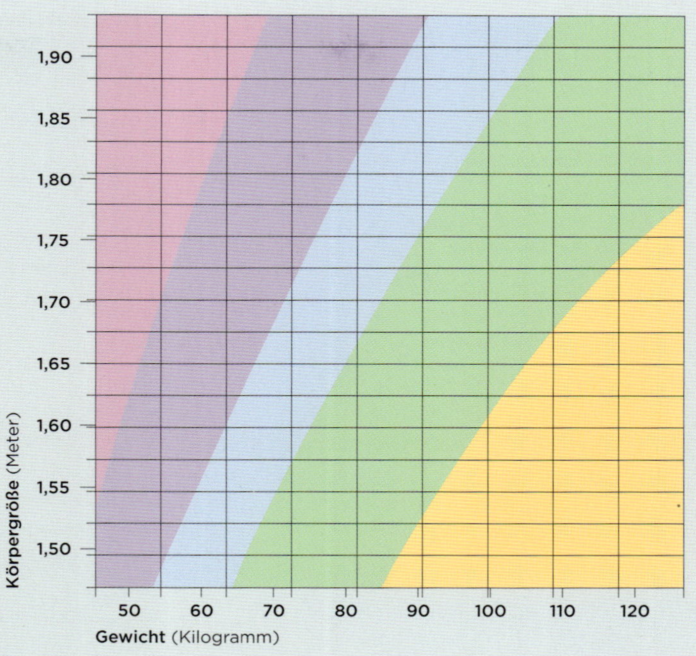

- Planen Sie nicht mehr Abnahme als 1 kg je Woche.
- Kontrollieren Sie Ihre Kalorienaufnahme. Die Empfehlung reicht von 1600 kcal für eine Frau über 50 Jahren mit sitzender Tätigkeit bis zu etwa 3000 kcal für einen Mann zwischen 20 und 40 Jahren bei körperlich schwerer Arbeit. Damit Ihr Körper auch beim Abnehmen die nötige Energie bekommt, sollten Sie niemals weniger als 1000 kcal (Frauen) bzw. 1500 kcal (Männer) am Tag aufnehmen. (Informationen auf der Webseite der *Deutschen Gesellschaft für Ernährung:* www.dge.de).
- Machen Sie keine Nulldiät oder sonstige Radikalkuren: Auf Hungern reagiert der Körper mit langsamerer Kalorienverbrennung. Das kann zu schwerer Mangelernährung und Muskelschwund führen.
- Es ist besser, vier- oder fünfmal am Tag kleine Portionen zu essen, als eine oder zwei große Mahlzeiten.
- Bei Heißhungerattacken zwischen den Mahlzeiten den Blutzuckerspiegel durch komplexe Kohlenhydrate stabilisieren, also lieber eine Scheibe Vollkornbrot essen als einen Schokoriegel.

- Mahlzeiten auf kleineren Tellern servieren – dann sehen die Portionen gar nicht kleiner aus als zuvor. Snacks zwischendurch vermeiden, indem Sie nur am Tisch essen.
- Achten Sie bewusst auf Ihr Gewicht und Ihre Ernährung, indem Sie sich täglich wiegen und notieren, was sie essen.
- Hüten Sie sich vor Schlankheitspillen und sonstigen Wunderdiäten. Vor der Einnahme irgendeines Schlankheitsmittels fragen Sie Ihren Arzt um Rat, speziell, wenn Sie bereits andere Medikamente einnehmen.

Vorsicht! Nicht ausgewogene Diäten können ebenso schädlich sein wie ungesunde Ernährung. Daher:

- Nehmen Sie sich vor, langsam abzunehmen, nicht über Nacht, damit Sie dem Körper keine wichtigen Nährstoffe vorenthalten.
- Lockern Sie Ihre strikte Diät, wenn Sie Ihr Idealgewicht erreicht haben. Fällt Ihnen dies schwer, sprechen Sie mit Ihrem Arzt.
- Haben Sie Probleme, Ihr reduziertes Gewicht zu halten, sprechen Sie mit dem Arzt. Eventuell haben Sie behandlungsbedürftige Beschwerden.

WIE VIELE KALORIEN BRAUCHE ICH?

Das ist abhängig von Geschlecht, Alter und – ganz wichtig – der Bewegung. Orientieren Sie sich an dieser Tabelle, die auf den Empfehlungen des amerikanischen Dietary Guidelines Advisory Committee von 2010 basiert.

Empfohlene tägliche Kalorienzufuhr (kcal) ››

	Männer			Frauen		
Alter (Jahre)	**sitzend**	**leichte Tätigkeit**	**schwere Arbeit**	**sitzend**	**leichte Tätigkeit**	**schwere Arbeit**
18	2.400	2.800	3.200	1.800	2.000	2.400
19–20	2.600	2.800	3.000	2.000	2.200	2.400
21–25	2.400	2.800	3.000	2.000	2.200	2.400
26–30	2.400	2.600	3.000	1.800	2.000	2.400
31–35	2.400	2.600	3.000	1.800	2.000	2.200
36–40	2.400	2.600	2.800	1.800	2.000	2.200
41–45	2.200	2.600	2.800	1.800	2.000	2.200
46–50	2.200	2.400	2.800	1.800	2.000	2.200
51–55	2.200	2.400	2.800	1.600	1.800	2.200
56–60	2.200	2.400	2.600	1.600	1.800	2.200
61–65	2.000	2.400	2.600	1.600	1.800	2.000
66–70	2.000	2.200	2.600	1.600	1.800	2.000
71–75	2.000	2.200	2.600	1.600	1.800	2.000
76+	2.000	2.200	2.400	1.600	1.800	2.000

Nahrung für den Rücken ▸▸

Spezielle Ernährung für den Rücken ist unnötig. Alle Nährstoffe, die der Rücken braucht, bekommt er durch eine normale, ausgewogene Ernährung mit frischem Obst und Gemüse, Vollkorn- und fettarmen Milchprodukten, Fisch und magerem Fleisch (oder einer vegetarischen Proteinquelle). Der Teller unten zeigt, welchen Anteil die einzelnen Nahrungsmittel an der Ernährung haben sollten.

Brauche ich zusätzliche Vitamine? Die meisten Menschen brauchen keine Vitamine und Mineralstoffe zusätzlich. Viele bekommen allerdings nicht genügend Kalzium und Vitamin D, um die Knochen optimal gesund zu erhalten – das liegt nicht nur an der Ernährung, sondern an zu wenig Sonnenlicht. Das ist für die Vitamin-D-Produktion erforderlich. Lesen Sie unter „Osteoporose“ (siehe S. 68), welche Nahrungsergänzungsmittel empfohlen werden.

Was ist mit Glucosaminen und Chondroitinen? Es gibt Hinweise darauf, dass diese Nährstoffe – auch als Kombipräparat – bei Arthrose (siehe S. 58) Gelenkschmerzen lindern. Da sie jedoch mehr auf die Knorpel wirken, lassen sich für den Rücken kaum Aussagen treffen, da es in der Wirbelsäule davon nur wenige gibt. Die meisten Ärzte werden sagen, Sie könnten sich das Geld dafür sparen.

Und Omega 3? Kleinere Studien zeigten, dass Nahrungsergänzungsmittel mit Omega-3-Fettsäuren (Fischöl) zur Linderung von Rückenschmerzen ebenso gut geeignet sind wie NSAR (siehe S. 204) und dabei wesentlich ungefährlicher. Da diese Produkte weitere nützliche Wirkungen haben, sind sie vielleicht einen Versuch wert. *Fragen Sie stets Ihren Arzt,* bevor Sie Ihre Ernährung umstellen oder irgendwelche Nahrungsergänzungsmittel einnehmen!

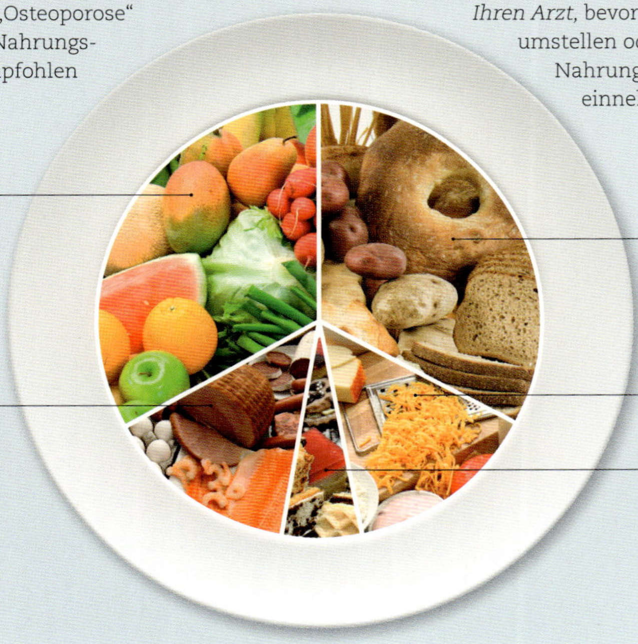

Obst und Gemüse (außer Kartoffeln)

Brot, Reis, Kartoffeln, Nudeln und andere kohlenhydratreiche Nahrungsmittel

Milch und Milchprodukte

Fleisch, Fisch, Eier, Bohnen und andere Proteinquellen (außer Milchprodukte)

Nahrungsmittel und Getränke mit hohem Fett- und/oder Zuckergehalt

Entspannen

Muskuläre Verspannungen sind der Feind eines gesunden Rückens. Die Wirbelsäule wird stärker belastet, Bänder werden überdehnt, es kommt zu Fehlhaltungen – die Folge sind Rückenprobleme. Einfache Entspannungstechniken lockern die Muskeln – noch dazu verhelfen die Übungen zu innerer Ruhe.

Kampf-oder-Flucht-Reaktion Stress und Entspannung sind zwei Seiten einer Medaille, beide sind notwendig: Für unsere Vorfahren konnte es eine Frage von Leben und Tod sein, wie sie auf eine Bedrohung reagierten. Die Stressreaktion (Bild rechts) entwickelte sich, um rasch und effizient mit jeder Bedrohung fertig zu werden, sodass der

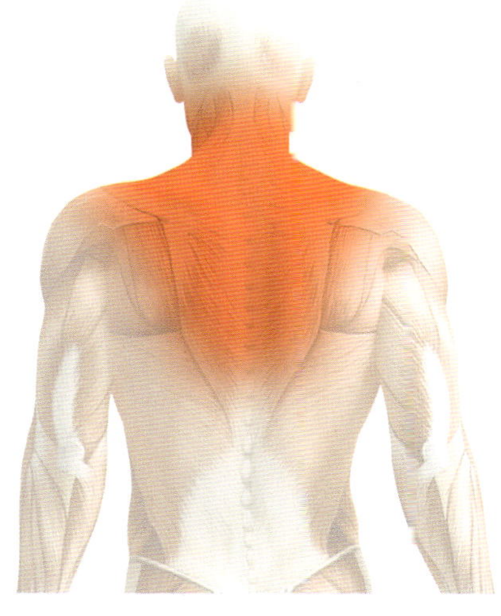

VERSPANNTE MUSKELN
Typischerweise verspannt sich bei Stress die Hals- und Schultermuskulatur.

Fünfminuten-Entspannung für den Rücken ▸▸

Diese Position nimmt Druck von der Lendenwirbelsäule und den Iliosakralgelenken. Zur Entlastung können Sie sich eine Schaumstoffrolle (Bild) unter die Knie legen oder die Beine auf einen Stuhl.
Tief durchatmen, konzentrieren Sie sich darauf, verspannte Bereiche zu lockern. Beginnen Sie bei den Füßen und wandern Sie langsam entlang der Beine über das Gesäß in die Arme. In jedem Bereich die Muskeln zuerst anspannen, ein paar Sekunden halten, wieder entspannen. Die Schultern hochziehen und fallen lassen. Sanft den Kopf von einer Seite zur anderen drehen. 15 Minuten liegen bleiben.

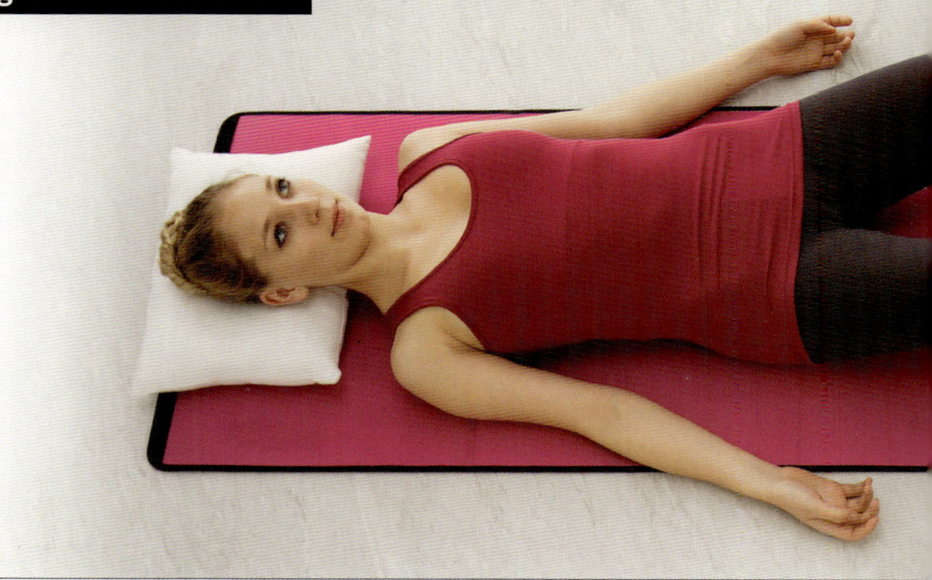

Körper darauf vorbereitet war, sofort zu reagieren – einen Säbelzahntiger zu bekämpfen oder vor ihm zu fliehen. So oder so klärte sich die Situation rasch, die Stressreaktion ebbte ab und der Körper kehrte zu seinem entspannten Zustand zurück.

Gegen moderne Bedrohungen hilft keine körperliche Reaktion. Sie können nicht einfach aus einer Besprechung verschwinden, wenn es nicht gut läuft, oder Ihren Chef ohrfeigen – sofern Sie Ihren Job behalten wollen. Sie können auch nicht aus einem Stau oder der Schlange an der Supermarktkasse weglaufen, außer Sie geben Ihr Auto oder Ihre Einkäufe auf. Da es keine klare Lösung gibt, geraten wir leicht unter Dauerstress: Die Muskeln bleiben angespannt und sind reaktionsbereit – doch sie müssen nie reagieren. Die Lösung? Die Stressreaktion des Körpers durch Entspannungstechniken beenden.

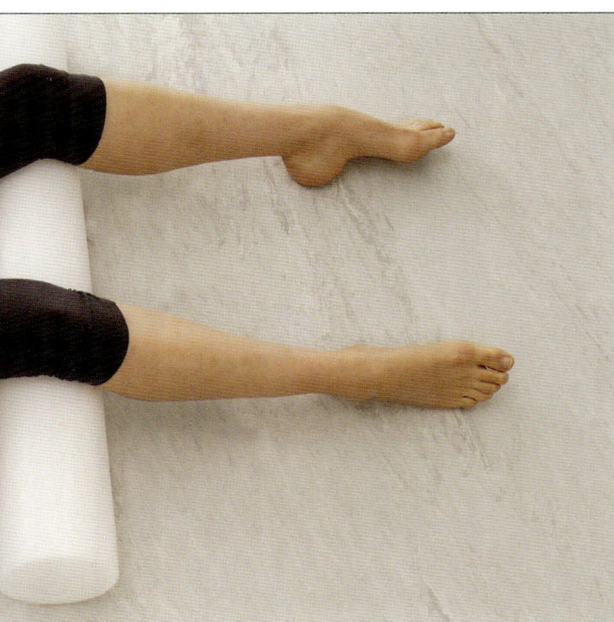

Ein Spannungsgeflecht Muskuläre Verspannungen betreffen besonders häufig Rücken, Nacken und Schultern. Dies liegt an dem komplizierten Geflecht aus tiefen Muskeln, die die Wirbelsäule stabilisieren (siehe S. 18). Leider können Verspannungen in diesem Bereich zu Kopf- und sonstigen Schmerzen, allgemeiner Erschöpfung und Fehlhaltungen (siehe S. 148) führen.

Aufmerksamkeit nach innen Die beschriebene Technik kann im Rücken angestauten Stress abbauen, indem die für die Verspannung verantwortlichen Muskeln der Reihe nach an- und entspannt werden. Damit dies gelingt, gilt es zu beachten: Bei der Entspannung geht es im Wesentlichen darum, uns auf unser Inneres zu konzentrieren, sodass wir in die Verspannung bestimmter Muskeln hineinspüren. So können wir jeden einzelnen bewusst entspannen, was gegen die Schmerzen und die Erschöpfung helfen kann.

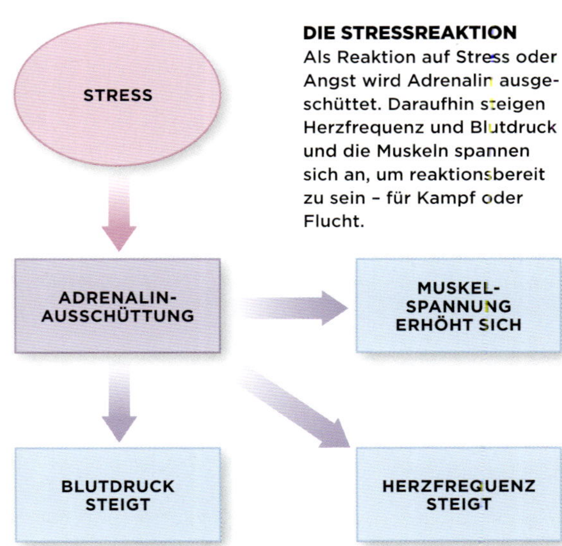

DIE STRESSREAKTION
Als Reaktion auf Stress oder Angst wird Adrenalin ausgeschüttet. Daraufhin steigen Herzfrequenz und Blutdruck und die Muskeln spannen sich an, um reaktionsbereit zu sein – für Kampf oder Flucht.

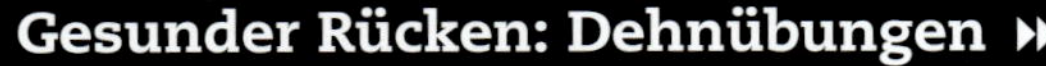

Gesunder Rücken: Dehnübungen ▸▸

Häufiges, langes Sitzen verkürzt die Hüftbeugermuskeln (Iliopsoas und Quadrizeps) und die Hamstrings. Der untere Rücken wird erheblich stärker belastet. Die Übungen hier dehnen diese Muskeln und fördern die Beweglichkeit. So ist Ihr Rücken besser gegen Verletzungen geschützt – etwa wenn Sie einen Gegenstand von einem niedrigen Tisch aufheben. Haben Sie schon Rückenprobleme, dann fragen Sie vor der Ausführung der Übungen Ihren Arzt und beachten Sie die Hinweise auf Seite 10.

Hamstringdehnung im Sitzen

1 Mit gestreckten Beinen auf eine Matte setzen, die Fußspitzen anziehen.

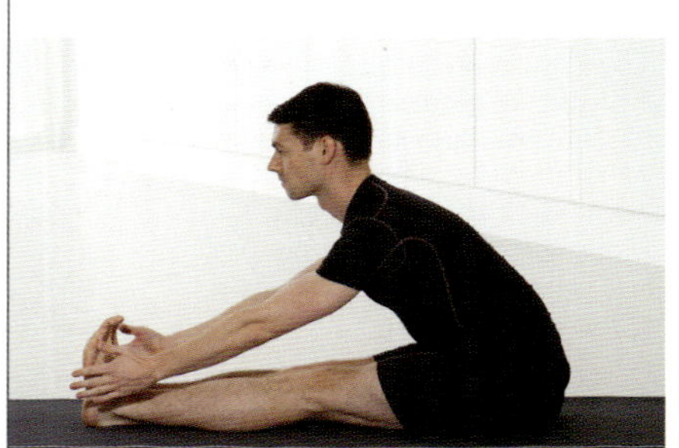

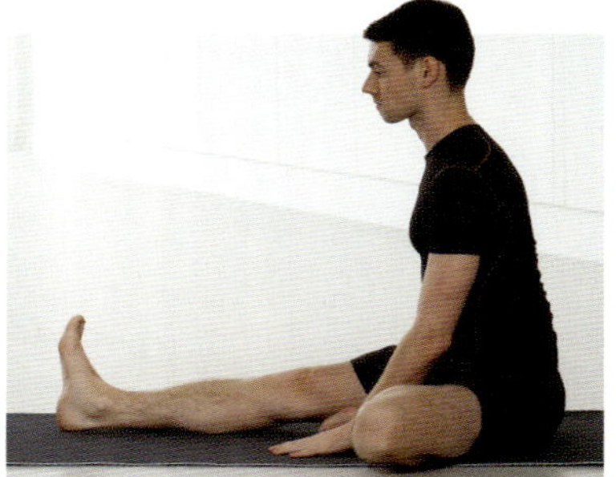

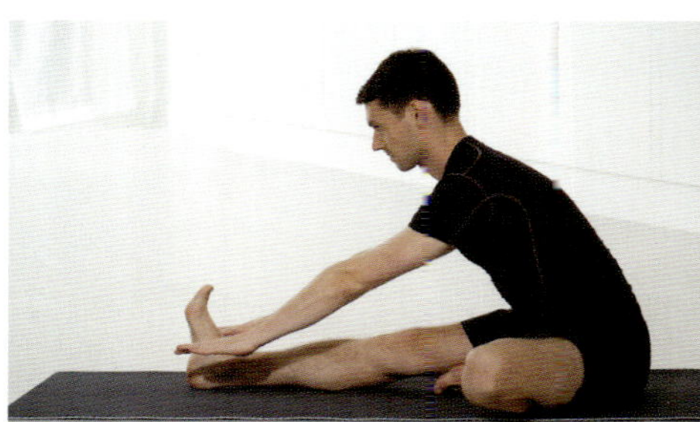

2 Mit geradem Rücken aus der Taille vorbeugen und die Arme zu den Füßen strecken, ohne dass es wehtut. Knie gestreckt. 30 Sekunden halten, locker lassen. Fünfmal wiederholen.

3 Ein Bein ausgestreckt lassen, das andere beugen, sodass die Fußsohle an der Innenseite des Oberschenkels des gestreckten Beines liegt.

4 In der Hüfte beugen und die Arme über das gerade Bein in Richtung Fuß strecken. 30 Sekunden halten, dann lockern. Fünfmal wiederholen.

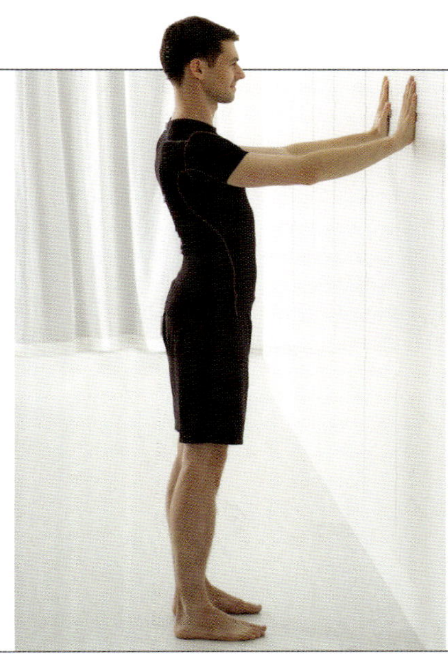

Wanddrücken

1 Vor eine Wand stellen, Arme in Schulterhöhe nach vorn strecken. Die Hände schulterbreit auseinander an die Wand legen.

2 Mit einem Bein einen Schritt zurücktreten, gleichzeitig den Körper gegen die Wand schieben. Rücken gerade lassen, beide Fersen bleiben auf dem Boden. 30 Sekunden halten, dann fünfmal wiederholen. Abfolge mit dem anderen Bein wiederholen.

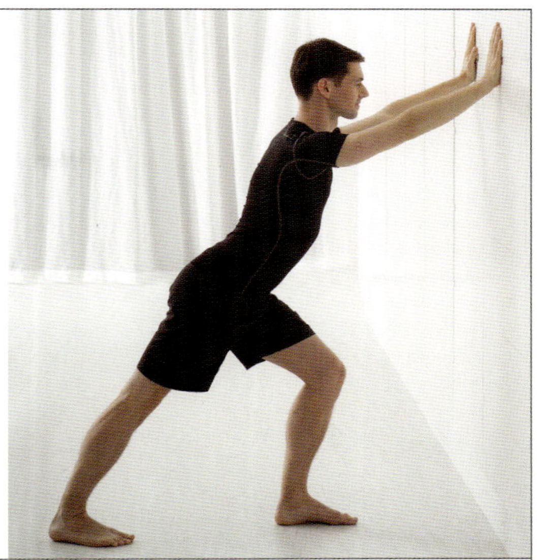

Hüftbeuge

1 Auf eine Matte stellen, Füße schulterbreit auseinander, Knie leicht gebeugt.

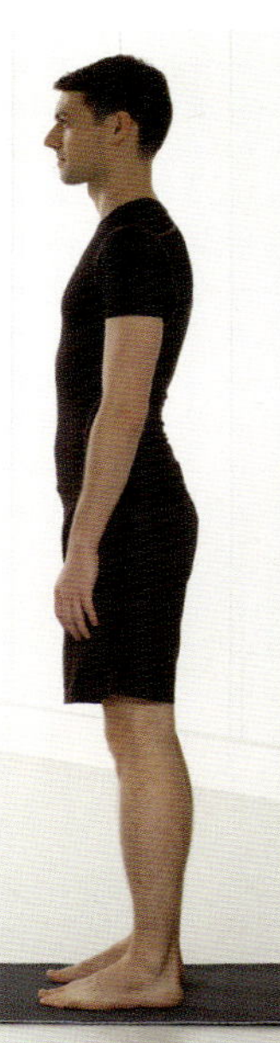

2 Mit geradem Rücken bei unveränderter Knieposition das Gesäß nach hinten schieben und aus den Hüften nach vorn beugen, bis der Rumpf parallel zum Boden ist – dabei keinen Rundrücken machen!

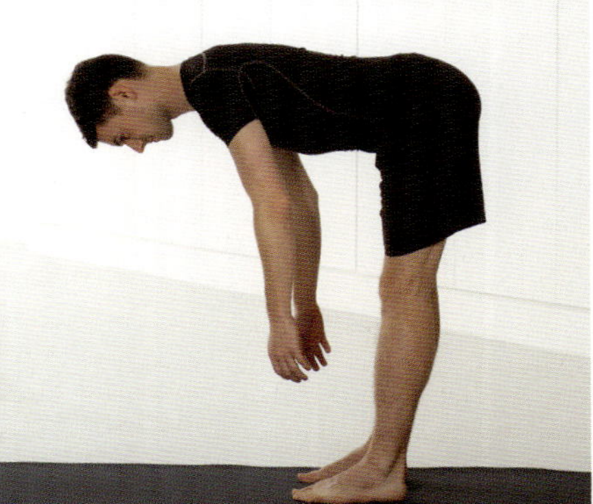

3 Zum Aufrichten die Gesäßmuskeln anspannen und die Hüften in einer fließenden Bewegung vorschieben. Fünfmal wiederholen.

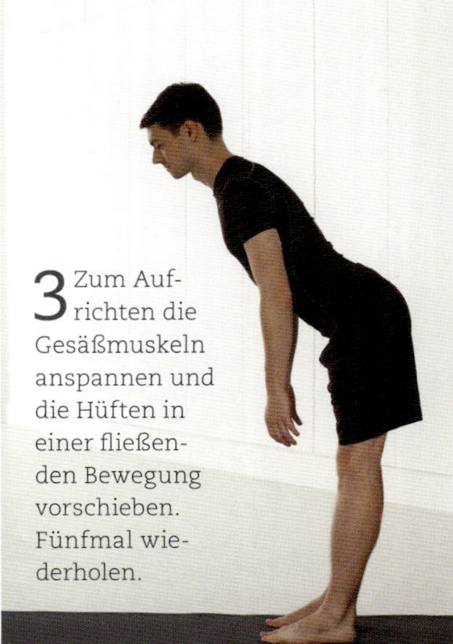

Gesunder Rücken: Dehnübungen (Fortsetzung von S. 165)

Quadrizepsdehnung

1 Stellen Sie sich neben eine Stuhllehne o. Ä., um sich festzuhalten.

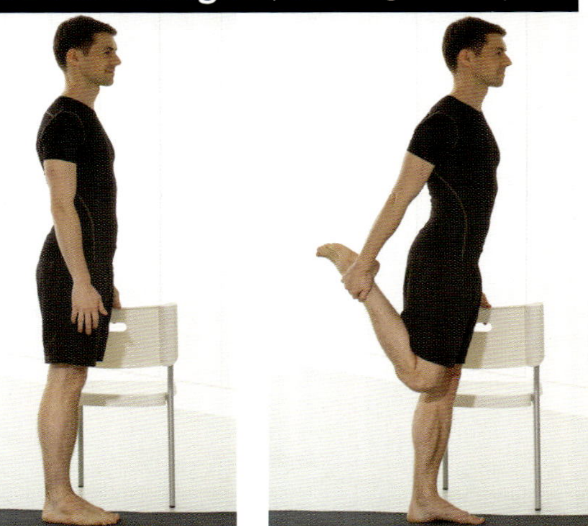

2 Ein Knie anwinkeln, mit einer Hand den Knöchel fassen und so weit wie möglich zum Po hochziehen. 30 Sekunden halten, dann fünfmal wiederholen. Die Abfolge auch mit dem anderen Bein wiederholen.

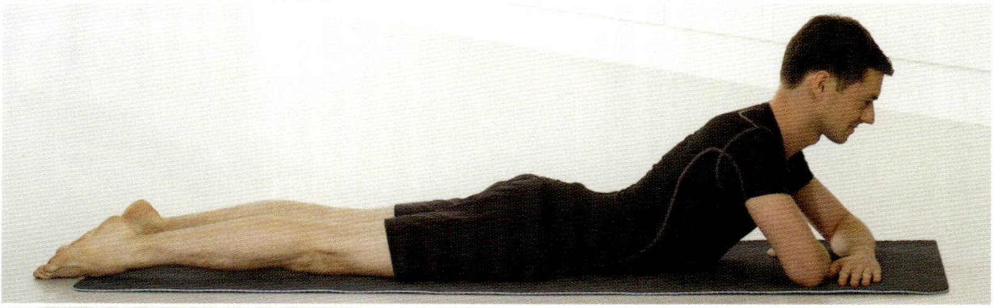

3 In Bauchlage die Unterarme auf die Matte stützen.

4 Ein Knie anwinkeln, soweit es schmerzfrei möglich ist, und mit der Hand derselben Seite das Fußgelenk fassen. 30 Sekunden halten, dann fünfmal wiederholen. Die Abfolge auch mit dem anderen Bein wiederholen.

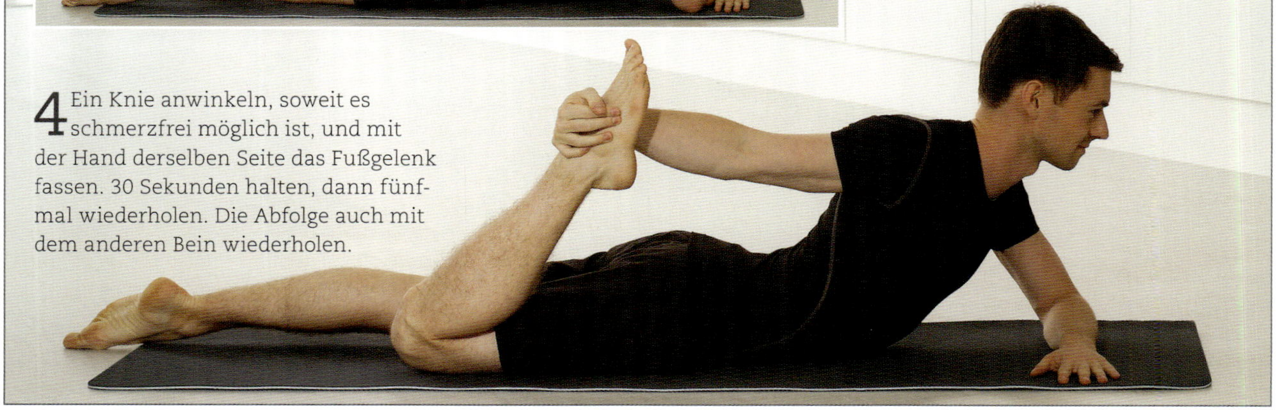

Gesunder Rücken: Beweglichkeitsübungen ▸▸

Diese Übungen stärken die Grundfestigkeit des unteren Rückens sowie der Bauchmuskulatur und fördern eine bewusste Körperhaltung. Damit sinkt das Risiko, dass Sie Ihrem Rücken schaden. Die Übungen langsam durchführen und dabei auf die Details achten. Vor und während der Übungen darauf achten, dass die Krümmung der Wirbelsäule natürlich und korrekt ist. Wenn Sie schon Rückenprobleme haben, fragen Sie vor der Ausführung der Übungen Ihren Arzt und beachten Sie die Hinweise auf Seite 10.

Kniebeuge mit Glas

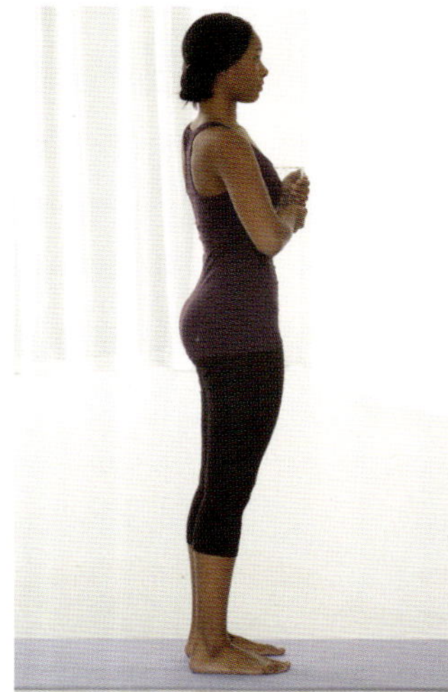

1 Gerade stehen, Füße schulterbreit auseinander, Fußspitzen leicht nach außen gerichtet. Ein halb volles Glas Wasser mit beiden Händen an die Brust halten.

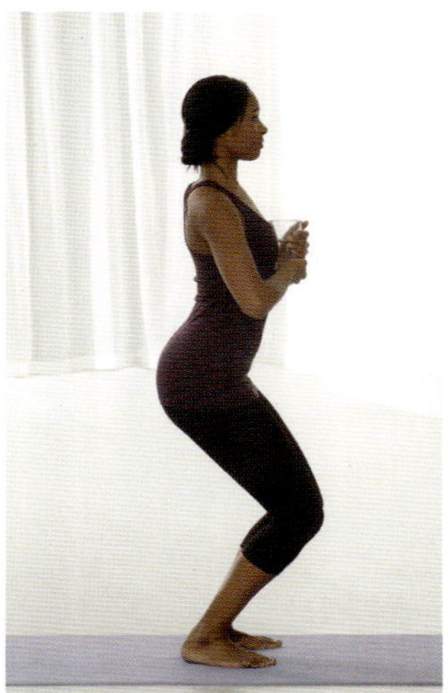

2 Soweit möglich, in die Knie gehen, ohne das Gesäß nach hinten zu schieben. Kopf gerade halten, nach vorn schauen, Rücken gerade halten und Brustbein anheben, um kein Wasser zu verschütten. Zehn Sekunden halten, aufrichten. Fünfmal wiederholen.

Hand ans Knie

1 In Rückenlage die Füße aufstellen, Knie rechtwinklig beugen. Die Hände liegen neben dem Körper, der Hals ist gerade.

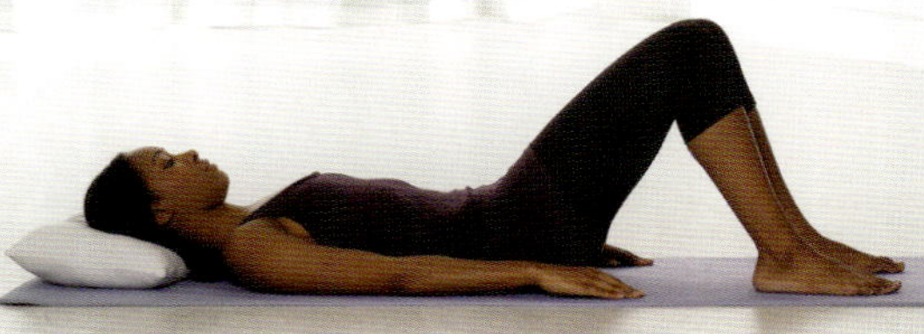

2 Beide Hände ausstrecken, um die Knie zu berühren. Zehn Sekunden halten, dann langsam absenken. Fünfmal wiederholen.

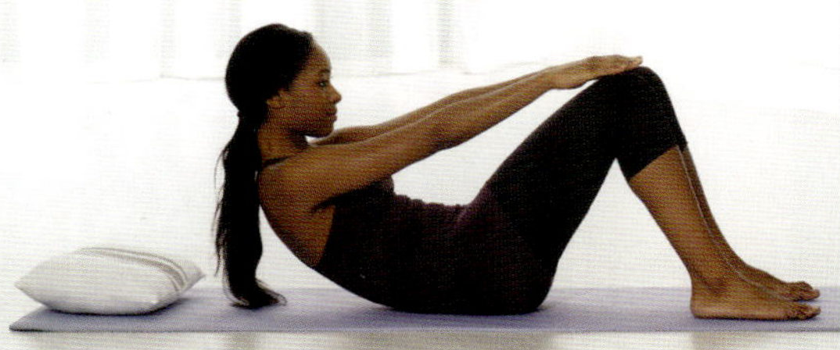

3 Rechte Hand ausstrecken und an die Außenseite des linken Knies fassen. Zehn Sekunden halten, dann absenken. Mit der linken Hand am rechten Knie wiederholen. Beide Seiten abwechselnd fünfmal wiederholen.

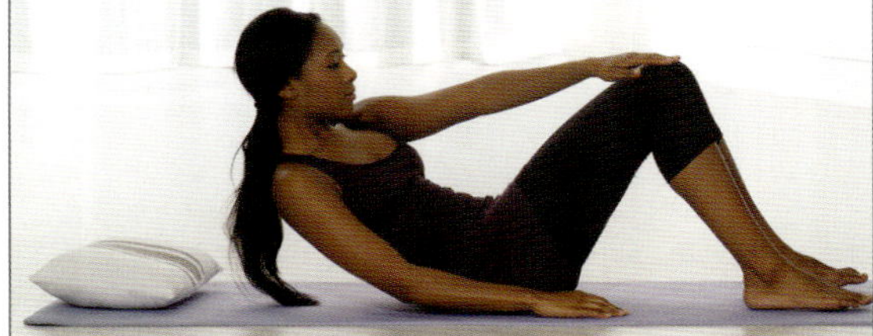

Gesunder Rücken: Beweglichkeitsübungen (Fortsetzung von S. 167)

Ballübung

1 In Rückenlage auf der Matte einen Gymnastikball auf den Bauch legen und mit beiden Händen und Knien festhalten.

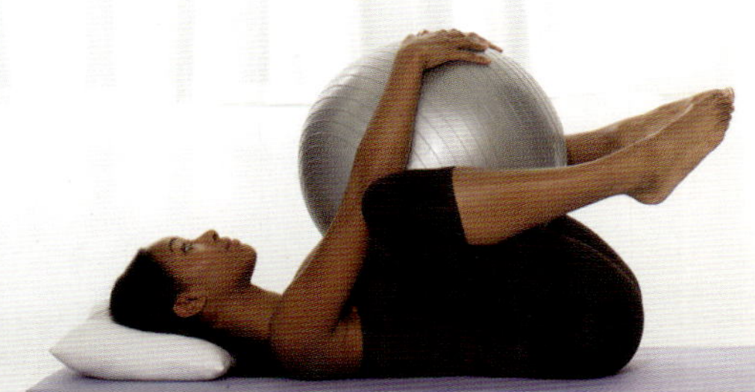

2 Ball mit einer Hand und dem gegenüberliegenden Knie loslassen – dazu die Hand hinter den Kopf sinken lassen und das gegenüberliegende Bein auf dem Boden ablegen. Zehn Sekunden halten, den Ball wieder fassen und die Übung mit der anderen Seite wiederholen. Die Abfolge fünfmal wiederholen.

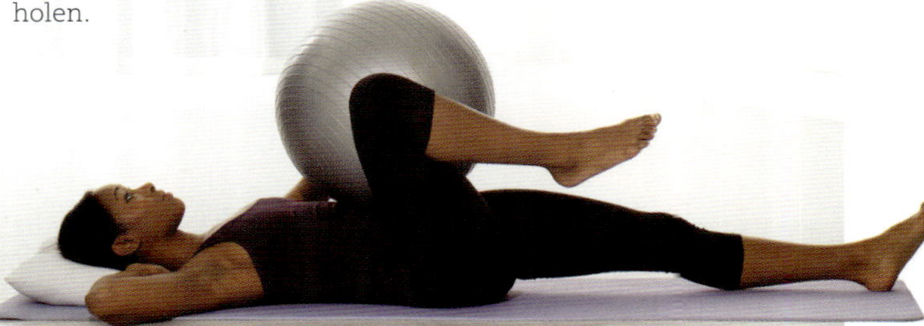

Gesäßheben

1 In Rückenlage die Knie rechtwinklig beugen und das Gesäß von der Matte anheben. Der Körper sollte von den Schultern bis zu den Knien eine gerade Linie bilden.

2 Abwechselnd ein Bein anheben und strecken, zehn Sekunden halten. Dann das Gesäß auf der Matte ablegen. Achten Sie darauf, dass der untere Rücken in der neutralen Position ist (siehe S. 25). Fünfmal wiederholen.

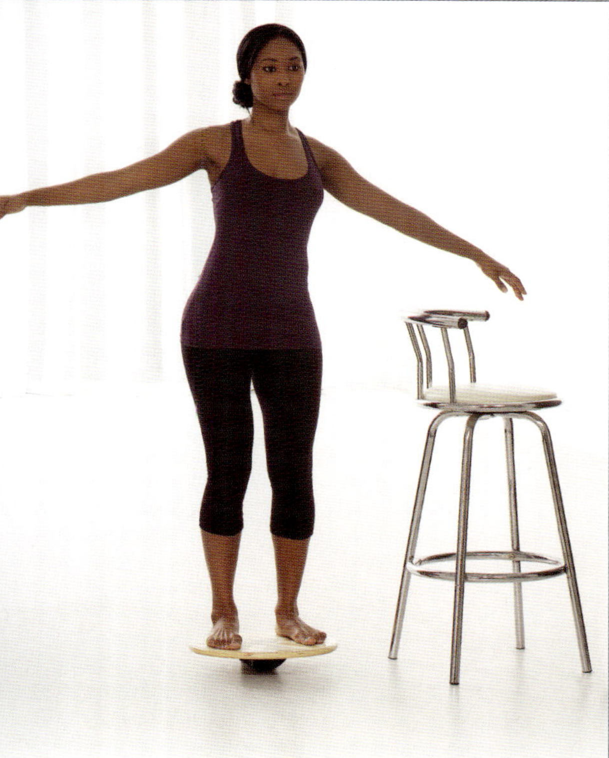

Wackelfitness

Verwenden Sie ein rundes Wackelbrett (Therapiekreisel, Balance Board). Wenn Sie keines haben, verwenden Sie zuerst ein dickes Kissen, später zwei übereinander. Das Brett neben eine Stuhllehne oder einen Tisch zum Festhalten legen. Auf das Brett stellen, Füße schulterbreit auseinander. Versuchen Sie, möglichst lange die Balance zu halten – Sie sollten fünf Minuten anstreben. Sobald Ihnen die Übung leichter fällt, bringen Sie die Füße dichter zusammen. Später die Übung abwechselnd jeweils auf einem Bein durchführen.

Gesunder Rücken: Kräftigungsübungen ▸▸

Die Übungen unten und auf den folgenden Seiten kräftigen die Haltemuskulatur des Rückens. Mehr Kraft erhöht Ihre Beweglichkeit und schützt vor Verletzungen. Wenn Sie bereits Rückenprobleme haben, fragen Sie vor der Ausführung der Übungen Ihren Arzt und beachten Sie die Hinweise auf Seite 10. Für den Seitzug (unten) benötigt man ein Übungsband. Dies ist eine beliebte Übungshilfe, die oft im Dreierpack in verschiedenen Stärken erhältlich ist. Beginnen Sie mit dem geringsten Widerstand und steigern Sie sich dann.

Seitzug

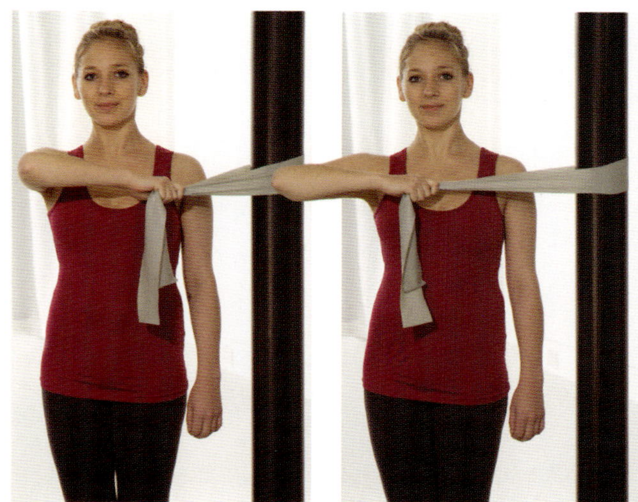

1 Ein Übungsband in Schulterhöhe um einen Pfosten oder ein Geländer legen, seitlich dazustellen und beide Bandenden mit einer Hand fassen, sodass das Band straff, aber nicht gedehnt ist.

2 Das Band gerade in Richtung Brustbein ziehen. Zehn Sekunden halten, den Rumpf dabei nicht verdrehen. Langsam locker lassen. Fünfmal wiederholen, umdrehen und die Abfolge mit der anderen Seite wiederholen.

Gesunder Rücken: Kräftigungsübungen (Fortsetzung von S. 169) ▶▶

Das Brett

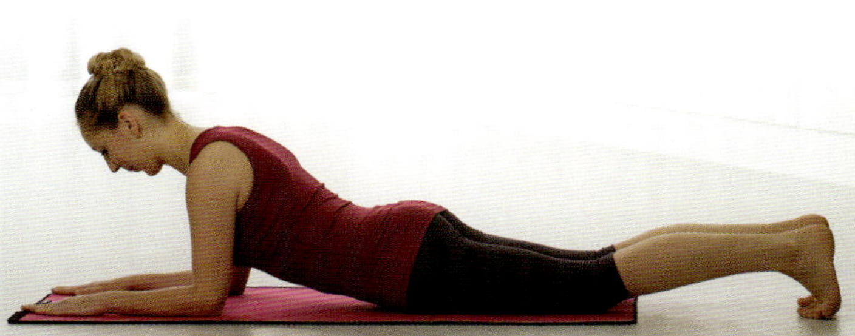

1 In Bauchlage Arme aufstützen, sodass sich die Ellbogen senkrecht unter den Schultern befinden.

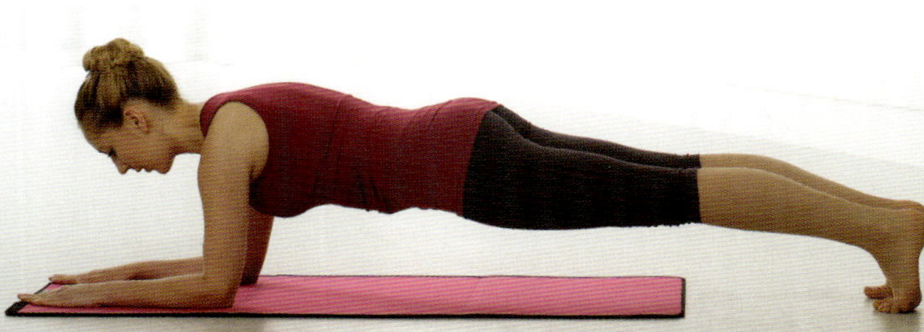

2 In einer fließenden Bewegung den ganzen Körper hochdrücken, sodass Sie sich auf Zehen und Unterarme stützen, den Rumpf dabei ganz gerade. Zehn Sekunden halten, dann langsam absenken. Fünfmal wiederholen. Eventuell müssen Sie sich langsam an die zehn Sekunden heranarbeiten; es ist besser ein Brett korrekt – also mit gerader Wirbelsäule – ausführen als mehrere unsaubere.

Dynamischer Hund

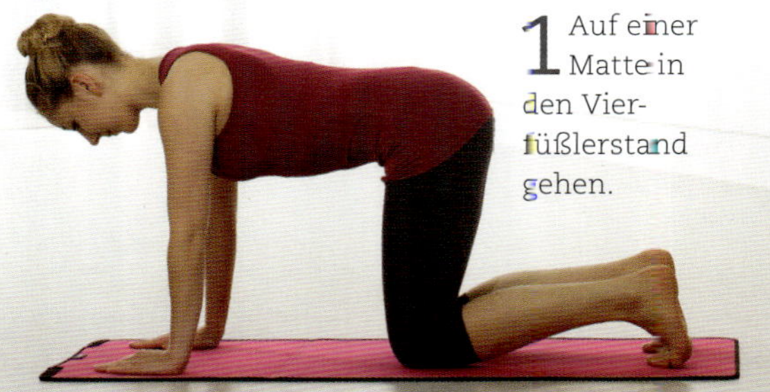

1 Auf einer Matte in den Vierfüßlerstand gehen.

2 Gesäß anheben, Knie strecken. Kopf zwischen den Armen locker hängen lassen.

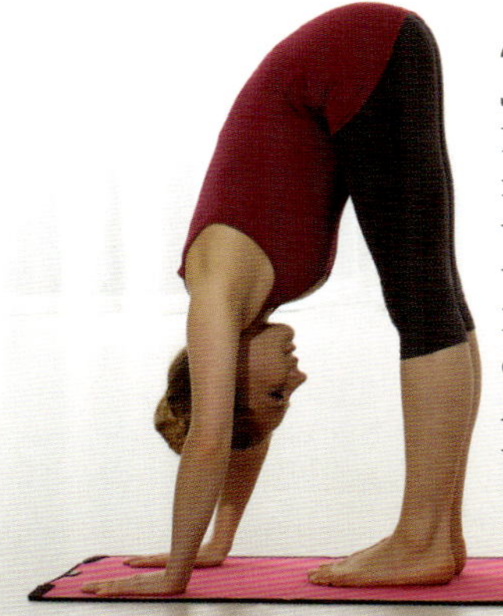

3 Mit den Füßen zu den Händen hinlaufen. Dann mit den Händen von den Füßen weglaufen, bis Position 2 wieder erreicht ist. Diese Abfolge fünfmal wiederholen.

Strecken und Beugen

1 In den Vierfüßlerstand gehen, Blick zum Boden (Nacken gerade), Knie und Hände senkrecht unter Hüften bzw. Schultern.

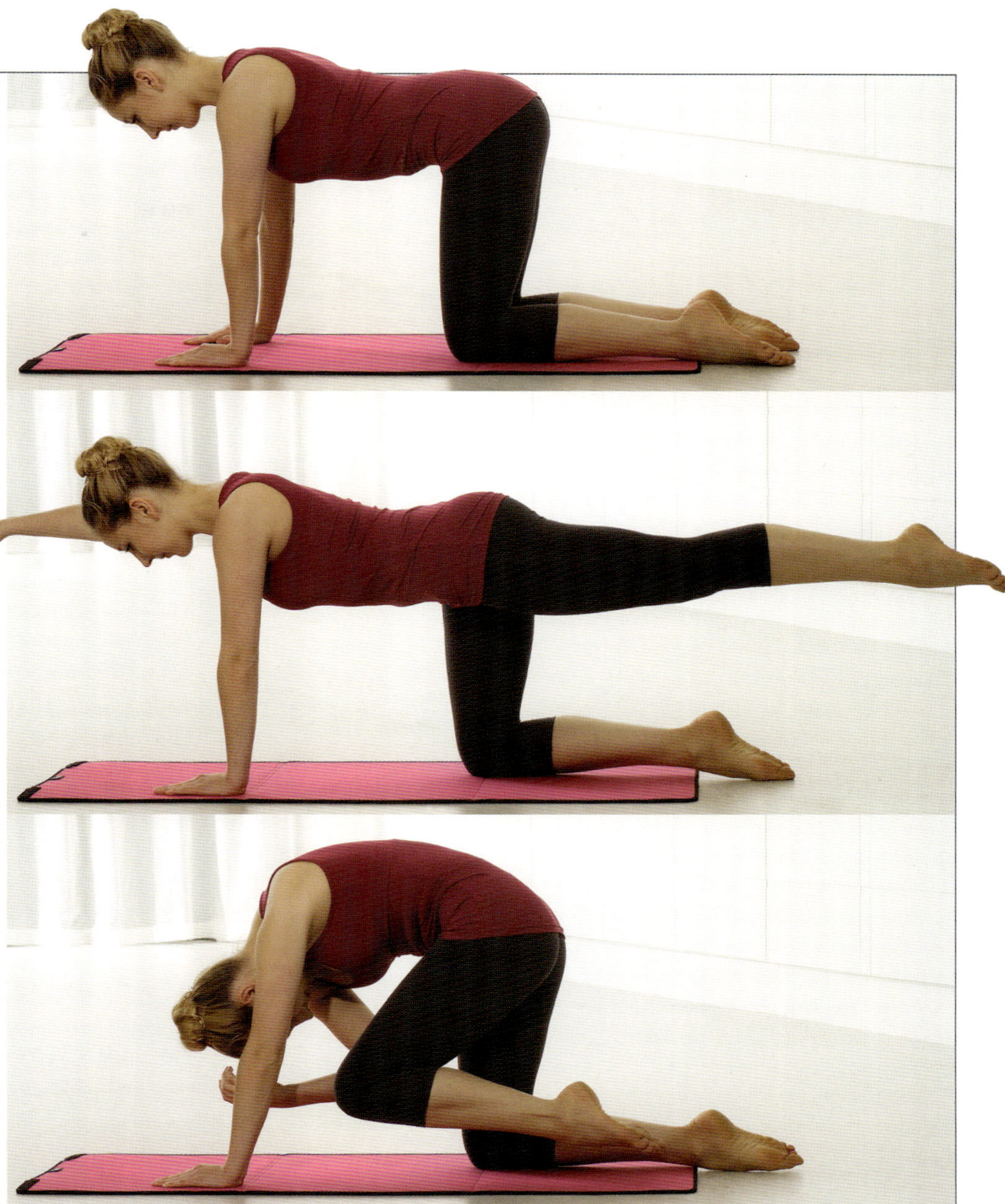

2 Rechte Hand und linkes Bein anheben, beide gerade ausstrecken. Zehn Sekunden halten, dann langsam absenken.

3 Rücken rund machen, rechte Hand und linkes Bein unter den Körper ziehen. Auf der Gegenseite wiederholen. Abfolge fünfmal wiederholen. Wenn Sie glauben, die Bewegung nicht unter Kontrolle zu haben, beginnen Sie mit einer Hand, dann einem Bein, bis Sie die Balance halten können.

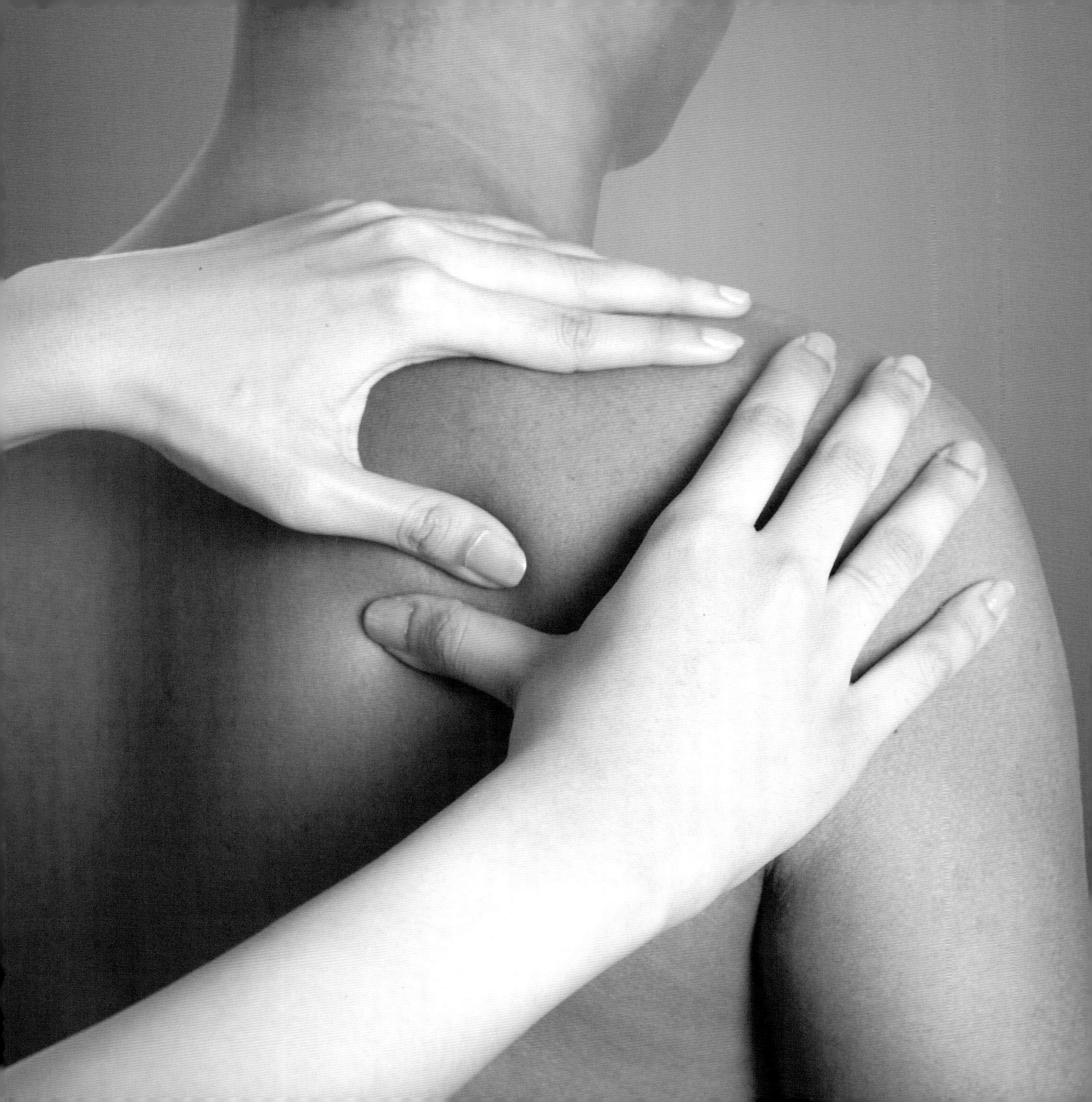

Kapitel 6

Lexikon der Behandlungsmethoden

Hierin finden Sie verständliche Beschreibungen der wichtigsten Behandlungsmethoden, die von Ärzten möglicherweise empfohlen werden, sowie Informationen über die gängigsten ergänzenden Therapieformen. Es werden die Grundlagen und Risiken der Behandlungsmethoden erläutert – von der Physiotherapie bis zu Chiropraktik und Massage und von medikamentöser Behandlung bis zu Akupunktur und operativen Eingriffen an der Wirbelsäule.

Die richtige Behandlung für Sie

Jedes Rückenproblem ist so individuell wie der, den es betrifft. Daher gibt es in den meisten Fällen nicht die eine richtige Behandlung, die für jeden gleich gut ist. Dieses Kapitel stellt als Entscheidungshilfe verschiedene Behandlungsmethoden vor, damit Sie mit Ihrem Arzt oder Therapeuten die geeignete auswählen können. Zunächst einige allgemeine Tipps.

Seien Sie ein aufgeklärter Patient Abgesehen von der Ausnahme eines schweren Unfalls, bei dem vermutlich ein Notarzt die Entscheidungen trifft, können Sie bei der Wahl einer Behandlungsmethode ja mitreden. Studien haben belegt, dass ein Mitspracherecht bei Entscheidungen zur eigenen Gesundheit die Heilungschancen fördert.

Dabei kommt es auf Art und Schwere der Symptome an, auf das Alter, den allgemeinen Gesundheitszustand und nicht zuletzt die persönlichen Vorlieben. Die Botschaft lautet jedoch: Egal, was für ein Rückenproblem Sie haben, machen Sie sich selbst schlau darüber, damit Sie mit Ihrem Arzt zusammen die für Sie geeignete Behandlungsmethode auswählen können. Wenn Sie sich damit überfordert fühlen, bitten Sie einen Angehörigen oder guten Freund um Hilfe.

Stellen Sie Fragen Für das Gespräch mit Ihrem Arzt über Behandlungsmethoden sollten Sie im Vorfeld Ihre Fragen notieren und mit in die Praxis nehmen. Eventuell nehmen Sie auch einen Freund oder Angehörigen mit – zur moralischen Unterstützung und um ein weiteres Paar Ohren dabeizuhaben. Fragen an Ihren Arzt könnten sein:

- Wie lautet die genaue Bezeichnung meiner Erkrankung?
- Welche Behandlungsmöglichkeiten gibt es?
- Wie gut sind deren Erfolgsaussichten?
- Welche möglichen Nebenwirkungen oder Risiken gibt es?
- Ab wann kann ich mit einer Besserung rechnen?
- Was kann ich selbst tun, um mir zu helfen?

Denken Sie mit In vielen Fällen wird der Arzt eine klare Vorstellung davon haben, welche Behandlungsmethode für Sie am besten ist. Um auch selbst von dieser Wahl überzeugt zu sein, müssen Sie die Vor- und Nachteile der Behandlungsmöglichkeiten durchdenken, vor allem mögliche Nebenwirkungen. Bei einer Operation gilt es, den Nutzen und die Risiken abzuwägen – und: Eine zweite Meinung einzuholen ist immer sinnvoll.

Bitten Sie um eine Empfehlung In den meisten Fällen wird der Arzt Sie an einen Spezialisten überweisen, etwa einen Wirbelsäulenchirurgen. Wenn Sie jedoch glauben, eine weitere Meinung könnte hilfreich sein, zögern Sie nicht, sich einen weiteren Spezialisten empfehlen zu lassen. Wenn Sie der Meinung sind, ergänzende Therapien könnten Ihnen helfen, fragen Sie Ihren Arzt auch danach.

GEMEINSAM ENTSCHEIDEN
Sie und Ihre Ärzte sind Partner bei der Suche nach der für Sie geeigneten Behandlungsmethode. All Ihre Fragen sollten daher gestellt – und beantwortet – werden.

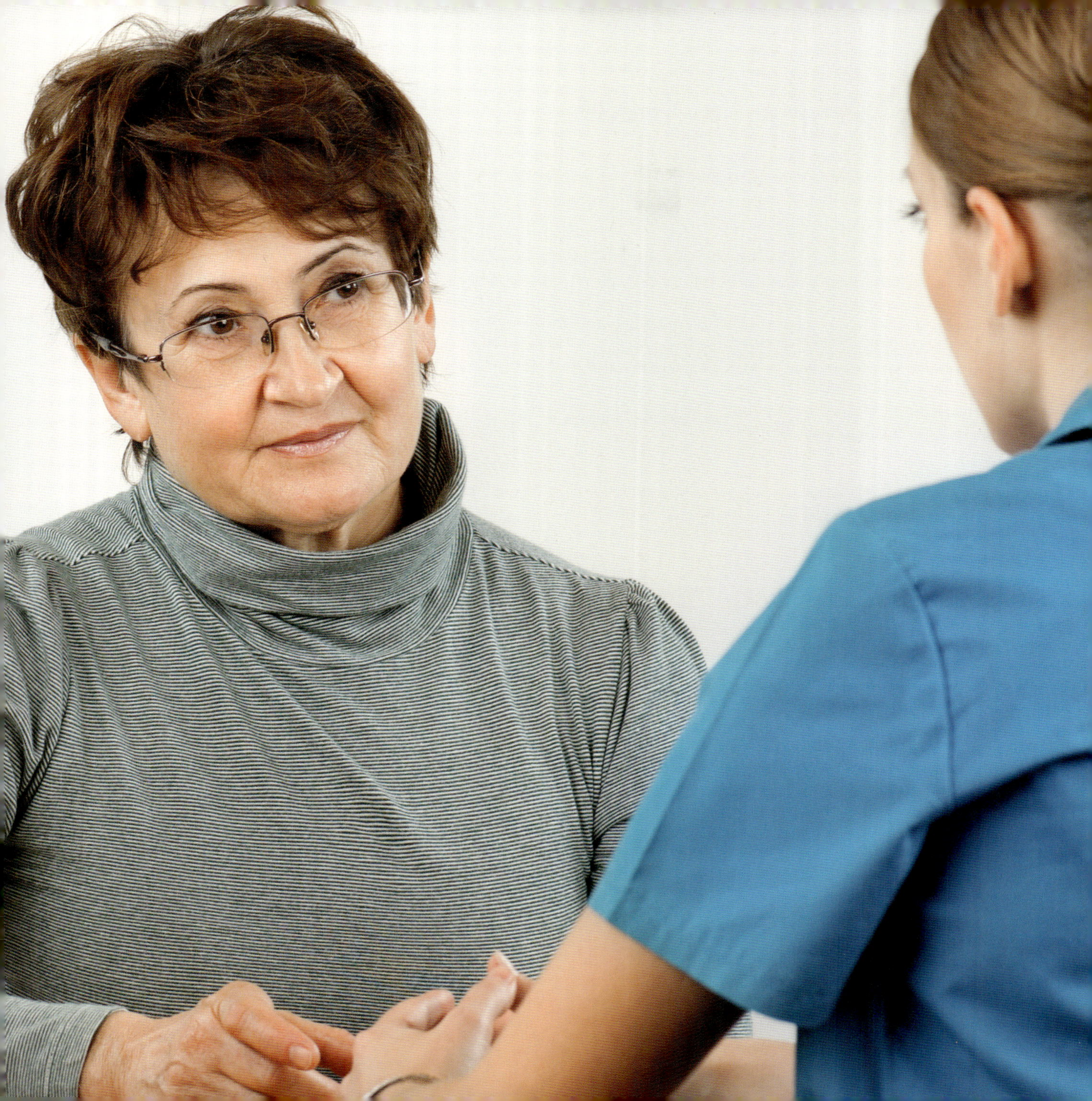

Was könnte helfen?

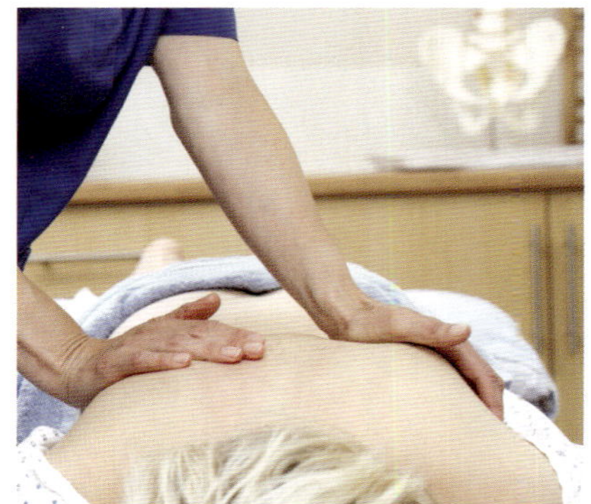

Hier finden Sie Beschreibungen der wichtigsten Behandlungsmethoden. Die Tabelle unten gibt Ihnen einen groben Überblick darüber, was jeweils helfen könnte. Ihre Behandlung ist jedoch von verschiedenen Faktoren abhängig – hören Sie daher auf den Rat Ihres Arztes, der Sie und Ihre Bedürfnisse kennt.

LEGENDE
●●● Gängige Hauptbehandlungsmethode
●● Mögliche ergänzende Behandlungsmethode oder Therapie
● Behandlungsmethode oder Therapie, die zusätzlich helfen oder Symptome lindern kann

BEHANDLUNG/THERAPIE ▶ **ART DER BESCHWERDEN ▼**	Physio-therapie	Osteopathie	Chiropraktik	Massage-therapie
Fehlhaltungen	●●●			●●
Wirbelsäulenverkrümmungen	●●	●●	●●	●●
Arthrose	●●●			●●
Rheumatoide Arthritis	●●			●●
Morbus Bechterew	●●●			
Osteoporose	●●●			
Verletzungen des Weichgewebes (Hals und oberer Rücken)	●●●	●●●	●●	●●●
Nervenwurzelbeschwerden (Hals und Rücken)	●●●	●●	●●	
Thoracic-Outlet-Syndrom	●●●	●●	●●	
Muskelverletzungen und Entzündungen im Schulterbereich	●●●	●●	●●	●●
Bänderdehnungen und -risse	●●●	●●	●●	●●●
Rehabilitation von Verletzungen (incl. Knochenbrüche)	●●●	●●	●●	
Weichteilverletzungen (mittlerer und unterer Rücken)	●●●	●●●	●●●	●●●
Bandscheibenverschleiß	●●●	●●	●●	
Spinalstenose	●●●			
Ischialgie	●●●	●●	●●	
ISG-Beschwerden	●●●	●●●	●●●	●
Piriformis-Syndrom	●●●	●●●	●●	●
Schwangerschaft	●●●	●●●		●

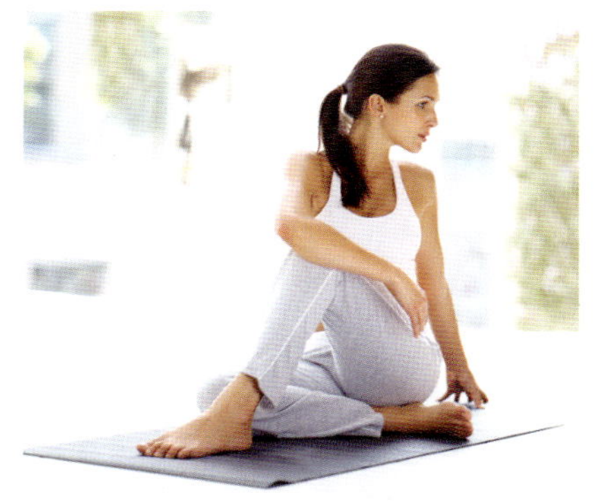

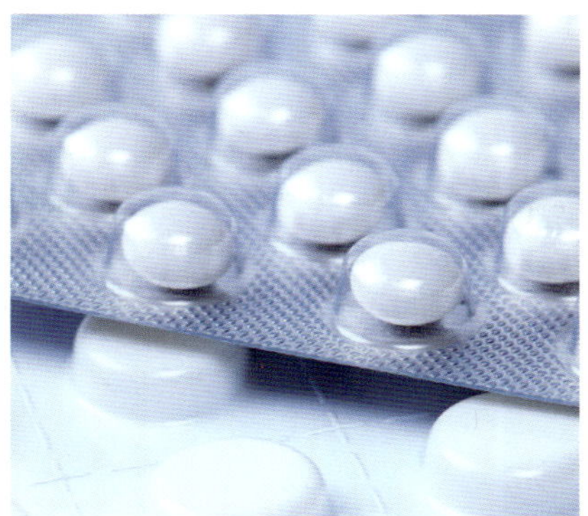

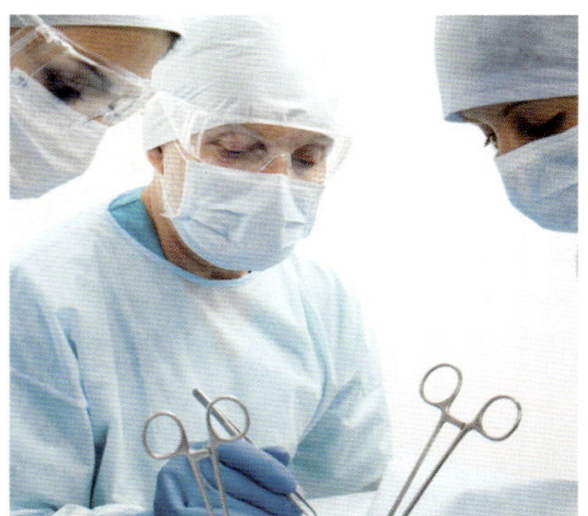

	Alexander-Technik	Pilates	Yoga	Akupunktur	Shiatsu	TENS	Medikamentöse Behandlung	Operation
	●●●	●●●	●●●					
	●●	●	●					●●●
			●●	●●			●●●	●●
				●		●	●●●	●●
	●	●●	●●				●●●	●●
		●●	●●				●●●	
	●●	●	●	●	●	●	●●●	
				●	●	●	●●●	●
	●●					●	●●●	
		●	●	●	●	●	●●●	
							●●●	●
						●	●●●	●●●
	●●●	●●	●●	●●	●	●●	●●●	
						●	●●●	●●
							●●●	●●●
				●	●	●	●●●	●●
	●●	●●	●●	●		●●	●●●	
		●	●	●	●	●	●●	
	●●	●●	●●	●	●		●	

Physiotherapie

Physiotherapie (PT) ist oft der Eckpfeiler der Behandlung verschiedener Rückenprobleme, die Schmerzen verursachen und die Beweglichkeit einschränken. Sie wird von Physiotherapeuten durchgeführt und behandelt jegliche körperliche Funktionsstörung oder Verletzung. Inhalt sind individuelle physiotherapeutische Übungen und andere Techniken.

Das können Sie erwarten Physiotherapeuten arbeiten in vielen Einrichtungen wie in Kliniken, Schulen, Firmen und Sportzentren. Sie können sich selbst einen Physiotherapeuten suchen oder sich von Ihrer Krankenkasse Adressen geben lassen.

Der Physiotherapeut wird Ihre Krankengeschichte sowie die Ergebnisse medizinischer Untersuchungen und den Arztbericht betrachten. Darauf folgt eine gründliche körperliche Untersuchung, bei der Sie möglicherweise auch zu bestimmten Bewegungen aufgefordert werden. Nach der Diagnose erstellt der Physiotherapeut einen individuellen Behandlungsplan. Bei Physiotherapeuten, die auf die Behandlung von Rückenbeschwerden spezialisiert sind, umfasst dieser in der Regel Übungen, Haltungsschulungen (siehe S. 148) und allgemeine Ratschläge zu rückenschonendem Verhalten, z. B. beim Heben (siehe S. 152) oder durch Entspannungstechniken (siehe S. 162).

Anamnese und erste Behandlung dauern normalerweise eine Stunde, Folgesitzungen wohl 45 Minuten. Tragen Sie lockere, bequeme Kleidung, in der Sie sich gut bewegen können. Die meisten Praxen bemühen sich darum, dass Sie stets vom selben Therapeuten behandelt werden.

Die Umstände einer Behandlung ››

Wird eine Physiotherapiebehandlung nicht von einem Arzt verschrieben, können Sie dennoch einen Physiotherapeuten aufsuchen und sich behandeln lassen, dann in Absprache mit diesem Therapeuten. In diesem Fall müssen Sie die Behandlung aber selbst, also privat bezahlen.

Ein Arzt wird kaum eine bestimmte Physiotherapiepraxis empfehlen, um nicht in die Freiheit von Patienten bei der Therapeutenwahl einzugreifen. Ist die Therapie von einem Arzt verschrieben, dann übernehmen Krankenkassen die Kosten außer einem gewissen Selbstbeteiligungsbetrag, sofern der gewählte Therapeut bei der jeweiligen Kasse zugelassen ist.

Über Ihre Krankenkasse oder eigene Suche im Internet finden Sie entsprechende Adressen und Ansprechpartner.

Wirkungsweise Ein wichtiger Teil physiotherapeutischer Behandlung ist eine ausführliche Erläuterung der Beschwerden, des Behandlungsplans und der Wirkungsweise der Therapie. Zum Behandlungsplan können diese Maßnahmen gehören:

Übungen Die Physiotherapie kennt drei Hauptgruppen von Übungen: aktive, passive und isometrische. Aktive Übungen – diese führen Sie selbst, also „aktiv" durch – werden am häufigsten angewendet, v. a. bei Rückenproblemen. Sie lernen abgestufte Übungen, die Sie zunächst mit dem Therapeuten und dann regelmäßig allein zu Hause durchführen.

Bei passiven Übungen bewegt der Therapeut Ihre Gelenke, soweit der Bewegungsspielraum es erlaubt. Ziel ist, Schwellungen zu reduzieren, Verspannungen zu lockern und Beweglichkeit zu fördern.

Isometrische Übungen – das betroffene Gelenk bleibt unbewegt – werden angewendet, wenn Bewegung Schmerzen oder Muskelkrämpfe auslöst, oder um die Muskelkraft zu erhalten. Das funktoniert so, dass Sie – angeleitet – den entsprechenden Muskel anspannen, ohne eine Bewegung auszuführen, die Spannung halten und dann wieder lockern.

Auch die „McKenzie-Methode" wird angewendet. Robin McKenzie arbeitete in den 1960er-Jahren als Physiotherapeut in Neuseeland. Er stellte fest, dass sich Schmerz aus den oberen Gliedmaßen oder Beinen bei Dehnung der Wirbelsäule oft in den HWS- oder LWS-Bereich „zurückzieht". McKenzie-Übungen zielen daher auf die Dehnung der Wirbelsäule und die „Schmerzzentralisation" ab (Beispiel siehe S. 138). Ein Vorteil dieser Methode ist, dass Sie mithilfe des Übungsprogramms von Ihrem Physiotherapeuten Ihr Rückenproblem selbst behandeln und ansonsten ein normales Leben führen können. Die Methode ist aber ungeeignet, wenn der Schmerz sich nicht „zentralisiert" oder Sie unter Spinalstenose (siehe S. 116) oder Arthrose (siehe S. 58) leiden.

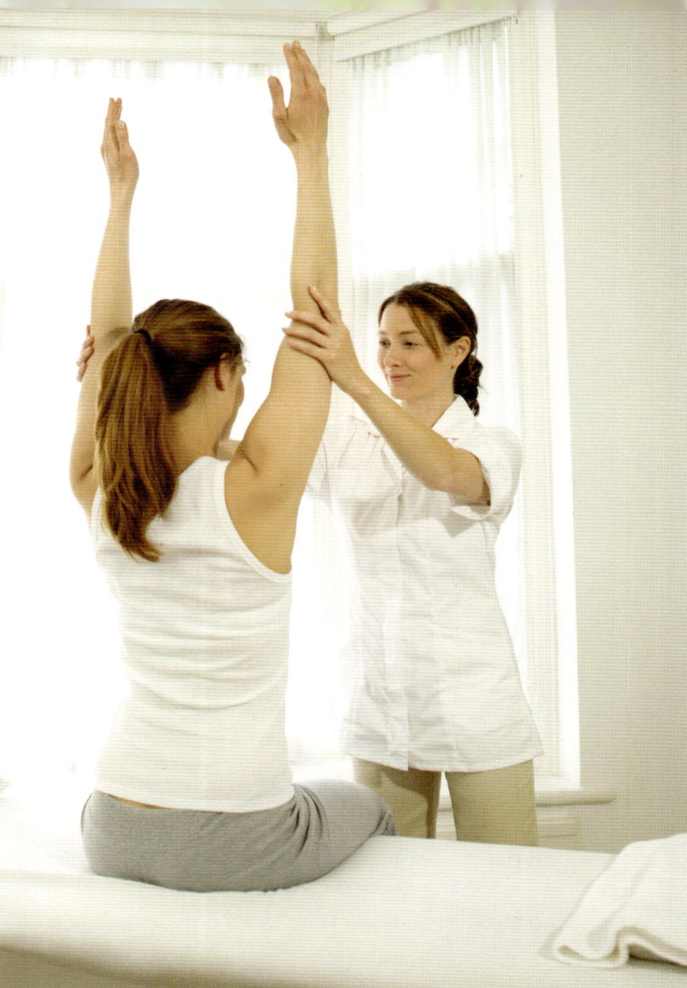

BEFUNDAUFNAHME
Zu Beginn der Physiotherapie wird der Bewegungsspielraum überprüft, um ein passendes Therapieprogramm zu erstellen.

Mobilisierungen und Manuelle Therapie Bei Mobilisierungen wird durch den Physiotherapeuten wiederholt sanfter Druck ausgeübt, um den vollen Bewegungsspielraum wiederherzustellen, Gelenke und Muskelkrämpfe zu lockern. Zur Manuellen Therapie gehören kräftigere Bewegungen zum „Einrenken" der Wirbelsäule; hier zwei Beispiele für Konzepte der Manuellen Therapie:

- **Maitland-Konzept** Geoffrey Maitland, ein australischer Physiotherapeut, entwickelte ein weltweit angewendetes Konzept passiver Mobilisationen (der Patient agiert nicht). Sanfte Mobilisationen der Gelenke sollen den vollen Bewegungsspielraum wiederherstellen. Die Technik wird an echten und unechten Gelenken (siehe S. 17) angewendet. Maitland betonte, dass jeder Patient vor der Behandlung sorgfältig und gründlich untersucht werden und die Behandlung durch kontinuierliche „Wiederbe-

Ab zur Arbeit! ▸▸

Physiotherapeuten legen Wert auf Rehabilitation und darauf, dass der Patient bald wieder arbeiten kann. Manchmal arbeiten sie mit Betriebsärzten zusammen, um einen detaillierten Rehabilitationsplan zu empfehlen. Sehen Sie darauf, dass er Übungen umfasst und andere in Ihrem speziellen Fall als sinnvoll erachtete Maßnahmen.

fundaufnahme“ durch den Physiotherapeuten individuell angepasst werden müsse.

- **Mulligan-Konzept** Brian Mulligan, ein neuseeländischer Physiotherapeut, baute auf Maitlands Mobilisationen auf und entwickelte für die Facettengelenke (siehe S. 16) der Wirbelsäule sein Konzept der SNAGs (sustained natural apophyseal glides/natürliches, gehaltenes Facettengelenkgleiten). SNAGs sind gleitende Mobilisationen eines Gelenks durch den Physiotherapeuten bei gleichzeitiger „aktiver“ Bewegung durch den Patienten. Nach einigen Wiederholungen führen Sie die Bewegung dann allein durch, damit sich zeigt, ob sich Ihr schmerzfreier Bewegungsspielraum vergrößert hat.

Kälte Eisbeutel sind oft das Erste, das der Physiotherapeut anwendet. Das lindert lokale Entzündungen, Schwellungen, Prellungen und Schmerzen.

Wärme Wärme hilft, Schmerzen, Muskelverspannungen und Steifheit zu lindern sowie die Durchblutung der Rückenpartien anzuregen. In der PT gibt es verschiedene Möglichkeiten der Wärmeanwendung: Wärmelampen, Wärmekompressen, Wärmesalben und -sprays wärmen das oberflächliche Gewebe, lockern damit Muskelverspannungen; Kurzwellen- und Mikrowellentherapie mit Diathermiegeräten eignen sich dafür, tiefere Gewebsschichten elektromagnetisch zu erwärmen; ein wissenschaftlicher Nachweis hierfür steht allerdings noch aus.

Ultraschall Ein Ultraschallgerät sendet Hochfrequenz-Schallwellen aus, die das menschliche Ohr nicht wahrnimmt. Die Wellen dringen – vollkommen schmerzfrei – durch die Haut und sollen die mit vielen Rückenproblemen verbundene lokale Entzündung bekämpfen, verspannte, verkrampfte Muskeln lockern und somit Schmerzen lindern.

Aquatherapie Die Aquatherapie besteht aus Übungen in warmem Wasser unter Aufsicht eines Physiotherapeuten. Das Wasser gibt dem Körper Auftrieb und minimiert so den Druck auf die Gelenke. Dies ist besonders bei Problemen im unteren Rücken hilfreich, da hier Übungen möglich werden, die im Trockenen zu schmerzhaft wären.

Ab auf die Streckbank? ▸▸

Die Strecktherapie wird schon seit Jahrhunderten angewendet, um Nacken- und Rückenschmerzen zu lindern, und war besonders bei den Römern beliebt. Dabei wird die Wirbelsäule auseinandergezogen – ähnlich wie auf der Streckbank, dem mittelalterlichen Foltergerät, natürlich sanfter und mit dem Ziel der Heilung (moderne „Streckbänke“ sind Hightechgeräte). Die Technik wird auch spinale Dekompressionstherapie genannt und v. a. von Chiropraktikern (siehe S. 184) angewendet.

Die Therapie dehnt die Wirbelsäule längs, um Druck von Wirbelgelenken, Bandscheiben, Nerven und dem Weichgewebe zu nehmen.

Ob nun Strecktherapie oder spinale Dekompression, die Methode ist nicht für jeden geeignet: Bei Patienten mit Osteoporose, Tumoren, Infektionen, Gefäß- oder Herzproblemen und Zwerchfell- oder Leistenbruch u. Ä. sollte sie nicht angewendet werden.

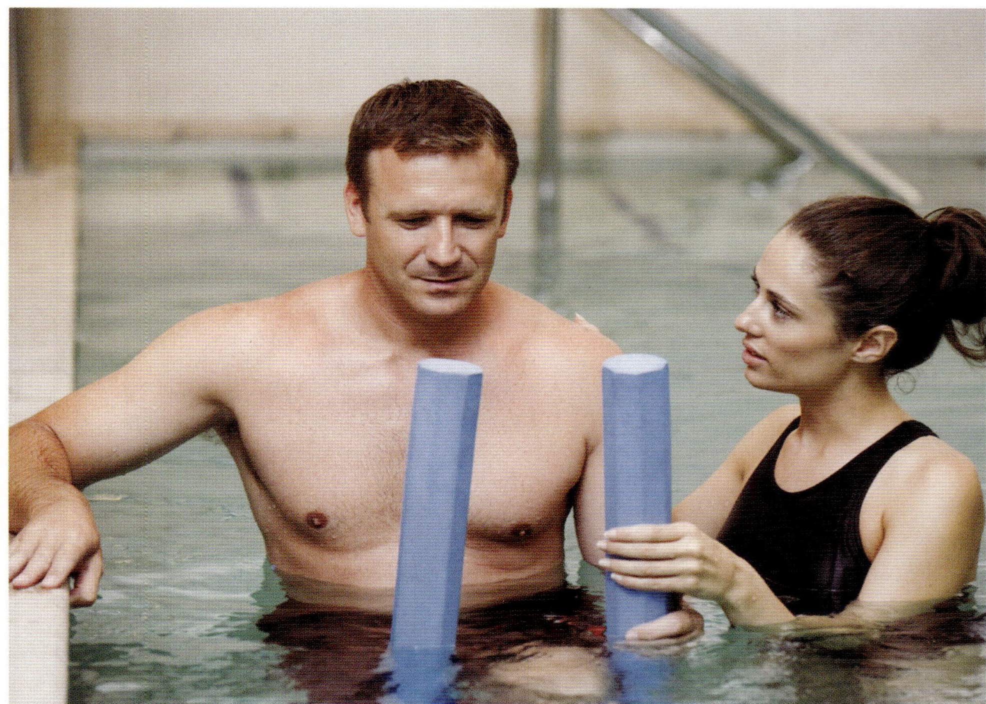

BADEN GEHEN
Oft geht der Physiotherapeut mit dem Patienten ins Wasser, um ihn effektiver anzuleiten und besser korrigieren zu können.

Einer der Vorteile der Aquatherapie ist, dass das Wasser trotz allem einen gewissen Widerstand bietet, sodass eine Kräftigung der Muskulatur ohne Verwendung von Gewichten möglich ist. Bei den meisten Menschen fördert dies Muskelkraft, Ausdauer, Balance, Koordination und ein Bewusstsein für die Körperhaltung.

Das warme Wasser (normalerweise 29–33 °C) lindert Schmerzen und erweitert die Blutgefäße, was den Kreislauf anregt, die Muskulatur entspannt und damit die Beweglichkeit der Wirbelgelenke erhöht. Häufig wird Solewasser verwendet, da es den Auftrieb noch weiter verstärkt und auch als schmerzlindernd gilt.

Praxistest ▸▸

Um eine Kassenzulassung zu erhalten, müssen Physiotherapeuten in Deutschland eine staatlich anerkannte Ausbildung zum Physiotherapeuten haben, geeignete Praxisräume vorweisen und die für die Versorgung der Versicherten geltenden Vereinbarungen anerkennen. Weitere Informationen hierzu auf der Webseite des VDB – Physiotherapieverband e. V.: vdb.physiotherapieverband.de.

Es gibt Physiotherapeuten mit Schwerpunkten, etwa Sportphysiotherapie, Manuelle Therapie, Neurologie, Geriatrie, Pädiatrie. Ihr Physiotherapeut sollte also möglichst auf die Behandlung Ihrer Beschwerden spezialisiert sein.

Osteopathie

Wie viele Vertreter von Ergänzungstherapien glauben auch Osteopathen, dass alle Teile des Körpers aufeinander wirken. Ärzte mit der Zusatzbezeichnung „Osteopath“ sind Mediziner mit Zusatzausbildung und wenden bei der Behandlung auch osteopathische Techniken an.

Osteopathen vertrauen auf die Selbstheilungskräfte des Körpers, dass der Körper immer das bestmögliche Gleichgewicht seiner Funktionen herstellt und erhält (Homöostase). Aus dieser Sicht können Stress, Verletzungen, Mangelernährung oder andere Faktoren dieses Gleichgewicht stören und das zieht Krankheiten und Funktionsstörungen nach sich.

Alles hängt zusammen Nach Ansicht der Osteopathie wirkt sich eine nicht korrekte Ausrichtung des Stütz- und Bewegungsapparats auf alle anderen Systeme des Körpers aus. Ein weiteres wichtiges Konzept der Osteopathie ist das der „Dysfunktion“. Wenn Sie etwa Beschwerden im unteren Rücken haben, stehen Sie möglicherweise schief und verkrampft. Doch selbst nach Abklingen der Beschwerden nehmen Sie vielleicht noch diese Haltung ein, v. a. wenn Sie übermüdet oder gestresst sind. Ein Osteopath beurteilt daher Ihre Haltung, beobachtet, wie Sie sich bewegen und wie Sie atmen, um Dysfunktionen zu entdecken.

Problembehebung Ein Allgemeinmediziner mit osteopathischer Ausbildung kann eine ganze Reihe konventioneller Behandlungsmethoden verordnen, darunter Medikamente oder eine Operation. Je nach den Faktoren, die Ihre Gesundheit gefährden, gibt er vermutlich jedoch auch Tipps zu rückenschonendem Verhalten und wendet die osteopathische manuelle Therapie (OMT) an. Diese kann beinhalten:

- **Manuelle Behandlung der Weichteile** – auch Faszienbehandlung genannt. Eine Art Massage, bei der in der Regel Muskeln, Sehnen, Bänder und Gelenke gedehnt und „Triggerpunkte“ gedrückt werden. Die Behandlung kann oberflächlich oder tief, schnell oder langsam durchgeführt werden. Sie löst Steifheit und Verspannungen, lockert die Muskulatur und regt den Kreislauf an.
- **Gelenkmobilisation** Durch die Mobilisation soll der Bewegungsspielraum eines Gelenks vergrößert werden. Dazu bewegt der Osteopath das Gelenk so weit wie möglich, um verkürzte Muskeln, Bänder und andere versteifte Weichteile zu dehnen. Die Bewegungen sind oft rhythmisch.
- **Traktion** Bei dieser Technik werden zwei Gelenkflächen leicht auseinandergezogen. Sie wird zur Lockerung von Gelenkkapseln, Bändern und den umgebenden Muskeln und Sehnen angewendet.

Steigende Akzeptanz ⏵⏵

Die Osteopathie wurde im späten 19. Jahrhundert von Andrew Taylor Still, einem amerikanischen Ingenieur und Mediziner, entwickelt. 1972 wurden Absolventen von osteopathischen medizinischen Hochschulen in den USA als Ärzte anerkannt.

In Deutschland gilt die Osteopathie als Heilkunde im Sinne des Heilpraktikergesetzes und darf nur durch Ärzte und Heilpraktiker eigenständig praktiziert oder verordnet werden. Weitere Informationen: Verband der Osteopathen Deutschland e. V.

Wirkungsnachweis ⏩

Zahlreiche Studien haben gezeigt, dass osteopathische manuelle Therapien zur Behandlung von Schmerzen im unteren Rücken gut geeignet sind. Auch viele Ärzte ohne osteopathische Ausbildung stimmen zu, dass solche Behandlungen hilfreich sind, etwa um zu verhindern, dass akute Beschwerden chronisch werden (siehe S. 36). Viele bestreiten jedoch, dass OMT sich auf Funktionsbereiche des Körpers außerhalb des die Beschwerden verursachenden Bereichs auswirken kann.

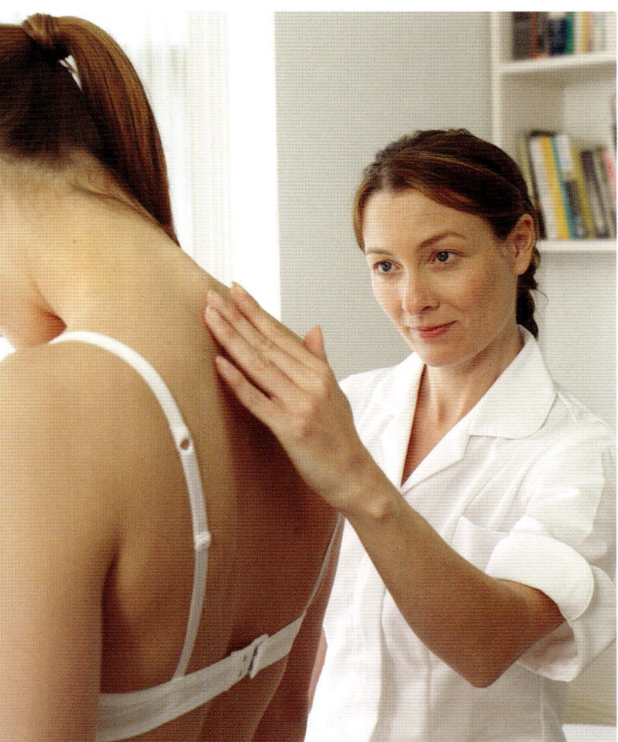

Gelenke mit geringer Eigenbeweglichkeit (Wirbelgelenke, ISG) werden mit einer kleinen, federnden Bewegung behandelt, um den Bewegungsspielraum zu vergrößern und die Bänder zu dehnen.

- **HVLA-Techniken (Osteopathische Mobilisation mit Impuls)** Diese schnellen, kurzen Manipulationen sind wohl die bekannteste OMT. Dabei wird ein Gelenk sanft bis an seine Bewegungsgrenze gebracht, es folgt ein schneller Impuls in die freie Bewegungsrichtung. Das Gelenk kommt so kurzzeitig außerhalb seines normalen Bewegungsbereichs, wobei die Gasblasen in der Gelenkflüssigkeit (siehe S. 16) mit einem hörbaren Geräusch platzen können. Die Behandlung ist vielleicht kurzzeitig unangenehm, doch selten schmerzhaft.
- **Muskel-Energie-Technik** dient zu Diagnose und Behandlung. Der Patient bewegt einen Körperteil gegen den Widerstand des Osteopathen. Spürt dieser, dass eine weitere fließende Bewegung blockiert wird, stoppt der Patient die Bewegung. Nun soll er die Bewegung in umgekehrter Richtung ausführen – von der Blockade weg zum Ausgangspunkt, um die Muskeln zu entspannen und zu dehnen. Das ist besonders hilfreich, wenn kräftigere Stoßtechniken nicht empfehlenswert sind wie bei gebrechlichen oder älteren Patienten.

OSTEOPATHIE ODER NICHT?
Erst nach einer gründlichen Untersuchung der Wirbelsäule entscheidet ein osteopathisch ausgebildeter Arzt, ob die osteopathische Therapie angebracht ist.

Balanciert leben ⏩

Man kann lernen, in der osteopathischen Homöostase – einem allgemeinen Gleichgewichtszustand – zu bleiben. Dazu gehören folgende vier Grundregeln:

- Auf gute Körperhaltung achten.
- Sport treiben.
- Lernen, sich zu entspannen.
- Sich gesund ernähren.

Chiropraktik

Die 1895 von Daniel David Palmer begründete Chiropraktik ist eine Therapieform, die viele Jahre erbitterter Kämpfe mit der klassischen Schulmedizin überlebt hat. Heute ist sie eine allgemein anerkannte alternative Behandlungsform bei akuten Schmerzen im unteren Rücken.

Palmer betrachtete die korrekte Ausrichtung der Wirbelsäule als Voraussetzung für die Gesundheit des gesamten Körpers. Er spürte, dass jegliche Beeinträchtigung der Nerven, die das Gehirn mit dem Körper und seinen Organen verbinden, den Fluss der Nervenimpulse verlangsamte. Dies führte seiner Ansicht nach zu Schäden in Gewebe und Organen, die vom betroffenen Nerv versorgt werden, und dies wiederum hätte demnach Funktionsstörungen in anderen Bereichen als dem Bewegungsapparat zur Folge.

Theorie der Chiropraktik Palmer glaubte, dass jedem Menschen eine „angeborene Intelligenz" innewohne, die den Körper in einem Zustand der Gesundheit erhält, ähnlich dem Konzept des chinesischen „Qi" („Ch'i") oder Lebenskraft/Lebenshauch, die vielen alternativen Heilmethoden zugrunde liegt. Nach Palmers Theorie hindert jede Beeinträchtigung im Fluss der Nervenimpulse – meist durch eine Störung an der Austrittsstelle des Nervs aus dem Rückenmark (siehe S. 20) – die angeborene Intelligenz daran, frei durch den Körper zu strömen. In allen Organen und Bereichen des Körpers, die nicht ausreichend mit „angeborener Intelligenz" versorgt werden, entstehen höchstwahrscheinlich Krankheiten oder Funktionsstörungen. Symptome wie Schmerzen oder Steifheit sind die unumgängliche Folge davon.

Chiropraktiker bezeichnen jegliche Verschiebung oder Fehlfunktion eines Wirbels, durch die ein Nerv an der Austrittsstelle aus dem Rückenmark beeinträchtigt wird, als Subluxation (in der Schulmedizin bezeichnet der Begriff eine teilweise oder unvollständige Ausrenkung eines Gelenks).

Auswahl eines Therapeuten Wie Ihr erster Termin beim Chiropraktiker abläuft, hängt zum Teil von der Art des Therapeuten ab. Vermutlich befragt er Sie zunächst nach Ihrer Krankengeschichte und Lebensweise, bevor er Sie untersucht und dabei Ihre Haltung, die Krümmung der Wirbelsäule, Ihre Reflexe, Ihren Bewegungsspielraum und die Länge Ihrer Beine überprüft. Eventuell wird die Wirbelsäule geröntgt, der Blutdruck gemessen.

Die Behandlung beginnt in der Regel beim zweiten Termin. Ziel ist die Korrektur von Wirbelfehlstellungen, die Wiederherstellung des kompletten Bewegungsspielraums, die Lockerung und Dehnung verspannter Muskeln, Sehnen und Bänder, die Korrektur von Fehlhaltungen und die Linderung von Schmerzen durch überreizte Nerven. Es ist sinnvoll, sich vorab zu erkundigen, wie viele Sitzungen Sie voraussichtlich benötigen werden.

Behandlungstechniken Die Chiropraktik wendet in erster Linie eine „Justierung" genannte Manipulation an. Eine Justierung – ein Chiropraktiker hat etwa 55 verschiedene in seinem Repertoire – besteht aus einer kurzen, schnellen, kontrollierten Aufwendung von Kraft an einem Gelenk, um den Bewegungsspielraum der Gelenkkapsel und des umgebenden Gewebes zu erweitern. Durch die Schnelligkeit des Impulses haben die Muskeln keine Zeit, sich zusammenzuziehen und so die Bewegung einzuschränken. Während der Behandlung kann ein Knacken zu hören sein, das durch Gase in der Gelenkflüssigkeit (siehe S. 17) verursacht wird und harmlos ist.

Chiropraktiker wenden auch Techniken wie Massage, Wärme-/Kältebehandlung oder Kneten an, um die Muskeln eines Patienten vor der Manipulation zu lockern, Triggerpunkte zu neutralisieren (siehe S. 187) oder Sehnen und Muskeln zu dehnen.

Die meisten chiropraktischen Techniken sind ungefährlich, doch bedenken Sie bei der Entscheidung für diese Behandlungsmethode, dass Manipulationen der Wirbelsäule – besonders im HWS-Bereich – gewisse Risiken bergen, v. a. für sehr junge oder sehr alte Patienten. Chiropraktische Anwendungen im Halsbereich haben schon zu schweren Nervenschädigungen und Schlaganfällen geführt.

Keinesfalls sollte die Wirbelsäule bei Anzeichen einer Nervenbeteiligung wie Empfindungsstörungen in den Beinen oder Verlust der Blasenkontrolle manipuliert werden, auch nicht bei Knochenerkrankungen wie Osteoporose oder Krebs, bei kürzlichen Knochenbrüchen oder schweren Gefäßproblemen (Aneurysma, Thrombose in der Vergangenheit).

IN DER PRAXIS
Der Chiropraktiker führt „Justierungen" durch. Das sind schnelle Bewegungen zur Dehnung der Gelenkkapseln.

Wirkungsnachweis ▸▸

Es gibt gut belegte Studien über die Wirksamkeit chiropraktischer Behandlungen bei Schmerzen im unteren Rücken. Eine Studie der renommierten Rand Corporation (Kalifornien) zeigt, dass die Chiropraktik bei Rückenproblemen – und hier besonders bei akuten Schmerzen im LWS-Bereich – im Vergleich zu konventionelleren Methoden schnellere Heilungserfolge bringt. Der Nachweis für die Wirksamkeit der Chiropraktik bei Problemen außerhalb des Bewegungsapparats steht allerdings noch aus.

Therapeutische Massage

Massage entspannt die Rückenmuskeln und lockert Verspannungen. Eine tiefe Massage erreicht auch Triggerpunkte (bestimmte Bereiche in den meisten breiten Muskeln, die zum Verkrampfen neigen und harte, bei Druck oder Reibung schmerzhafte Knoten bilden), sodass die Muskeln wieder normal arbeiten und den Körper korrekt ausrichten.

Therapeutische Massage gibt es in der einen oder anderen Form schon seit Jahrhunderten. Heute zählt sie zu den populärsten Ergänzungstherapien in den USA (ca. 300 000 Therapeuten). Die klassische Massage, wie sie die meisten Masseure und Physiotherapeuten anwenden, besteht aus langen, fließenden Griffen, zusammen mit streichenden Bewegungen, Kneten, Reiben, Vibration und rhythmischem Klopfen. Ziel ist die Entspannung der Muskulatur und die Förderung von Flexibilität und Beweglichkeit.

Myofasziale Release-Technik „Faszien“ (siehe S. 19) sind Bindegewebe, die die meisten anderen Gewebe und Elemente des Körpers – v. a. Muskeln – umhüllen, um sie zu stützen und zu schützen. Die Faszien können wie Muskeln beschädigt werden: Sie können reißen, sich entzünden, durch Überlastung gezerrt oder durch zu geringe Beanspruchung geschwächt werden und sich dadurch verspannen.

Schäden an den Faszien hindern den umhüllten Muskel daran, sich frei zu bewegen, und können Steifheit und Schmerzen verursachen, speziell im Rücken. Die Beschwerden können sich auf die umgebenden Muskeln und Gewebe ausweiten, sodass große Bereiche betroffen sind. Muskuläre Dysbalancen, Fehlhaltungen und Rückenprobleme sind die Folge.

Ein therapeutischer Masseur ertastet solche verspannten, steifen Bereiche und lockert sie mit der myofaszialen Release-Technik („myo“ ist das griechische Wort für Muskel). Dabei sollen verspannte Faszien an oberflächlichen oder tiefen Muskeln durch manuelles Dehnen und Druck gedehnt werden. Der Therapeut arbeitet sich allmählich von einem Bereich zum anderen vor, löst Verspannungen und befreit die Faszien, sodass die Muskeln wieder voll funktionsfähig werden.

Auswahl eines Therapeuten Achten Sie darauf, dass Ihr Therapeut über eine qualifizierte, staatlich anerkannte Ausbildung verfügt. Häufig werden therapeutische Massage und myofasziale Release-Technik (auch myofasziale Therapie genannt) in physiotherapeutischen Praxen angeboten.

Wichtig ist auch, sich über die Art der angebotenen Massagen zu informieren. Manche Therapeuten bieten Behandlungen an, die wissenschaftlich nicht anerkannt sind oder auf Ideologien beruhen.

Sprechen Sie daher mit Ihrem Hausarzt, v. a. wenn bei Ihnen ein Rückenproblem diagnostiziert wurde, bevor Sie zur Massage gehen. Dann berichten Sie Ihrem Therapeuten von allen Ihren Beschwerden. Wichtig ist: Lassen Sie nicht zu, dass Ihr Therapeut Druck auf Ihre Wirbelsäule ausübt oder sie in irgendeiner Weise manipuliert.

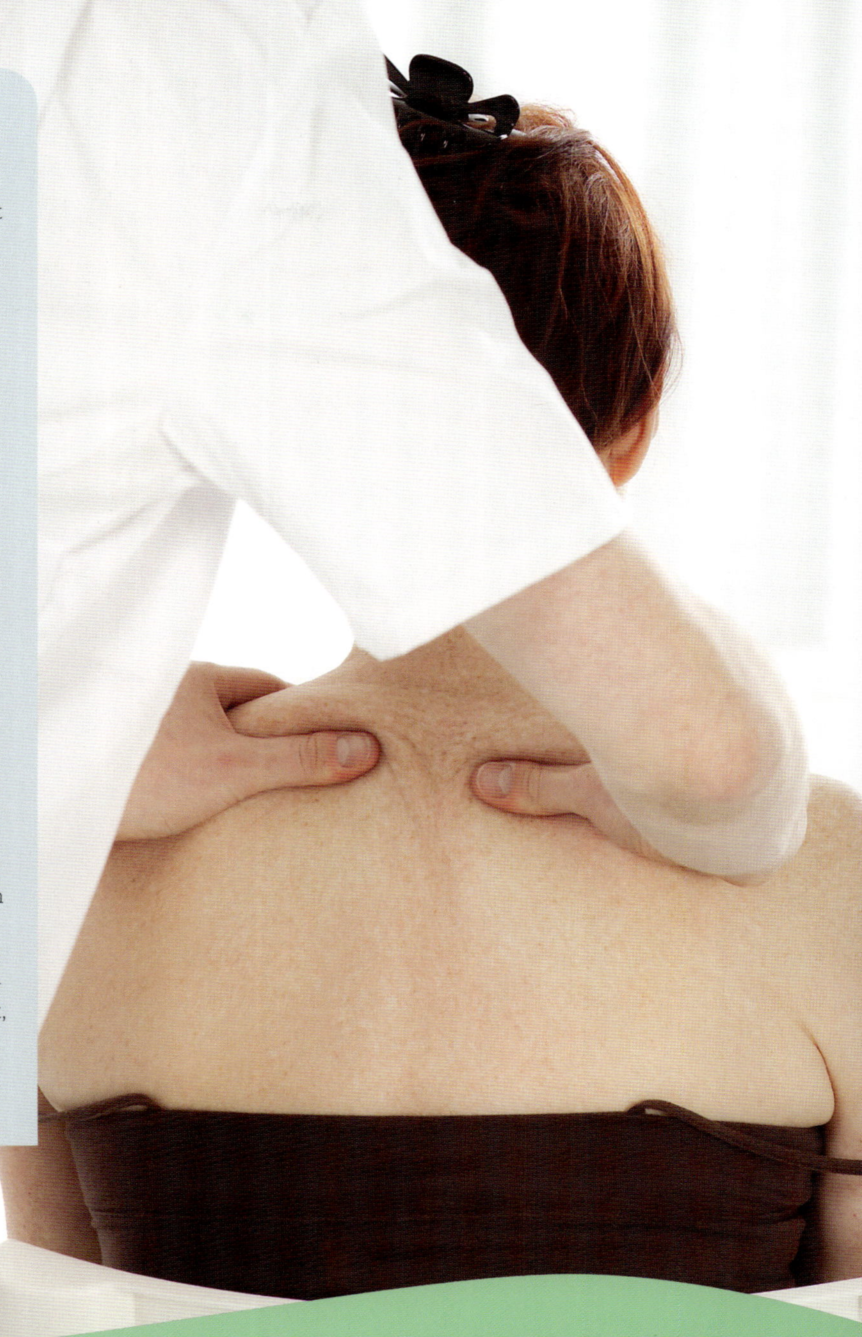

Triggerpunkt-Therapie ▸▸

Als „Triggerpunkt“ bezeichnen Ärzte und Massagetherapeuten eine kleine Partie von Muskelfasern, die zur Überreizung und Verspannung neigen. Es ist umstritten, ob die Triggerpunkte das Ergebnis von Verletzungen, Fehlhaltungen etc. sind oder ob sie bei jedem Menschen als eine Art „Kontrollzentrum“ für bestimmte Muskelpartien vorhanden sind.

Wo liegen diese Triggerpunkte? Diese empfindlichen Stellen liegen oft in der Rückenmuskulatur und können sowohl Folge als auch Ursache von Fehlhaltungen sein. Wenn Sie etwa die Schultern hochziehen, sind die Halsmuskeln permanent angespannt. Das führt mit der Zeit zu chronischer Erschöpfung und Überlastung: Die Muskulatur verkrampft und verhärtet sich schmerzhaft. Jede Dehnung der Muskeln tut weh, sodass sie permanent angespannt gehalten werden – ein Teufelskreis.

Wie kann therapeutische Massage helfen? Viele Massagetherapeuten und auch Physiotherapeuten (siehe S. 178) wenden die Triggerpunkttherapie an. Sie ähnelt der myofaszialen Release-Technik, nur wird an den Muskeln statt an den Faszien gearbeitet. Ziel ist die Lockerung verspannter Muskelpartien. Zuerst lokalisiert der Therapeut die empfindliche Stelle (die selbst bei leichtem Druck erstaunlich schmerzhaft sein kann, sodass Sie eventuell aufschreien oder zusammenfahren). Dann verstärkt er allmählich den Druck, um so eine gewisse Entspannung herbeizuführen. Sobald der Punkt sich lockert, werden die umgebenden verspannten Muskelstränge sanft gedehnt, massiert und aufgewärmt.

Alexander-Technik

Die Alexander-Technik soll helfen, eingefahrene ungute Gewohnheiten abzustellen und durch die korrekten, natürlichen Bewegungen aus der frühen Kindheit zu ersetzen. Kleine Kinder stehen und bewegen sich leicht und sicher, doch diese Fähigkeit geht dann durch häufiges Sitzen, falsche Hebetechnik, Fehlhaltungen, Schmerzen und Stress oft verloren.

BEHUTSAM AUSRICHTEN
Ein Praktiker der Alexander-Technik korrigiert behutsam immer wieder Ihre Haltung, bis sich die korrekte Haltung irgendwann „richtig" anfühlt.

Frederick Matthias Alexander, der Begründer der Alexander-Technik, glaubte, dass die Beziehung zwischen Kopf, Hals und Rumpf die Funktionsfähigkeit des übrigen Körpers bestimmt. Diese Beziehung nannte er „Primärkontrolle". Ist sie im Gleichgewicht und frei, arbeitet die tonische Muskulatur (siehe S. 149), die uns gegen die Schwerkraft aufrecht hält, locker und ohne Anstrengung, sodass die phasischen Muskeln – die zum Ausführen einer bestimmten Bewegung aktiviert werden – die Gelenke frei bewegen können. Ist die Beziehung gestört, verspannen sich die tonischen Muskeln und die phasischen Muskeln müssen stärker arbeiten, um eine Bewegung zu bewirken. Mit der Zeit verliert der Körper dadurch seine Anmut und Geschmeidigkeit. Schlechte Haltungsgewohnheiten – in der Alexander-Technik „schädliche Verhaltensmuster" genannt – schleifen sich ein, bis die Fehlhaltung oder falsche Bewegung sich „richtig" anfühlt und die geringere Beweglichkeit und Schmerzen auf andere Ursachen zurückgeführt werden.

Lehrende der Alexander-Technik streben an, die ursprüngliche Länge, Koordination und Flexibilität von Wirbelsäule und Kopf – die „Primärkontrolle" – wiederherzustellen, damit sie wieder im richtigen Verhältnis zueinander stehen, in Bewegung oder Ruhezustand.

Vom Hals abwärts Dass Kopf und Hals so leicht aus ihrer korrekten Position verrutschen, hat anatomische Gründe. Der Kopf ruht auf einem einfachen kleinen Zapfengelenk am oberen Ende der Wirbelsäule, doch sein Schwerpunkt liegt nicht auf einer Linie mit der Wirbelsäule, sondern viel weiter vorn, etwa in der Mitte einer Linie zwischen dem oberen Rand des Ohres und dem Wangenknochen. Außer wenn wir liegen, sind unsere Halsmuskeln immer leicht angespannt, um gegen das Gewicht zu arbeiten und das Gleichgewicht zu wahren, durch das der Kopf in der richtigen Position gehalten wird.

Das bewirkt die Methode ▸▸

Die Alexander-Technik zielt nicht auf die Behandlung spezieller Beschwerden ab, sondern vielmehr darauf, Ihnen zu zeigen, wie Sie Spannungen in der Muskulatur lösen können, die aufgrund von Fehlhaltungen und unnötigen Bewegungen entstanden sind, und wie Sie Ihre Muskeln korrekt gebrauchen. Bewirken soll dies:

- Größere Bewegungsfreiheit
- Verbesserte Koordination und Balance
- Mehr Energie
- Verbesserte Fähigkeit zur Entspannung.

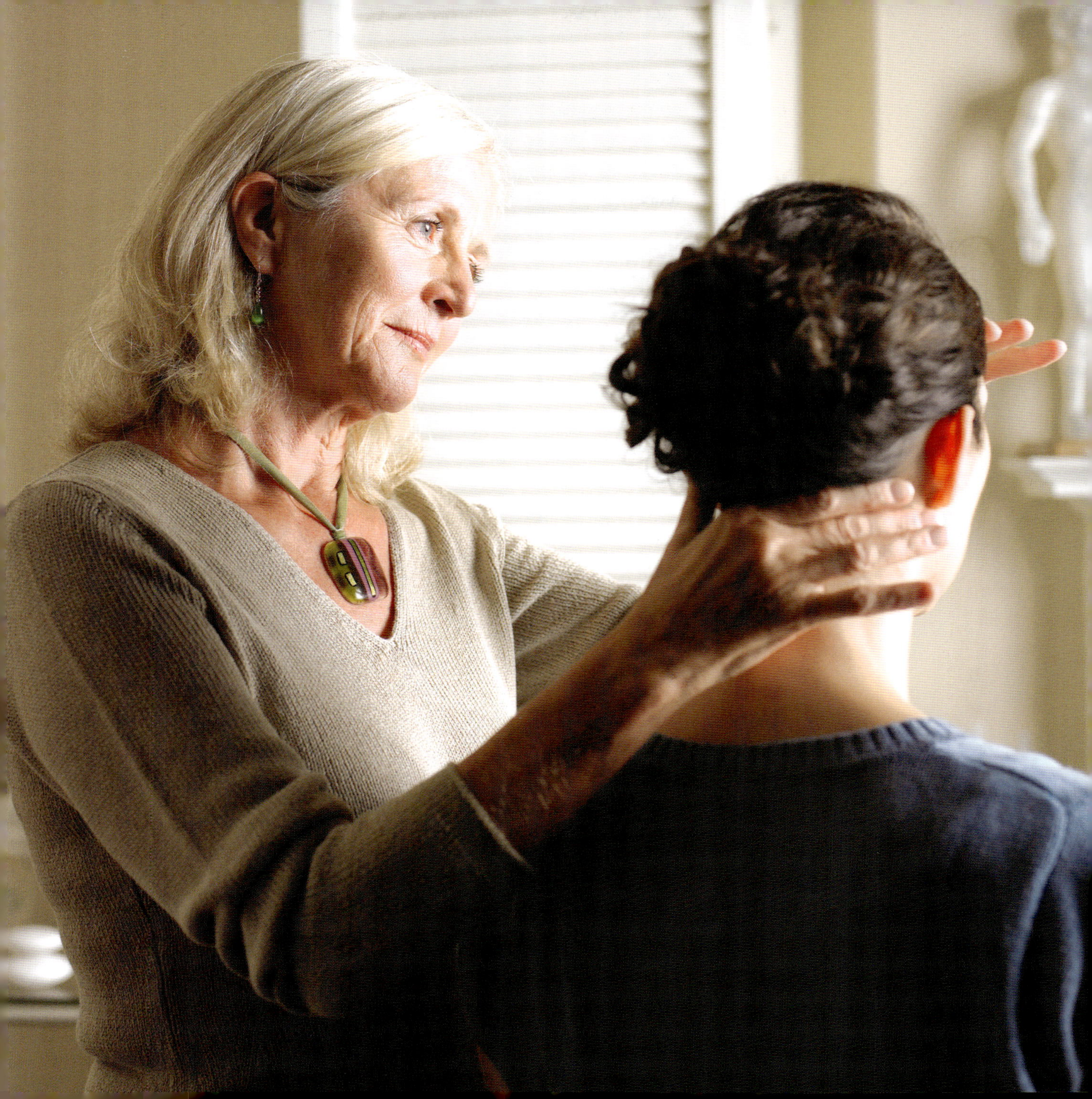

„Guter Gebrauch“ im Alltag ▸▸

Die Alexander-Technik wurde Ende des 19. Jahrhunderts von Frederick Matthias Alexander (1869–1955) entwickelt. Der australische Shakespeare-Darsteller aus Tasmanien stellte fest, dass seine Stimme oft heiser und krächzend war. Nachdem Ärzte die Ursache nicht finden konnten, fiel ihm auf, dass er beim Sprechen und Gehen den Kopf in „unnatürlicher Haltung“ hielt. Durch Korrektur seiner Haltung konnte er seine Stimmprobleme überwinden. Später gab Alexander die Schauspielerei auf und widmete sich der Entwicklung einer Methode, die schlechte Bewegungsmuster korrigierte und durch „guten Gebrauch“ des Körpers im Alltag ersetzte. Drei Jahre nach Alexanders Tod im Jahre 1955 gründeten seine Anhänger die Society of Teachers of the Alexander Technique (STATS). Alexander-Lehrer müssen weltweit eine dreijährige Ausbildung absolvieren, bevor sie durch die STATS anerkannt werden.

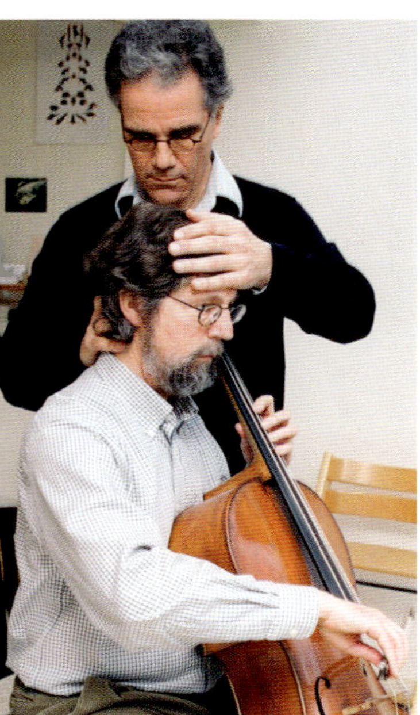

GELUNGENER AUFTRITT
Die Alexander-Technik ist beliebt bei Musikern und anderen darstellenden Künstlern, zu deren Beruf stereotype Bewegungen gehören, die den Rücken belasten. Haltungskorrekturen beugen chronischen Schmerzen und Steifheit vor.

Das Problem ist, dass die Halsmuskeln sich oft zu sehr verspannen, entweder aus psychischen Gründen oder haltungsbedingt. Dadurch ziehen sie den Kopf nach hinten und nach unten.

Diese verbreitete Fehlhaltung kann eine fatale Kettenreaktion auslösen: Sie wirkt sich auf die tonischen Muskeln im oberen, mittleren und unteren Rücken aus, komprimiert die Wirbel und verändert die natürliche Ausrichtung der Wirbelsäule. Das Ergebnis können Beschwerden entlang der ganzen Wirbelsäule sein: eingeklemmte Nerven, Schmerzen, Bewegungseinschränkungen. Die Position des Kopfes verhindert auch seine „Primärkontrollfunktion“, nämlich jede Bewegung zu beginnen und anzuführen.

Die drei Anweisungen Alexander-Lehrer arbeiten nach drei Hauptprinzipien oder „Anweisungen“. Es kann viel Zeit und Übung erfordern, sie zur zweiten Natur werden zu lassen.

Um das zu vereinfachen, legen Alexander-Lehrer Wert darauf, dass jede Anweisung „gedacht“ werden sollte: Statt etwa den Kopf bewusst nach vorn und oben zu nehmen, sollte man sich die Bewegung zunächst vorstellen. Das erleichtert es der Halsmuskulatur, sich zu strecken und zu entspannen, und die Schwerkraft lässt die Bewegung folgen, ohne dass die Muskeln ausdrücklich den Befehl dazu erhalten.

- Die erste und wichtigste Anweisung lautet in Alexanders eigenen Worten „den Hals frei sein lassen“, also die Halsmuskulatur zu entspannen. Bei den meisten Menschen ist bei körperlicher oder psychischer Anspannung die Halsmuskulatur verspannt. Zur Prüfung bei sich selbst reiben Sie den Muskel, der vom Hals zur Schulter verläuft: Ist er verhärtet oder schmerzhaft, sind Ihre Muskeln zu stark kontrahiert, verkürzt und verspannt.
- In der zweiten Anweisung geht es um die Dehnung des Halses: „den Kopf nach vorn und oben gehen lassen“ – stellen Sie sich vor, dass Ihr Scheitelpunkt sich nach oben und vorn bewegt, als würden Sie leicht mit dem Kopf nicken
- Die dritte Anweisung Alexanders lautete, den Rücken breit und die gesamte Wirbelsäule lang werden zu lassen. Dies löst Verspannungen in der Rücken- und Rumpfmuskulatur, streckt den Oberkörper und erleichtert die Bauchatmung.

Haltungskorrektur nach Alexander Durch die Anweisungen und manuelle Korrekturen hilft der Dozent dabei, sich korrekt aus einer Position in die nächste zu bewegen. Das soll so oft wiederholt werden, bis der Patient die korrekte Position „spürt" und selbst hält. Erst mit dem Üben wird den Patienten bewusst, wie Kopf, Hals und Rücken korrekt zueinander ausgerichtet werden. Der Dozent achtet auf

- den Winkel des Halses und wie Sie den Hals tragen. Manchmal übt der Dozent sanften Druck aus, damit Sie den Kopf nicht nach hinten ziehen.
- Ihre Bewegung aus dem Sitz in den Stand; wichtig ist dabei, kontinuierlich die korrekte Ausrichtung von Hals und Wirbelsäule beizubehalten. Der Dozent zeigt Ihnen, wie Sie sich kontrollieren und Gespür für die Bewegung entwickeln.
- die Haltung im Stehen: Der Dozent unterstützt Sie darin, eine ausbalancierte, aufrechte Haltung einzunehmen, bevor Sie losgehen.
- den Übergang vom Stehen zum Gehen: Mit den Händen verhindert der Lehrer, dass Ihr Kopf nach vorn kippt und Ihr Kinn nach unten sinkt.

Für Sie geeignet?

Fragen Sie Ihren Hausarzt oder einen Internisten, ob die Alexander-Technik bei Ihren speziellen Rückenproblemen und Ihrer sonstigen Konstitution geeignet ist. Die meisten Ärzte befürworten die Technik und ihre Ziele.

Sie sollten auch abklären, ob Ihr Alexander-Technik-Lehrer über eine angemessene Ausbildung und entsprechende Anerkennung verfügt, z. B. beim Alexander-Technik-Verband Deutschland ATVD (alexander-technik.org).

Verbreitete Fehler

Die Alexander-Technik benennt verbreitete Haltungs- und Bewegungsfehler, die mit der Zeit zur Überlastung des Rückens führen und die Verletzungsanfälligkeit erhöhen können:

- Die Haltung des ganzen Körpers ist nachlässig und krumm.
- Eine Schulter ist höher als die andere.
- Ein Arm wird weiter vorn gehalten als der andere.
- Die Schultern sind ständig angespannt.
- Der Kopf ragt beim Gehen nach vorn.
- Die Knie sind im Stehen steif durchgedrückt.
- Im Sitzen weisen die Knie entweder zu weit nach außen oder die Beine werden übereinandergeschlagen.
- Beim Hinsetzen wird der Kopf zu weit nach hinten genommen und der Rücken gekrümmt.
- Im Sitzen berühren die Füße entweder nicht den Boden oder sind unter den Stuhl gezogen, sodass nur die Zehen Kontakt zum Boden haben.

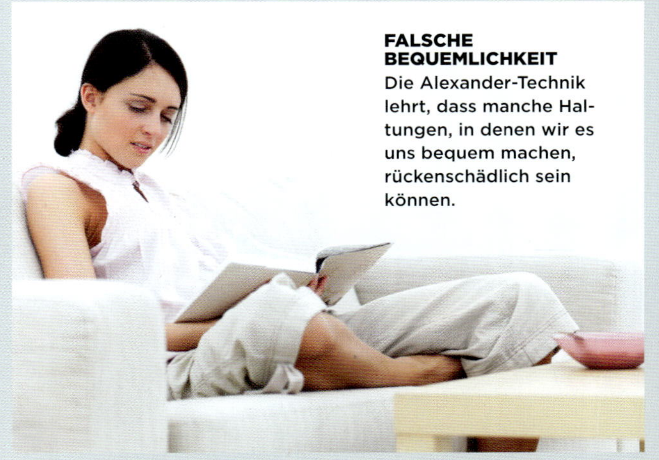

FALSCHE BEQUEMLICHKEIT Die Alexander-Technik lehrt, dass manche Haltungen, in denen wir es uns bequem machen, rückenschädlich sein können.

Pilates

Pilates ist ein Bewegungsprogramm mit Schwerpunkt auf der Förderung der Körpergrundkraft – außer den Bauchmuskeln werden auch die tiefe Stabilisierungsmuskulatur von Hals und Schultern, Wirbelsäule und Becken gestärkt, der ganze Körper trainiert. Die Übungen kräftigen die Muskulatur, fördern Gelenkigkeit und Körperbeherrschung und verbessern die Haltung.

Wer war Pilates? ▸▸

Die Pilates-Methode ist nach ihrem Erfinder Joseph Hubertus Pilates benannt, der 1883 in Mönchengladbach geboren wurde. Er war als Kind schwächlich, litt an Asthma und Rachitis. Um sich zu kräftigen, wurde er Turner, Zirkusartist und Athlet.

Er entwickelte ein Bewegungsprogramm, dessen Schwerpunkt auf körperlicher Fitness und Rehabilitation lag. Er nannte das „Contrology". Nach seinem Tod 1967 wurde das Konzept in „Pilates-Methode" umbenannt.

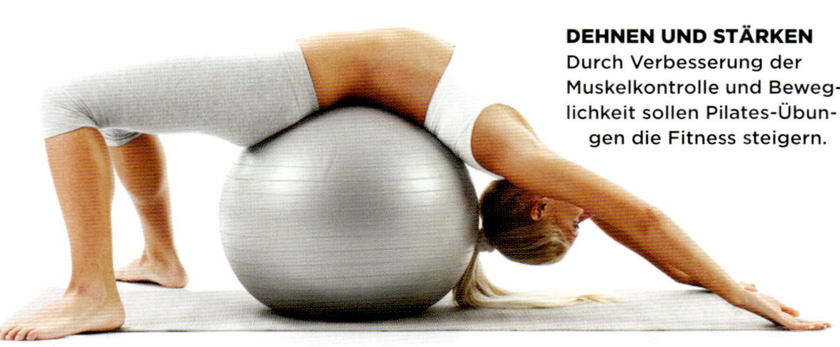

DEHNEN UND STÄRKEN
Durch Verbesserung der Muskelkontrolle und Beweglichkeit sollen Pilates-Übungen die Fitness steigern.

Pilates sind sanfte therapeutische Übungen, die sich für die meisten Menschen aller Alters- und Fitnessstufen eignen. Die Methode hilft, Nacken- und Rückenschmerzen vorzubeugen und bereits vorhandene zu lindern. Die Übungen können auch Osteoporose (siehe S. 68) vorbeugen und bei Erkrankungen wie Arthrose (siehe S. 58), einigen Wirbelsäulenverkrümmungen (siehe S. 52) und Morbus Bechterew (siehe S. 66) helfen. Sie sind ein ungefährliches Training für Frauen in und nach der Schwangerschaft (unter Anleitung eines speziell ausgebildeten Pilates-Lehrers). Sie sollten jedoch Ihren Arzt um Rat fragen, wenn Sie in der Schwangerschaft Pilates ausüben wollen.

Grundprinzipien Die sechs klassischen Prinzipien der Pilates-Methode lauten:

- **Konzentration** Jede Übung wird mit voller Konzentration auf die Bewegung und auf den ganzen Körper durchgeführt.
- **Kontrolle** Jede Bewegung wird präzise, akkurat, anmutig und kontrolliert ausgeführt.
- **Zentrierung** Pilates-Übungen beginnen mit dem Anspannen (Aktivieren) der Körpermitte.
- **Fließende Bewegungen** Die Übungen sollten von der Körpermitte zu den Extremitäten (Gliedmaßen) fließen und auch die Übergänge zwischen den Übungen sollten fließend sein.
- **Präzision** Jede Bewegung wird korrekt und beherrscht ausgeführt. Eine akkurat durchgeführte Übung ist nützlicher als mehrere nachlässige.
- **Korrekte, kontrollierte Atmung** Nach Pilates ist eine tiefe und volle Atmung wichtig, um mehr Sauerstoff ins Blut zu bekommen. Durch zusätzliche Muskelkraft wird die Lunge beim Ausatmen vollständig entleert. Es folgt eine tiefe Einatmung

(Zwerchfellatmung) mit Konzentration auf das Weiten des Brustkorbs.

Pilates und Ihr Rücken Muskuläre Dysbalancen (die Bauchmuskulatur ist schwächer als die Rückenmuskulatur), generell schwache tonische Muskeln, geringe Beweglichkeit und ein instabiles Becken wirken sich ungünstig aus. Die Pilates-Methode geht dagegen vor, indem sie die Körpermitte kräftigt: Durch einen starken, beweglichen Rumpf und eine starke Beckenmuskulatur wird die Wirbelsäule gestützt und stabilisiert. Dadurch sinkt das Risiko von Muskel- und Bänderzerrungen sowie überdehnten Sehnen im Alltag erheblich.

Fehlhaltungen sind auch für viele Rückenprobleme verantwortlich, da dadurch Druck auf Bereichen der Wirbelsäule liegt, die dafür nicht ausgelegt sind; die Folge sind Verschleiß, Entzündungen der Facettengelenke und Bandscheibenschäden. Pilates lehrt eine korrekte Haltung, nicht nur in Ruhe, sondern auch in Bewegung – durch das „Alignment" (Körperausrichtung). Das Erlernen der symmetrischen Haltung und die korrekte Ausrichtung der Wirbelsäule unter Erhalt ihrer natürlichen Krümmungen vermindert Verschleiß durch unausgewogene Belastung der Zwischenwirbelgelenke und Bandscheiben.

Pilates-Arten Es gibt zwei maßgebliche Pilates-Richtungen: die klassische (authentische) und die zeitgenössische. Im klassischen Pilates werden die Übungen in einer unveränderlichen, strikten Reihenfolge absolviert, die sich eng an Joseph Pilates' ursprüngliche Lehre anlehnt und Geräte nach seinen Entwürfen verwendet.

Zeitgenössisches Pilates ist eine modernere Variante der klassischen Methode; hier werden neuere Erkenntnisse über das Funktionieren des Körpers berücksichtigt. Es gibt verschiedene Bereiche und Levels, in der Regel „Anfänger", „fortgeschrittene Anfänger" und „Fortgeschrittene", und eine Vielzahl von Kursen, ob im voll ausgestatteten Hightech-Fitnessstudio oder im Raum eines Stadtteilzentrums mit nichts als einfachen Matten und Gymnastikbällen.

Sobald Sie mit den Prinzipien und Übungen vertraut sind, können Sie mithilfe der zahlreichen erhältlichen Bücher und DVDs zu Hause üben. Probieren Sie doch die einfachen Pilates-Übungen für den unteren Rücken auf den folgenden Seiten.

Wer kann Pilates unterrichten? ▸▸

Die lapidare Antwort darauf lautet: Jeder darf das, weil es keine verbindlichen Vorschriften gibt. Entsprechend gibt es auch keine Reglements für die Ausbildung zum Pilates-Trainer.

Für Interessierte an der Ausübung von Pilates bedeutet das, dass es kaum Kriterien gibt, anhand derer er einen kundigen von einem unkundigen Trainer unterscheiden kann.

Laut dem Deutschen Pilates-Verband haben sich hierin deutsche Pilates-Institute zusammengeschlossen und orientieren sich an der Pilates Method Alliance (USA), um eine fundierte und umfassende Trainerausbildung anzubieten – mit der Vergabe entsprechender Zertifikate.

Wie anfangen? Der beste Einstieg ist ein Kurs bei einem qualifizierten, versicherten Lehrer. Bei Problemen des unteren Rückens sind die Übungen der Anfängerserie am hilfreichsten.

Wenn Sie irgendwelche Beschwerden haben, fragen Sie vor Teilnahme an einem Pilates-Kurs Ihren Arzt. Berichten Sie auch Ihrem Lehrer von allen Problemen, sodass die Übungen individuell an Sie angepasst werden können. Gehen Sie im Rahmen der Rehabilitation zur Physiotherapie, bitten Sie Ihren Therapeuten, die Schwerpunkte und Ziele Ihrer Rehamaßnahme für den Pilates-Lehrer zu skizzieren.

Pilates-Übungen für den unteren Rücken ▸▸

Diese Übungen helfen, durch Dehnung und Kräftigung schwächerer Muskeln muskuläre Dysbalancen im unteren Rücken zu korrigieren. Die Pilates-Philosophie betont das Zusammenspiel von Körper und Geist – konzentrieren Sie sich ganz auf das, was Sie tun, und führen Sie präzise, kontrollierte, langsame Bewegungen aus. Jede Übung bis zu fünfmal wiederholen. Vorsicht: Bei Vorerkrankungen wie einer Brachialgie (siehe S. 116) oder Ischialgie (siehe S. 118) führen Sie die Übungen nur nach ausdrücklicher Empfehlung Ihres Arztes oder Physiotherapeuten aus. Beachten Sie die Vorsichtsmaßnahmen auf Seite 10!

Dehnung nach vorn

Fördert die Beweglichkeit des unteren Rückens.

1 Im Sitzen gerade aufrichten, sodass die Wirbelsäule natürlich gekrümmt ist. Die Beine sind gerade, die Füße schulterbreit auseinander, die Zehen zeigen zur Decke. Arme auf Schulterhöhe gerade nach vorn strecken.

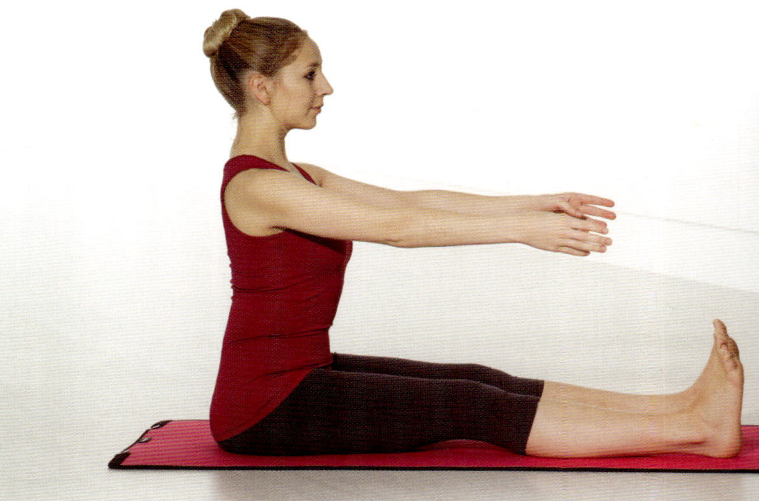

2 Einatmen. Beim langsamen Ausatmen die Bauchmuskeln einziehen und den Kopf nach hinten und wieder nach vorn rollen, vorbeugen, bis der Körper ein U bildet. Halten und bis fünf zählen. Einatmen, dann langsam ausatmen und zur Ausgangsposition zurückkehren. Fünfmal wiederholen.

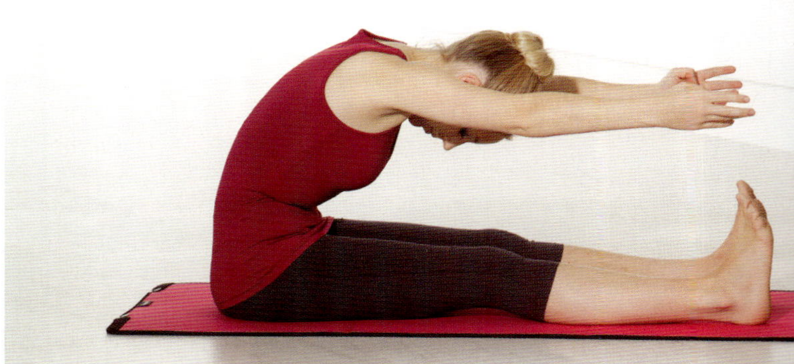

Dehnung der Hamstrings

Lockert Verspannungen im unteren Rücken

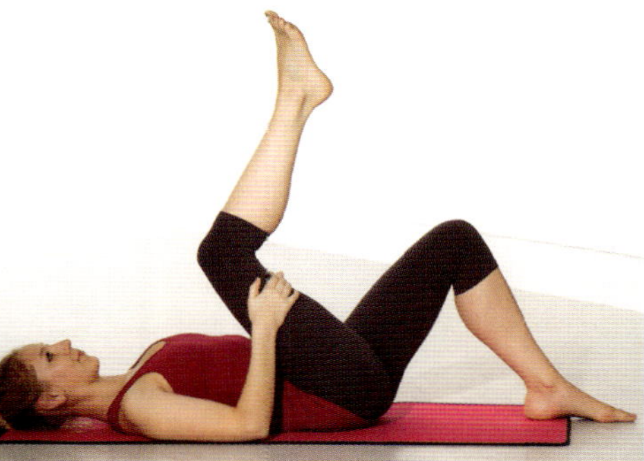

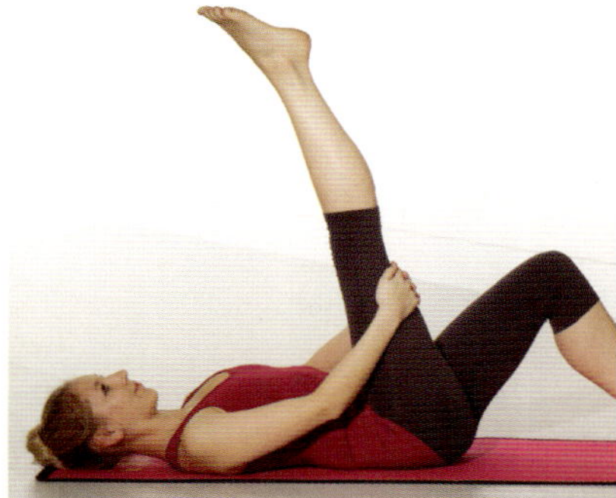

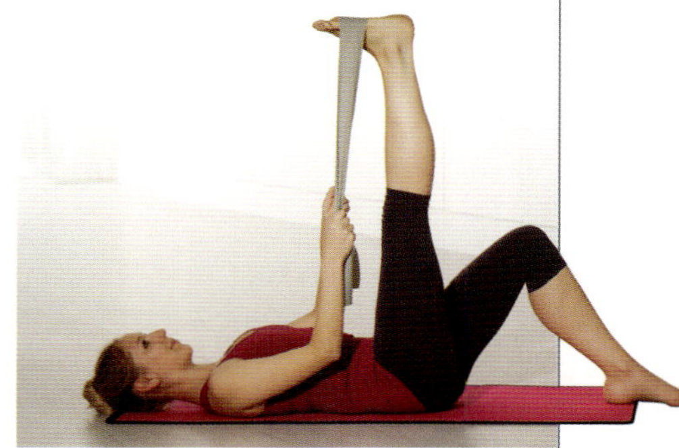

1 In Rückenlage die Füße schulterbreit voneinander aufstellen, Knie im 90°-Winkel. Rechtes Bein anheben, wenn nötig, den Oberschenkel mit der Hand abstützen.

2 Einatmen. Beim langsamen Ausatmen die Bauchmuskeln einziehen und das Bein senkrecht nach oben strecken. Halten, bis fünf zählen, mit dem anderen Bein wiederholen. Abfolge fünfmal wiederholen.

Alternativ Vielleicht ist es angenehmer, einen Gürtel oder ein Übungsband um den Fuß zu legen, um das Bein zur Decke zu strecken. Probieren Sie aus, was Ihnen lieber ist.

Der Pfeil

Kräftigt die Muskulatur des unteren Rückens

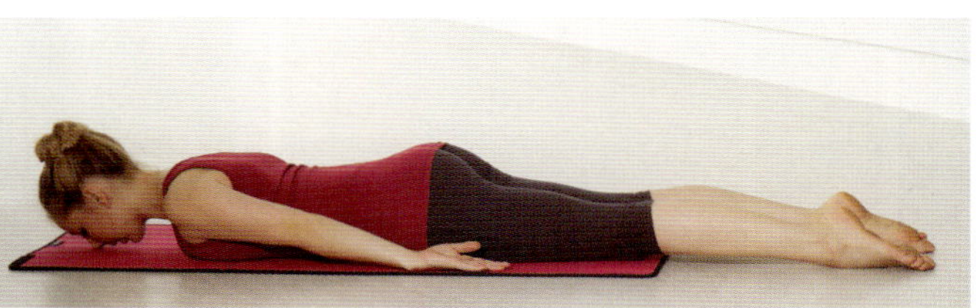

1 In Bauchlage zum Boden schauen (wenn es für Sie bequemer ist, legen Sie den Kopf auf ein gefaltetes Handtuch). Arme dicht am Körper ausstrecken; die Handflächen zeigen nach oben.

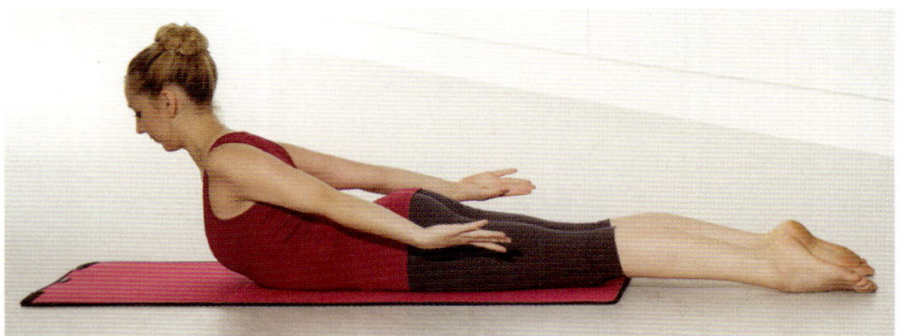

2 Einatmen. Beim langsamen Ausatmen die Bauchmuskeln einziehen und gleichzeitig die Arme waagrecht anheben und Kopf, Brust und Schultern leicht abheben – Nacken und Rücken sollen eine gerade Linie bilden. Halten und bis fünf zählen.

3 Einatmend langsam Arme, Hals und Rücken in die Ausgangsposition sinken lassen. Fünfmal wiederholen.

Yoga

2010 haben laut einer vom *Yoga Journal* publizierten Studie 14,3 Millionen Amerikaner Yoga praktiziert, in Deutschland gibt es mindestens drei Millionen Yoga-Aktive. Andere Studien zeigen, dass die meisten Anfänger auf ärztlichen Rat damit begonnen haben. Damit ist Yoga eindeutig zu einer gefragten Behandlungsmethode geworden.

Yoga gibt es schon seit mindestens 5000 Jahren, doch im Westen ist es erst seit relativ kurzer Zeit populär. Seine Attraktivität beruht auf zwei Gründen: Es ist ein effektives Training, das die Beweglichkeit fördert, die Muskulatur dehnt und kräftigt und die Gelenke mobilisiert, und es entspannt den Geist. Dadurch ist es ideal zur Vorbeugung vieler Rückenprobleme, teils auch zu deren Behandlung, z. B. bei Fehlhaltungen, chronischen Rückenschmerzen, Arthrose (siehe S. 58) und – wie neuere Studien nahelegen – rheumatoider Arthritis (siehe S. 62).

Es gibt zahlreiche verschiedene Yogarichtungen, die unterschiedliches Gewicht auf spirituelle Aspekte legen. Die körperlichen Übungen des Yoga haben jedoch nichts mit Religion zu tun und stehen nicht in Konflikt mit einer religiösen Tradition.

Die verbreitetste Form ist Hatha-Yoga, das Positionen (Asanas), Bewegungen und Atemtechniken kombiniert. Durch rhythmische Atemzüge in der Zwerchfellatmung sollen die Lungen vollständig gefüllt und geleert werden. Es wird auch Wert darauf gelegt, ein ausgewogenes Verhältnis von Kraft und Beweglichkeit der Rückenmuskeln zu erreichen.

Yoga muss zuerst in Kursen erlernt und dann regelmäßig praktiziert werden, um seine ganze Wirkung zu entfalten. Sie können das Erlernte zu Hause ausüben, doch wenn Sie sich, wie es meist erwartet wird, weiterentwickeln wollen, müssen Sie in Kontakt mit einem Yogalehrer bleiben. Einige Positionen und Bewegungen des Yoga eignen sich ausgezeichnet zur Förderung von Kraft und Beweglichkeit der Wirbelsäule und damit zur Vorbeugung von Rückenproblemen. Sie sollten sie bei einem qualifizierten Yogalehrer erlernen.

Funktioniert das? Ja, laut Erfahrungsberichten funktioniert es. Auch kleinere amerikanische Studien über die Wirksamkeit von Yoga zur Vorbeugung und Linderung chronischer Rückenschmerzen haben vielversprechende Ergebnisse erbracht, sind jedoch wissenschaftlich nicht aussagekräftig genug. Eine Studie der Universität York (GB) ergab, dass sich Rückenschmerzen schneller besserten, wenn Patienten zusätzlich zur konventionellen Behandlung Yoga praktizierten.

Ist es gefährlich? Auch wenn Yoga für die meisten Menschen nicht gefährlich ist, sollten einige Vorsichtsmaßnahmen beachtet werden. Praktizieren Sie Yoga nicht, wenn Sie schwanger sind, da einige Positionen die Schwangerschaft gefährden könnten – die Atemübungen und Meditationen können Sie jedoch weiterhin ausführen. Doch manche Lehrer sind auf Yoga in der Schwangerschaft spezialisiert und können Ihnen auch für diese Zeit ungefährliche Übungen zeigen.

Auch Kinder sollten kein Yoga ausüben, da ihr Körper für die Belastungen mancher Positionen noch nicht genügend entwickelt ist und laut Yogaexperten in seinem natürlichen Wachstum beeinträchtigt werden kann. Atemtechniken sind wiederum in Ordnung.

Wenn Sie bereits Rückenschmerzen haben, sollten Sie stets zuerst den Arzt fragen, bevor Sie mit Yoga beginnen, da einige Positionen zu – manchmal gefährlichen – Verschlimmerungen führen können. Hat der Arzt keine Einwände, schildern Sie Ihrem Yogalehrer genau, welche Probleme Sie haben. Laut der U. S. Consumer Product Safety Commission wurden 2007 in Arztpraxen, Kliniken und bei Notdiensten über 5500 durch Yoga entstandene Verletzungen behandelt. Die American Academy of Orthopaedic Surgeons (AAOS) sagt über Yoga: „Die scheinbar harmlosen Bewegungen können bei inkorrekter Ausführung Muskelzerrungen, Bänderrisse oder schwerere Verletzungen verursachen ... [Die AAOS] glaubt, dass bei vorsichtiger, moderater Ausführung unter Berücksichtigung der individuellen Dehnbarkeit die Vorzüge einfacher Yogaübungen die potenziellen körperlichen Risiken überwiegen." Umso wichtiger ist der Unterricht durch einen erfahrenen, qualifizierten Lehrer.

Einen Lehrer finden Der größte Berufsverband der Yogalehrer in Deutschland ist der BDY (Berufsverband der Yogalehrenden in Deutschland e. V.), über dessen Webseite (yoga.de) Sie einen Lehrer in Ihrer Nähe finden können. In einigen Gegenden haben Sie vielleicht das Glück, einen speziell auf Rückenprobleme ausgerichteten Kurs zu finden.

Sie sollten sich auch überlegen, welche Yogarichtung Sie bevorzugen. Interessieren Sie sich eher für die spirituellen Aspekte als für die positiven Auswirkungen auf den Körper? Wenn ja, probieren Sie vielleicht eine andere Variante als Hatha-Yoga, dessen Schwerpunkt auf Körperübungen und Atmung liegt.

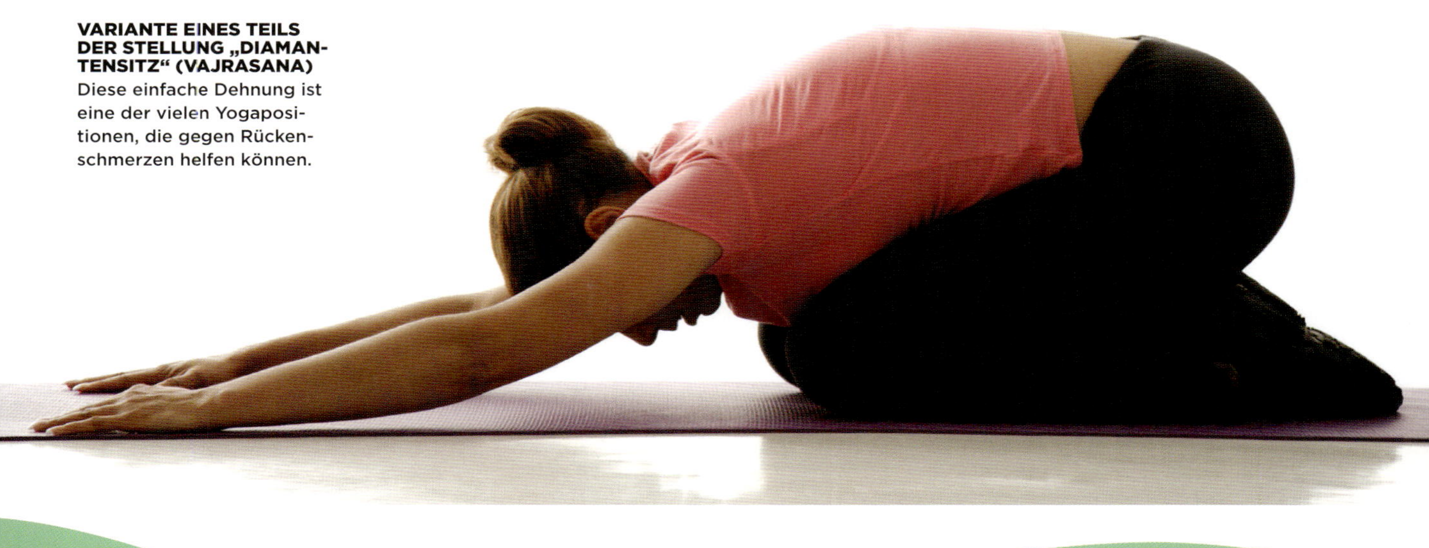

VARIANTE EINES TEILS DER STELLUNG „DIAMANTENSITZ“ (VAJRASANA)
Diese einfache Dehnung ist eine der vielen Yogapositionen, die gegen Rückenschmerzen helfen können.

Akupunktur

Seit Tausenden von Jahren wenden chinesische und japanische Ärzte zur Erhaltung der Gesundheit und zum Heilen von Krankheiten Akupunktur an. Die Technik wird seit einiger Zeit auch im Westen immer populärer und auch wenn viele Ärzte sie als Quacksalberei abtun, sprechen die meisten Studien dafür, dass Akupunktur gegen Rückenprobleme wirksam sein kann.

Viele Amerikaner hörten zum ersten Mal von Akupunktur, als berichtet wurde, dass der Reporter James Reston, der Präsident Nixon 1972 auf seiner Reise nach China begleitete, unter Akupunkturanästhesie operiert worden sei. Tatsächlich hatte er eine konventionelle Narkose erhalten und die Akupunktur sollte postoperative Krämpfe lindern. Doch die Berichte verselbstständigten sich und heute gehört die Akupunktur fast zu den gängigen Therapien.

Wie funktioniert es? Akupunktur, ein zentraler Bestandteil der Traditionellen Chinesischen Medizin (TCM), wurde erstmals im 2. Jahrhundert v. Chr. beschrieben. Damals wurden Nadeln aus Stein und Knochen verwendet (heute aus Edelstahl), um am ganzen Körper verteilte Punkte („Akupunkte") zu stimulieren. Diese liegen auf den „Meridianen", angenommenen Energiekanälen im Körper, durch die die Lebenskraft „Qi" oder „Chi" fließt. Die Theorie ist, dass Krankheiten durch Unterbrechung des Qi-Flusses entstehen. Nadeln in Akupunkten sollen den Qi-Fluss wieder ermöglichen, sodass Krankheit geheilt oder gelindert wird.

Viele Menschen fühlen sich zu alten Heilmethoden hingezogen, da sie ihnen „natürlicher" erscheinen als die moderne westliche Medizin mit Medikamenten und chirurgischen Eingriffen. Doch es gibt nach wie vor keine anerkannten Belege dafür, dass es so etwas wie Qi oder Akupunkte gibt. Allerdings scheinen Triggerpunkte (siehe S. 189) zu existieren, die gewisse Gemeinsamkeiten mit Akupunkten haben und besondere elektrische Eigenschaften besitzen sollen. Sie liegen jedoch selten an den gleichen Stellen wie die traditionellen Akupunkte.

Funktioniert es tatsächlich? Verwirrenderweise ja und nein. Viele Medizinwissenschaftler glauben, Akupunktur eigne sich zur Schmerzlinderung, aber nicht zur Heilung. Das American College of Physicians und die American Pain Society entschieden 2008, dass Kliniken die Akupunktur als Therapieform neben anderen, konventionelleren Methoden betrachten sollten. Auch wenn einige Ärzte und Physiotherapeuten Akupunktur anwenden, wird sie von vielen nicht als Heilmethode angesehen.

Akupunktur ist auch nicht frei von Risiken. In einer deutschen Studie mit fast 300 000 Patienten berichteten 8,6 % von unangenehmen Begleiterscheinungen wie Blutungen und Blutergüssen; es sind auch Verletzungen vorgekommen, da der Akupunkteur Nadeln zu dicht an oder sogar in die Nieren gesetzt hat. Zudem empfinden viele Patienten Akupunktur als schmerzhaft. Fazit? Wenn Sie Hoffnung haben, dass Akupunktur Sie von Ihren Rückenschmerzen befreien kann und Sie einen qualifizierten Therapeuten finden, können Sie Glück haben.

Therapeutenwahl Um Traditionelle Chinesische Medizin zu praktizieren, muss man in Deutschland mindestens Heilpraktiker oder gleich Arzt sein. Eine staatliche Anerkennung der TCM gibt es nicht, da die Ausbildung nicht bundesweit einheitlich geregelt ist. Auf der Webseite der Arbeitsgemeinschaft für Klassische Akupunktur und Traditionelle Chinesische Medizin e. V. (agtcm.de) können Sie einen qualifizierten Akupunkteur in Ihrer Nähe suchen.

Sinnvoll ist vor Behandlungsbeginn auch eine Nachfrage bei der Krankenkasse: Einige Kassen bezahlen Akupunkturbehandlungen (je nach Indikation), andere nicht. Eine Alternative wäre die Behandlung bei einem Akupunkturarzt (Arzt mit Zusatzausbildung in Akupunktur) – weitere Informationen und eine Therapeutensuchfunktion finden Sie auf der Webseite der Deutschen Ärztegesellschaft für Akupunktur e. V. (daegfa.de).

Wie verläuft eine Akupunktursitzung? Das hängt von der Ausrichtung Ihres Akupunkteurs ab. Anhänger der Klassischen Akupunktur und der Traditionellen Chinesischen Medizin schauen sich vermutlich genau Ihr Gesicht und Ihre Zunge an, horchen Ihre Atmung ab, beurteilen Ihren Körpergeruch, fragen nach Ihrem allgemeinen Gesundheitszustand und den Körperfunktionen, untersuchen Ihren Körper auf schmerzempfindliche Stellen und fühlen zwölf Pulse unter Ihren Armen.

Ein Akupunkturarzt geht wahrscheinlich anders vor – auf der Basis einer konventionellen Diagnose wendet er Akupunktur eher zur Schmerzlinderung an.

Ein Wort zur Vorsicht Wenn Sie zu einem Akupunkteur gehen, achten Sie darauf, dass er sterile Nadeln verwendet, am besten Einwegnadeln. Wiederverwendete unsterile Nadeln verursachen möglicherweise lebensgefährliche Infektionen.

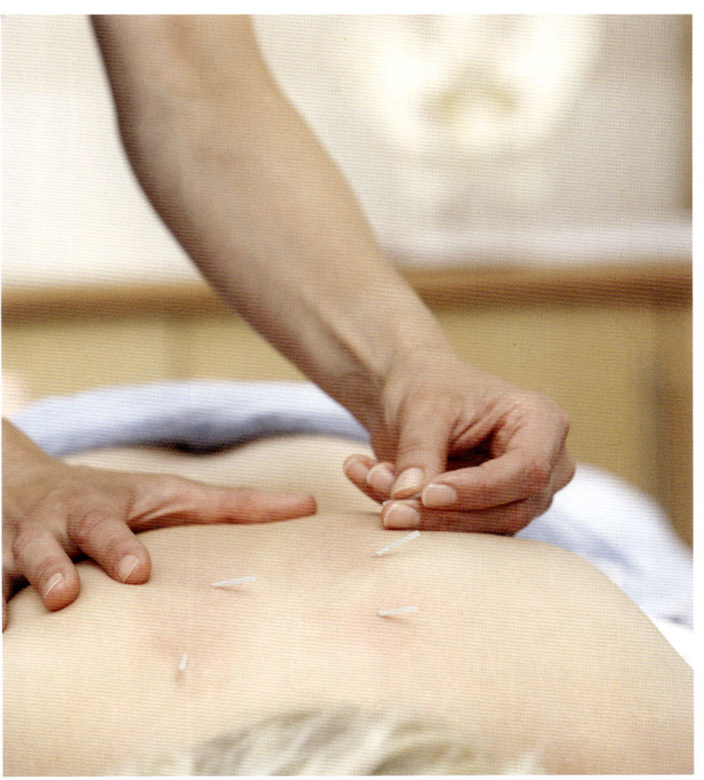

DEN SCHMERZ „AUFSPIESSEN“
Bei einer Akupunkturbehandlung setzt der Therapeut nach einer Beurteilung Ihrer Symptome sehr dünne Nadeln in die Akupunkte, die er für Ihre Beschwerden als die geeigneten ansieht.

Kräuter, nein danke! ››

Einige Therapeuten verordnen zusätzlich zur Akupunktur auch Kräuter. Nehmen Sie diese nicht ohne Rücksprache mit Ihrem Arzt, da sie in der Regel Wirkstoffe enthalten, die zu Wechselwirkungen mit anderen Medikamenten führen können.

Shiatsu

Das moderne Shiatsu (*Shi* bedeutet Finger, *Atsu* bedeutet Druck) basiert auf der alten chinesischen Massageform *Anmo* und wurde 1919 von Tamai Tempaku in Japan entwickelt. Trotz seines traditionellen Hintergrunds ist es eine der modernsten unter den Therapien, die auf dem Fluss unserer „Lebenskraft" aufbauen.

Tempakus neues Shiatsu kombinierte Anmo mit Konzepten der Lebenskraft Ki, der japanischen Form von Qi (siehe S. 198). Später entwickelten drei seiner Schüler verschiedene Formen von Shiatsu, die im Westen am häufigsten angeboten werden: „Zen-Shiatsu", „Namikoshi-Shiatsu" und „Akupressur-Shiatsu".

Zen-Shiatsu wird im Westen am häufigsten praktiziert. Grundlage ist ein kompliziertes Diagnosesystem, doch es werden weitgehend die gleichen Akupunkte (siehe S. 198) und Meridiane verwendet wie in der Akupunktur und Ziel ist ebenfalls die Normalisierung von Ki.

Im Namikoshi-Shiatsu geht es weniger um Ki und Meridiane, sondern hauptsächlich um die Reibe- und Drucktechniken des Anmo. Auch westliche Konzepte von Anatomie, Physiologie und Neurologie werden berücksichtigt.

Akupressur-Shiatsu, die letzte dieser drei Formen, liegt in der Mitte zwischen den beiden anderen. Sie wird auch Tsubo-Therapie genannt („Tsubo" ist Japanisch für Akupunkt) und konzentriert sich auf Stimulation der relevanten Tsubos durch Massage, oberflächlich gesteckte Nadeln, elektrische Reize und Wärmeanwendungen.

Viele Shiatsu-Therapeuten wenden auch andere Heilmethoden an, z. B. die bildliche Vorstellung der Übertragung heilender Energie in den Körper des Patienten, aus der westlichen Physiotherapie abgeleitete Techniken wie passive Rotationen und Dehnungen sowie Ganzkörpermassagen.

Funktioniert es? Es kann, doch es gibt nur wenige wissenschaftliche Belege dafür. Eine umfassende Beurteilung im Auftrag der britischen Shiatsu Society (GB) zu den im Jahr 2007 vorliegenden Nachweisen kam zu dem Schluss, dass die Wirkung von Shiatsu in puncto Quantität und Qualität „unzureichend belegt" sei. Nach westlichen wissenschaftlichen Maßstäben gibt es auch keinen überzeugenden Nachweis für die Existenz von Ki, Meridianen und Tsubos. Viele Patienten berichten jedoch von einer Verbesserung der Symptome und einem Gefühl völliger Entspannung nach einer Shiatsu-Behandlung.

Shiatsu-Behandlungen durch einen erfahrenen Therapeuten sind in der Regel ungefährlich, doch fragen Sie vor einer Anwendung Ihren Arzt, wenn Sie Medikamente einnehmen. Während der Schwangerschaft sollte keine Shiatsu-Behandlung erfolgen, da die Stimulation bestimmter Bereiche sich auf die Gebärmutter auswirken kann.

Therapeutenwahl Die Wahl Ihres Shiatsu-Therapeuten hängt davon ab, welche Richtung Sie bevorzugen. Es gibt zudem zahlreiche Unterarten, jede mit eigener Diagnostik und Behandlungsweise.

Fragen Sie also detailliert, nach welchen Prinzipien ein Therapeut diagnostiziert und behandelt.

Es gibt in Deutschland keine staatliche Anerkennung für Shiatsu-Therapeuten. Qualifizierte Therapeuten verfügen jedoch über die Anerkennung des Berufsverbandes, der Gesellschaft für Shiatsu in Deutschland (shiatsu-gsd.de; dort auch Therapeutenverzeichnis).

Diagnose und Behandlung Die Informationen auf diesen Seiten beziehen sich in erster Linie auf Zen-Shiatsu, da diese Form am häufigsten angeboten wird. Während einer Sitzung sind Sie bekleidet – am besten tragen Sie lockere, leichte Kleidung. In der Regel werden Sie auf dem Boden behandelt, auf einem Futon oder einer dünnen Matte.

Zuerst beurteilt der Therapeut den momentanen Zustand Ihres Ki, nimmt Ihre Krankengeschichte auf und stellt durch Hören, Schmecken und Betrachten weitere Beobachtungen an.

Das wichtigste Werkzeug des Shiatsu-Praktikers sind seine Hände. Shiatsu betrachtet bestimmte Bereiche des Körpers als eine Art Landkarte des ganzen Körpers und geht davon aus, dass man Informationen über den Zustand des Ki in einem bestimmten Organ erhalten kann, in dem man den entsprechenden Teil der Landkarte abtastet.

Im Hinblick auf Rückenbeschwerden ist die wichtigste Landkarte die der Yu-Punkte (auch „Einflusspunkte des Rückens" oder „Zustimmungspunkte") entlang der Wirbelsäule, obwohl die Karte der Hara-Zonen am Bauch ebenfalls bedeutend ist. Indem er abtastet, wie berührungsempfindlich, weich oder hart die Punkte der jeweiligen Karte sind, erhält der Therapeut Informationen über die Energiebalance in Geweben und Organen. Eventuell werden auch Pulse am Handgelenk gefühlt – es gibt verschiedene Stellen für jeden Meridian. Die Diagnostik durch Beobachtung Ihrer Reaktionen läuft dabei weiter.

Die Meridiane werden mit verschiedenen Techniken massiert, doch es können auch allgemeinere Mobilisierungen und Dehnungen von Muskeln und Gelenken am ganzen Körper durchgeführt werden, die denen der Physiotherapie (siehe S. 178) nicht unähnlich sind. Auch Techniken mit tiefem Druck können angewendet werden. Dabei versucht der Therapeut durchgehend, Ihnen heilende Energie zuzuführen und Ihre Selbstheilungskräfte anzuregen.

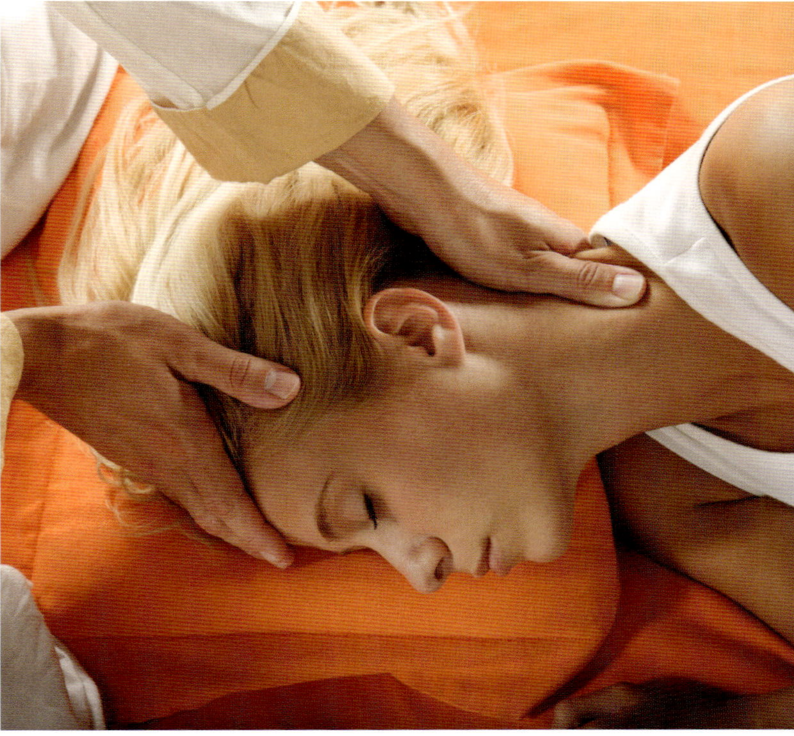

DIAGNOSTISCHE BERÜHRUNG
Durch Berührung erstellt der Shiatsu-Therapeut zuerst eine Diagnose im Sinne der Shiatsu-Theorie. Dann behandelt er Ihr Problem durch Druck, Massage und Manipulationen.

TENS

Seit dem Aufkommen vor ca. 30 Jahren ist TENS – transkutane elektrische Nervenstimulation – eine populäre Methode der Selbstbehandlung geworden, v. a. bei Rückenschmerzen. Auch wenn sie nur zur Schmerzlinderung gedacht ist, kann ein Nachlassen der Schmerzen manchmal Beschwerden wie Muskelkrämpfe und muskuläre Dysbalancen beseitigen.

TENS verwendet elektrischen Strom zur Nervenstimulation. Es ist nicht zu verwechseln mit EMS (elektrische Muskelstimulation), die – wie der Name schon sagt – die Aktivität der Muskeln stimulieren soll. Manchmal sind jedoch TENS und EMS in einem Gerät kombiniert.

Die Theorie TENS stützt sich auf die 1965 vorgestellte Gate-Control-Theory (Kontrollschrankentheorie). Die Wirkung ist nie abschließend bewiesen worden, doch die meisten Wissenschaftler halten sie für überzeugend.

So soll TENS funktionieren: Schmerz wird auf zwei Arten zum Gehirn weitergeleitet. Plötzlicher Schmerz wird durch schnelle, dicke, von einer Myelinschicht isolierte „A-Fasern" übertragen – in einer Geschwindigkeit von etwa 9 m pro Sekunde. Chronischer Schmerz wird durch langsamere, dünne, nicht isolierte „C-Fasern" übertragen (Geschwindigkeit etwa 90 cm pro Sekunde). Schmerzrezeptoren arbeiten nach dem Alles-oder-nichts-Prinzip. Wenn sie über eine bestimmte Schwelle hinaus stimuliert werden, senden sie eine Schmerzbotschaft ans Gehirn; wenn die Stimulation die Schwelle nicht überschreitet, wird auch kein Signal gesendet.

Schmerz tritt in unterschiedlicher Intensität auf – nicht weil die Signale stärker oder schwächer sind, sondern aufgrund der schwankenden Anzahl und Häufigkeit der Botschaften, die das Gehirn empfängt. Und selbst wenn ein Signal gesendet wurde, kommt es nicht unbedingt beim Gehirn an. Das liegt an den drei Knotenpunkten oder „Schranken" zwischen den Schmerzrezeptoren und dem Gehirn.

Die erste Schranke ist das Rückenmark. Dieses vermag nur eine bestimmte Menge an Signalen leiten – wollen zu viele Signale die Schranke passieren, werden die schnellen A-Fasern bevorzugt. Signale, die auf den langsameren C-Fasern unterwegs sind, kommen einfach nicht durch.

Sobald der erste Schub plötzlichen Schmerzes abgeebbt ist, werden auch die Botschaften auf den C-Fasern wieder durchgelassen. Das Rückenmark enthält auch Nervenbahnen, die die Schranke schließen und den Schmerz komplett abschalten können. Dies ist der Überlebensmechanismus, aufgrund dessen ein Soldat manchmal weiterkämpfen kann, obwohl er schwer verwundet ist.

Die weiteren Schmerzschranken befinden sich im Gehirn und funktionieren anders. Sie nutzen die körpereigenen Schmerzmittel der Endorphine (Neuropeptide), um die ans Gehirn gesendeten Schmerzsignale abzuschwächen oder zu blockieren.

Wirkungsweise TENS funktioniert, indem die C-Fasern so angeregt werden, dass die A-Fasern, die auf akuten Schmerz reagieren, blockiert werden.

Auch die Aktivität des hemmenden Nervs an der Schranke im Rückenmark kann erhöht werden. Bei einer niedrigen Frequenz kann die Ausschüttung von Endorphinen, den körpereigenen Schmerzhemmern im Gehirn, gesteigert werden.

Anwendung Über die Anwendung lässt sich nur schwer etwas Allgemeingültiges sagen, da Geräte verschiedener Hersteller unterschiedlich aufgebaut sind und bedient werden.

Allen TENS-Geräten gemeinsam ist die Verwendung von zwei (oder mehr) Elektroden, die normalerweise in selbstklebenden Hüllen stecken. Eine sollte auf dem Muskel platziert werden, der der schmerzenden Stelle am nächsten liegt. Bei Schmerzen in Rücken, Schulter oder Hüfte sollte die zweite Elektrode näher an der Wirbelsäule angebracht werden, aber nicht direkt auf ihr. Die Elektroden dürfen sich nicht berühren.

Vernünftige Vorsichtsmaßnahmen Ein TENS-Gerät sollte immer vorsichtig und nach Herstelleranweisungen verwendet werden; nicht verwenden:

- Auf verletzter Haut
- Auf dem Schädel
- Im Augenbereich
- Im Mundbereich
- Vorn oder seitlich am Hals
- Innerlich
- Im Bereich eines Tumors
- Von der Vorderseite zur Rückseite des Brustkorbs oder umgekehrt
- An Kindern
- Im Schlaf

In folgenden Fällen sollten Sie vor der Anwendung eines TENS-Gerätes den Hausarzt fragen, da es ein Risiko bedeuten kann:

- Bei Schmerzen mit unbekannter Ursache
- Wenn Sie einen Herzschrittmacher tragen
- In der Schwangerschaft
- Bei Epilepsie
- Bei Herzerkrankungen

Wirksamkeitsnachweis ▸▸

Dafür wie populär die Methode ist, sind die Nachweise der Wirksamkeit bei Rückenschmerzen dürftig – dafür gibt es umso mehr Erfahrungsberichte. 2007 stellte z. B. die Cochrane Collaboration, ein renommiertes Forschungsnetzwerk, fest: „Derzeit sprechen die Ergebnisse einer kleinen Anzahl plazebokontrollierter Studien nicht für die routinemäßige Anwendung von TENS zur Behandlung von Rückenschmerzen im LWS-Bereich."

Das bedeutet natürlich nicht, dass TENS grundsätzlich unwirksam ist – nur, dass in der Mehrzahl der Fälle keine schlüssigen Beweise vorliegen. Und da viele Tausend Patienten über den Nutzen der Methode berichten – ob ihnen nun der Glaube an die Wirksamkeit hilft oder ob die Methode tatsächlich funktioniert –, kann sich ein Versuch lohnen. Sie entscheiden.

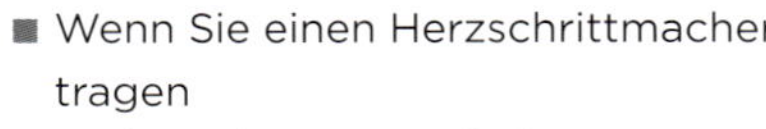

TENS-GERÄT
Zur Anwendung von TENS wird ein Kontrollgerät verwendet, an dem zwei oder mehr Elektroden befestigt sind.

Medikamentöse Behandlung

Rückenprobleme werden sehr häufig mit den verschiedensten Medikamenten behandelt – entweder vom Arzt verschrieben oder rezeptfrei aus der Apotheke. Doch, ob freiverkäuflich oder nicht, viele Medikamente können schwere Nebenwirkungen haben und bei manchen besteht hohe Suchtgefahr. Nehmen Sie Medikamente am besten nur auf ärztlichen Rat.

Hier finden Sie Beschreibungen der wichtigsten Medikamente für die Behandlung von Rückenbeschwerden. Sie sind nach ihrer hauptsächlichen Wirkung oder Verwendung geordnet. Auch Generika werden beschrieben (gängige Markennamen sind kursiv gedruckt).

WISSEN, WAS MAN EINNIMMT
Wirken Sie aktiv an Ihrer Genesung mit, indem Sie sich über die Medikamente informieren, die Ihnen verschrieben werden.

Jede Krankengeschichte ist einmalig und zwischen manchen Medikamenten und pflanzlichen Heilmitteln kommt es zu Wechselwirkungen. Daher kann hier nur ein allgemeiner Überblick über geeignete rezeptfreie oder ärztlich verschreibungspflichtige Arzneimittel gegeben werden. Nehmen Sie bereits Medikamente ein, sollten Sie vor der Einnahme frei verkäuflicher Arzneimittel unbedingt einen Arzt um Rat fragen. Lesen Sie auch immer Beipackzettel und Dosierungsanleitung.

Manche frei verkäufliche Arzneimittel enthalten mehrere Wirkstoffe – Paracetamol wird manchmal mit anderen Wirkstoffen kombiniert. Daher kann es passieren, dass Sie zu viel davon einnehmen, wenn Sie noch andere Medikamente nehmen. Lesen Sie immer auf dem Etikett nach, welche Wirkstoffe enthalten sind und trinken Sie während der Einnahme keinen Alkohol. Frauen sollten Arzt oder Apotheker stets über eine Schwangerschaft informieren.

SCHMERZMITTEL

Paracetamol *(ben-u-ron, Captin)* Das gebräuchliche Schmerzmittel ist frei verkäuflich und wird als eine Klasse für sich betrachtet, häufig zur Schmerzlinderung bei allgemeinen Rückenbeschwerden, Muskel- und Gelenkproblemen angewendet. Speziell für Kinder geeignete Präparate sind erhältlich. Halten Sie sich strikt an die Dosierungsempfehlung

Den Schmerz wegstreichen ▸▸

Cremes/Salben oder Medizinprodukte, die den Wirkstoff des Cayennepfeffers, Capsaicin (z. B. *Finalgon, Hansaplast med ABC Wärme-Creme*), oder Diclofenac enthalten (z. B. *Voltaren* Schmerzgel) werden häufig gegen Rückenschmerzen verwendet.

Erstere wirken durch Hemmung der Freisetzung eines Schmerzbotenstoffs, der „Substanz P". Forschungen haben gezeigt, dass solche Cremes wirkungsvoll sind, doch bis zum Eintritt der Schmerzlinderung können ein bis zwei Wochen vergehen. Produkte der zweiten Gruppe wirken schneller, sowohl schmerzlindernd als auch entzündungshemmend.

Allergische Reaktionen auf diese Produkte sind selten. Falls Sie Nebenwirkungen beobachten, konsultieren Sie sofort einen Arzt. Die Produkte dürfen grundsätzlich nicht auf verletzter Haut angewendet werden. Augenkontakt vermeiden!

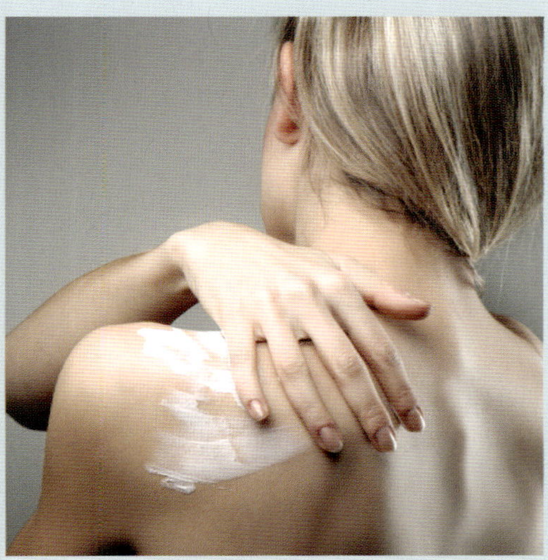

Ihres Arztes. Überdosierungen können zu schweren Leberschäden führen.

NSAR (nichtsteroidale Antirheumatika) wirken durch Hemmung der Produktion von Prostaglandinen – chemischen Stoffen (Hormonen), die als Reaktion auf Wunden oder andere Verletzungen ausgeschüttet werden und Schmerzen, Schwellungen, Entzündungen und Fieber auslösen. Prostaglandine sensibilisieren die Nervenenden und verstärken so die Schmerzwahrnehmung. NSAR sind Schmerzmittel wie auch Entzündungshemmer und werden bei Schmerzen (Kopf- und Gelenkschmerzen, Muskel- und Bänderzerrungen) sowie bei Arthrose (siehe S. 58), rheumatoider Arthritis (siehe S. 62) und Morbus Bechterew (siehe S. 66) eingesetzt. Häufigste Nebenwirkungen: Magenschleimhautschädigungen und Blutungen im Magen-Darm-Trakt.

Gegen Magenbeschwerden nehmen Sie diese Medikamente stets zum Essen ein. Das Risiko von Blutungen besteht dennoch. Wenn Sie bereits einen Blutverdünner wie Marcumar oder Coumadin bekommen, nehmen Sie NSAR gar nicht ein, ähnlich bei Schwangerschaft: gar keine Medikamente dieser Gruppe. Auch Patienten mit Herz- oder Kreislaufproblemen sollten vorsichtig damit sein.

- **Aspirin** wird in erster Linie als Schmerzmittel eingesetzt, wirkt jedoch auch entzündungshemmend und abschwellend. Nehmen Sie wegen des Risikos kardiovaskulärer Erkrankungen bereits täglich Aspirin, sollten sie kein weiteres NSAR einnehmen. Manche Patienten reagieren allergisch auf Aspirin und sollten beachten, dass es in Präparaten mit mehreren Wirkstoffen enthalten sein kann. Aspirin kann auch Magenbeschwerden wie Blutungen und Geschwüre auslösen. Unter 18 Jahren sollte es nicht eingenommen werden, da es das lebensbedrohliche Reye-Syndrom auslösen kann.

Drogenalarm ⏩

2006 wurden in den USA 112 Millionen Dosen *Vicodin* (Schmerzmittel, das Paracetamol und das Opiat Hydrocodon enthält) verordnet; 2010 waren es sogar 131 Millionen. Auch riesige Mengen eines weiteren Opiats, Oxycodon, wurden verschrieben – beide Drogen haben auch den Weg auf den Schwarzmarkt gefunden.

Wo liegt das Problem? Auch wenn sie verschrieben legal sind, haben diese Drogen ein hohes Suchtpotenzial und Überdosierungen werden gefährlich – ob unter ärztlicher Aufsicht oder nicht, Sie sollten die Risiken solcher Schmerzmittel sorgfältig abwägen.

- **Ibuprofen** *(Dolormin, Nurofen)* Bei Muskel- und Gelenkproblemen, Rückenschmerzen und allgemeinen leichten bis mäßigen Schmerzen sowie entzündlichen Erkrankungen wie rheumatoider Arthritis.
- **Naproxen** *(Aleve)* Vor allem zur Behandlung von Arthrose, rheumatoider Arthritis, Morbus Bechterew und Beschwerden des Stütz- und Bewegungsapparats.
- **Diclofenac** Eines der stärksten NSAR. Aufgrund der Langzeitwirkung muss es manchmal nur einmal täglich genommen werden. Besonders zur Behandlung chronischer Schmerzen wie bei Arthrose, rheumatoider Arthritis und Morbus Bechterew. Wie bei allen NSAR besteht die Gefahr von Magenbeschwerden und -blutungen. Diclofenac ist auch zur äußerlichen Anwendung direkt auf dem betroffenen Bereich erhältlich.
- **Celecoxib** *(Celebrex)* Ein neueres NSAR, das zu den COX-2-sensiblen Inhibitoren gehört; Vorteil gegenüber anderen NSAR: geringeres Risiko von Magenblutungen.

Opiate Aus Opium hergestellte Stoffe werden zur Behandlung mäßiger bis starker Schmerzen eingesetzt und bieten rasche Schmerzlinderung, indem sie verhindern, dass Schmerzsignale im Gehirn ankommen. Opiate wirken auch auf den Gehirnbereich, der die Glücksgefühle steuert, und lösen dort Euphorie und Wohlbefinden aus. Dadurch steigt die Gefahr des Missbrauchs, langfristig besteht Suchtgefahr. Halten Sie sich an die verordnete Dosis. Opiate nie mit Alkohol einnehmen. Häufigste Nebenwirkungen: Magenbeschwerden und Verstopfung.

- **Codein** *(Tiamon)* Das am häufigsten verwendete Opiat wirkt schmerzstillend und leicht beruhigend; in Schmerzmitteln meist in Kombination mit Paracetamol (z. B. *Gelonida, Talvosilen*).
- **Hydrocodon** (*Dicodid*) Macht hochgradig abhängig, halbsynthetisches Opiat, wird aus Codein oder Thebain (einem Opiumderivat) hergestellt. In den USA wird es in Kombination mit Paracetamol unter dem Markennamen *Vicodin* vertrieben.
- **Oxycodon** (*Oxygesic,* Generika) Aus Thebain hergestelltes Opiat mit langsamer Wirkstofffreisetzung (Retardkapseln); als Kombinationspräparat zusammen mit Naloxon erhältlich *(Targin)*. Bei Langzeitgebrauch besteht hohe Suchtgefahr.
- **Tramadol** (*Amadol, Tramal*) Bei mäßigen bis starken Schmerzen; kein Opiat, wirkt jedoch ähnlich. Die Suchtgefahr ist geringer als bei echten Opiaten, besteht aber bei Langzeitgebrauch ebenfalls.

MUSKELRELAXANZIEN

Sie bewirken eine Entspannung der Muskulatur und im Gehirn allgemein sedierend. Gegen Rücken-, Nacken- und Schulterschmerzen sowie Muskelspasmen werden am häufigsten „zentrale Muskelrelaxanzien" (Myotonolytika) eingesetzt, z. B. mit den Wirkstoffen Tetrazepam *(Rilex)*, Flupirtin *(Katadolon)*, Tolperison *(Mydocalm)*.

- **Diazepam** (*Valium*) Kann mäßige bis schwere Muskelspasmen reduzieren. Es ist allerdings auch ein Beruhigungsmittel und sollte bei einer Vorgeschichte mit Depression nicht eingenommen werden. Nicht zusammen mit Alkohol einnehmen, er verstärkt die Wirkung. Wegen der Suchtgefahr Diazepam nicht länger als zwei Wochen einnehmen.

ENTZÜNDUNGSHEMMENDE MEDIKAMENTE

Arzneimittel gegen Entzündungen (Rötung und Schwellung von Gewebe) werden in zwei Kategorien unterteilt, nichtsteroidale Antirheumatika (NSAR) und Kortikosteroide.

NSAR Werden auch zur Schmerzlinderung eingesetzt (siehe S. 205) und wirken entzündungshemmend bei Erkrankungen wie Arthrose, rheumatoider Arthritis und Morbus Bechterew (Beispiele für einzelne Medikamente siehe S. 206).

Kortikosteroide Oral verabreicht können diese wirkungsvollen Entzündungshemmer gegen starke Schmerzen im unteren Rücken oder bei Nervenwurzelproblemen helfen; werden in der Regel über eine oder zwei Wochen gegeben; Langzeiteinnahme kann zu unerwünschten Nebenwirkungen wie Osteoporose, Gewichtszunahme und Magengeschwüre führen.

- **Methylprednisolon** Dieses Kortikosteroid (Glukokortikoid) wird bei rheumatoider Arthritis verordnet, in der Regel jedoch nur in den ersten zwei Jahren nach der Diagnose.

DMARD (BASISTHERAPEUTIKA)

„Disease-modifying antirheumatic drugs" (DMARD) sind eine Gruppe von Medikamenten, die in die Prozesse eingreifen, durch die rheumatoide Arthritis, Morbus Bechterew und andere entzündliche Arten von Arthritis ausgelöst werden. Sie helfen, die Symptome zu minimieren und Gelenkverschleiß zu verlangsamen.

- **Methotrexat** (*Lantarel, Metex*) Erste Wahl bei aktiver und schwerer rheumatoider Arthritis u. Ä., hat zahlreiche starke Nebenwirkungen, v. a. auf die Leberfunktion; sollte nur nach eingehender Absprache mit dem Arzt und auch nur in verordneter Dosierung eingenommen werden. Während der Behandlung sind in der Regel häufige Blutuntersuchungen erforderlich.
- **Sulfasalazin** (*Azulfidine*) Ist zur Behandlung rheumatoider Arthritis zugelassen, kann auch bei Morbus Bechterew eingesetzt werden, wenn Ihr Arzt dies als sinnvoll erachtet. Nebenwirkungen: Übelkeit und Erbrechen, Appetitlosigkeit, Kopfschmerzen und Hautausschlag. Orangefärbung des Urins ist harmlos. Es kann zu Folsäuremangel und zu einer unerwünschten Verstärkung der Nebenwirkungen von Methotrexat (s. o.) kommen.
- **Hydroxychloroquin** (*Quensyl*) Die positive Wirkung von Malariamitteln wie Hydroxychloroquin bei der Behandlung rheumatoider Arthritis stellte sich heraus, als Patienten, die solche Mittel gegen Malaria einnahmen, von Besserung ihrer Gelenkbeschwerden berichteten. Das Immunsystem wird günstig beeinflusst; wie oder warum sie bei rheumatischen Erkrankungen helfen, ist unklar. Aufgrund der Reduktion der Leukozytenanzahl sind regelmäßige Blutuntersuchungen erforderlich.
- **Leflunomid** (*Arava*) Dieses Medikament greift in den Stoffwechsel von Zellen ein, die Entzündungen auslösen, hemmt so die entzündlichen Prozesse bei rheumatoider Arthritis und vermindert auch Gelenkschäden, Schmerzen und Steifheit. Während der Behandlung sind regelmäßige Kontrollen der Blut- und Leberwerte erforderlich. Achtung: Der Wirkstoff kann bei Einnahme durch ein Elternteil zu Fehlbildungen bei Neugeborenen führen und sollte entsprechend nicht eingenommen werden.

- **Natriumaurothiomalat** (*Goldnatriumthiomalat*) Dieses Goldpräparat lindert Gelenkentzündungen, auch wenn die genaue Wirkungsweise unklar ist. Es kann zur Behandlung rheumatoider Arthritis in Form von Injektionen (effektivste Form) oder Tabletten verabreicht werden.

TNF-Blocker (Tumornekrosefaktor-Blocker) Die neuartigen Wirkstoffe werden seit 1998 zur Behandlung rheumatoider Arthritis und ähnlicher Erkrankungen eingesetzt. Diese „biologischen" Medikamente imitieren körpereigene entzündungshemmende Stoffe des Immunsystem. Eingesetzt werden sie zur Behandlung mäßiger bis schwerer rheumatoider Arthritis, bei denen Basistherapeutika keine Wirkung zeigen. Eine Kombination beider Therapien ist möglich. In der Regel werden TNF-Blocker vom Patienten selbst unter die Haut (Oberschenkel oder Bauch) gespritzt. Hauptrisikofaktor ist eine erhöhte Anfälligkeit für Infektionen aller Art, v. a. Tuberkulose. Zu den Wirkstoffen dieser Gruppe gehören Adalimumab (*Humira*), Anakinra (*Kineret*) und Etanercept (*Enbrel*).

ANTINEUROPATHIKA

Diese Arzneimittel werden zur Behandlung von Nervenschmerzen wie Ischialgien (siehe S. 118) und Brachialgien (siehe S. 82) eingesetzt. Bei der Auswahl des besten Wirkstoffs hilft oft nur Ausprobieren.

Trizyklische Antidepressiva Wirkstoffe wie Amitriptylin (Saroten) sollen Nervenschmerzen lindern, indem sie die Aktivität von Neurotransmittern im Rückenmark erhöhen, die die Weiterleitung von Schmerzsignalen blockieren. Bis zum Wirkungseintritt können jedoch zwei bis drei Wochen vergehen.

Antiepileptika/Antikonvulsiva Einige der Wirkstoffe (Gabapentin/*Neurontin* und Pregabalin/*Lyrica*), die auch zur Behandlung oder Verhinderung epileptischer Krampfanfälle eingesetzt werden, können in der Therapie neuralgischer Schmerzen gute Erfolge erzielen. Gabapentin kann Suizidgedanken auslösen. Informieren Sie Ihre Umgebung und Ihren Arzt sofort, wenn Sie sich depressiv fühlen oder gar Suizidgedanken haben. Plötzliches Absetzen kann epileptische Anfälle auslösen.

MITTEL ZUM KNOCHENDICHTE-AUFBAU

Dazu zählen verschiedene Wirkstoffe für den Aufbau der Knochendichte und -stärke bei Osteoporose und ähnlichen Erkrankungen. Viele dieser Medikamente beeinflussen die Aktivität des Östrogens, das dem Abbau der Knochenmasse entgegenwirkt, jedoch auch unerwünschte Wirkungen hat: Es wirkt krebserregend.

SERM (Selektive Estrogenrezeptormodulatoren) Eine relativ neuartige Gruppe von Medikamenten, die über Östrogenrezeptoren wirken. Die bekanntesten sind Tamoxifen und Raloxifen, ferner gibt es Clomifen, Toremifen, Baxedomifen, Lasofoxifen, Ormeloxifen u. a.

- **Tamoxifen** Ältester und bekanntester SERM; in erster Linie zur Behandlung von Brustkrebs eingesetzt, hat positive Auswirkungen auf die Knochenmasse.
- **Raloxifen** wird zur Behandlung von Osteoporose bei postmenopausalen Frauen und manchen Männern eingesetzt. Reduziert den Verlust an Knochenmasse um etwa 35 % und erhöht die Knochendichte in den Wirbeln um etwa 3 %. Dadurch wird die Häufigkeit von Wirbelbrüchen um 40–50 % gesenkt, ohne dass Brustkrebs oder Herzprobleme ausgelöst würden. Die Behandlung mit diesem Wirkstoff erhöht jedoch das Schlaganfallrisiko.

Rank-Ligand-Hemmer gehören zur Familie der TNF-Wirkstoffe (siehe S. 208) und wirken sich besonders günstig auf die Knochendichte aus.

- **Denosumab** (*Prolia, Xgeva*) Dieser Wirkstoff wird bei postmenopausalen Frauen angewendet, die auf andere Medikamente zur Osteoporosebehandlung nicht ansprechen; wird in sechsmonatigem Abstand subkutan gespritzt und reduziert den Abbau der Knochenmasse bei gleichzeitiger Erhöhung der Knochenstärke und -dichte; mögliche Nebenwirkungen: Hautausschlag, Gelenkschmerzen, Kribbeln in Fingern und Zehen sowie Muskelkrämpfe.

Hormontherapie (HT) Die Behandlung von Wechseljahresbeschwerden, bei der die weiblichen Sexualhormone Östrogen und Gestagen eingenommen werden, kann auch den Abbau von Knochenmasse bremsen. Das bedeutet für Frauen in der Menopause aufgrund ihres Osteoporoserisikos zusätzlichen Nutzen. Nachteile sind erhöhtes Risiko von Brustkrebs, Schlaganfällen und Thrombosen; daher sollte die Therapie nur befristet erfolgen. Besprechen Sie die Behandlungsdauer mit Ihrem Arzt.

WIRKSTOFFE, DIE DEN KNOCHENSTOFFWECHSEL ANREGEN

Wirkstoffe dieser Gruppe regulieren die Knochenresorption, stabilisieren den Kalziumspiegel und erhöhen so die Knochendichte.

Bisphosphonate Alendronat (*Fosamax*) und Risedronat (*Actonel*) können das Risiko von Wirbelkörper-, Hüft- und Handgelenkfrakturen um 40 %–50 % senken, indem sie die Aktivität knochenabbauender Zellen hemmen. Auch wenn Übelkeit und Magenbeschwerden auftreten können, haben die Medikamente in der Regel wenig Nebenwirkungen. Derzeit ist jedoch nicht auszuschließen, dass bei Langzeiteinnahme ein erhöhtes Risiko für Oberschenkelhalsbrüche und Kieferprobleme besteht.

Calcitonin (*CalciHexal, Karil*) Der Wirkstoff vermindert das Risiko von Wirbelkörperfrakturen nur geringfügig und wird selten verordnet, da er Magenbeschwerden und Hautrötungen verursachen, jedoch auch bei einem Knochenbruch die Schmerzen lindern kann.

Parathormon (PTH) Die Behandlung mit einer synthetischen Version dieses Hormons regt eher das Knochenwachstum an, als dass es den weiteren Abbau von Knochenmasse verhindert. Die Knochendichte kann damit um bis zu 5 % gesteigert werden. Das Risiko von Wirbelkörperfrakturen verringert sich um ganze 65 %.

- **Teriparatid** (*Forsteo*) Dieses synthetische Hormon wird Männern und postmenopausalen Frauen mit Osteoporose und hohem Frakturrisiko gespritzt. Mögliche Nebenwirkungen sind Herzprobleme, allgemeine Schmerzen und Kopfschmerzen, Übelkeit und Schlaflosigkeit.

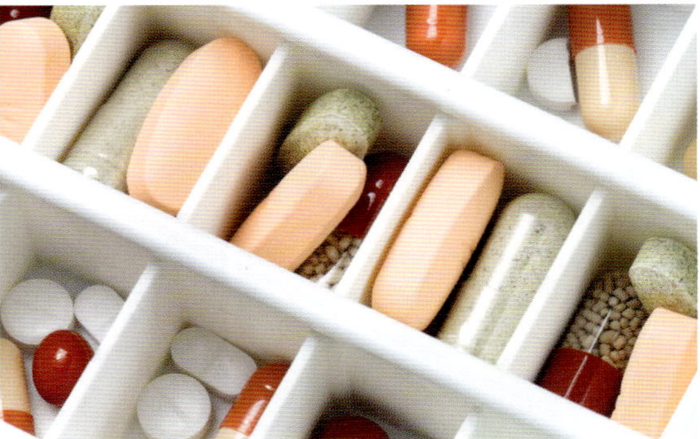

ORDNUNG MUSS SEIN
Müssen Sie mehrere Medikamente gleichzeitig einnehmen oder sind Sie manchmal einfach etwas vergesslich, dann kann ein solcher Tablettenschieber mit Fächern für jeden Tag eine große Hilfe sein. Damit vergessen Sie keine Dosis oder nehmen Medikamente gar doppelt ein.

Operative Eingriffe

Manchmal werden Rückenbeschwerden operativ behandelt. Dazu gibt es verschiedene Techniken, z. B. die Spondylodese (Versteifung von Wirbelkörpern), operative spinale Dekompression (zur Entlastung von Rückenmark und Nerven) oder das Ersetzen einer natürlichen durch eine künstliche Bandscheibe.

Egal, welcher operative Eingriff ansteht, Sie sollten bedenken, dass aufgrund der Risiken und Kosten in der Regel nur operiert wird, wenn andere, nichtinvasive Behandlungsmethoden fehlgeschlagen sind oder sich nicht eignen (etwa bei einem Tumor). Eine Operation kommt auch nur infrage, wenn bildgebende Verfahren ein anatomisches Problem aufgezeigt haben.

Wegen der medizinischen Fachbegriffe zur Beschreibung der Methoden ist die spinale Chirurgie nicht immer leicht zu verstehen. Hier finden Sie Erläuterungen der gängigsten Termini. Viele der beschriebenen operativen Techniken haben eine Druckentlastung von Rückenmark und Nervenwurzeln (siehe S. 82 und 116) zum Ziel, um Symptome wie Schmerzen, Taubheit, Schwäche und eingeschränkte Beweglichkeit zu beseitigen.

Welches Verfahren Ihr Chirurg vorschlägt, hängt davon ab, welcher Teil von Wirbeln auf Nervengewebe drückt – auf das Rückenmark oder die Nerven, die von ihm ausgehend in andere Bereiche des Körpers verlaufen. Auch Ihre allgemeine gesundheitliche Verfassung und die Art Ihrer Erkrankung spielen eine Rolle.

Injektionstechniken Es gibt derzeit zwei gängige Injektionstechniken, die Vertebroplastie und die Kyphoplastie. Beide dienen der Stabilisierung der Wirbelsäule. Sie sind die schonendsten minimalinvasiven Verfahren der Wirbelsäulenchirurgie.

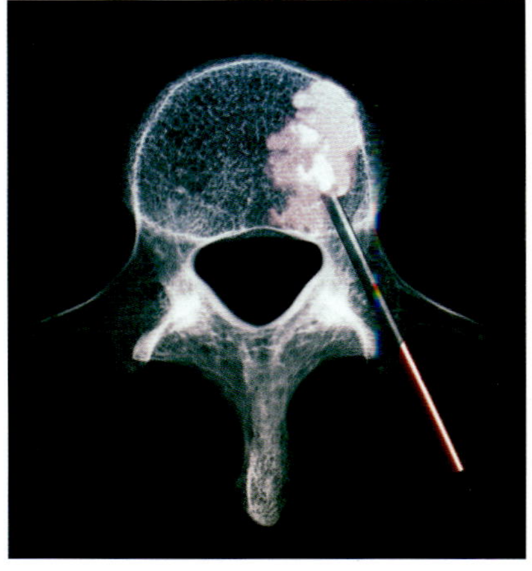

VERTEBROPLASTIE IN AKTION
Dieses Bild zeigt, wie Knochenzementmasse in einen osteoporosegeschädigten Wirbel eingebracht wird.

- **Vertebroplastie** Sie wird zur Behandlung von Kompressionsbrüchen von Wirbeln angewendet, die sehr häufig durch Osteoporose (siehe S. 68) verursacht werden. Gesteuert durch bildgebende Verfahren wird eine Knochenzementmasse in den gebrochenen Knochen eingebracht.
- **Kyphoplastie** Das ist eine Variante der Vertebroplastie, bei der mithilfe einer Nadel ein kleiner Ballon in den gebrochenen Knochen eingebracht wird, damit ein Hohlraum entstehen kann. Danach wird der Ballon wieder entfernt und in den Hohlraum eine Knochenzementmasse eingebracht. Mit diesem Verfahren können Wirbelkörper in manchen Fällen sogar ein Stück weit wieder aufgerichtet werden.

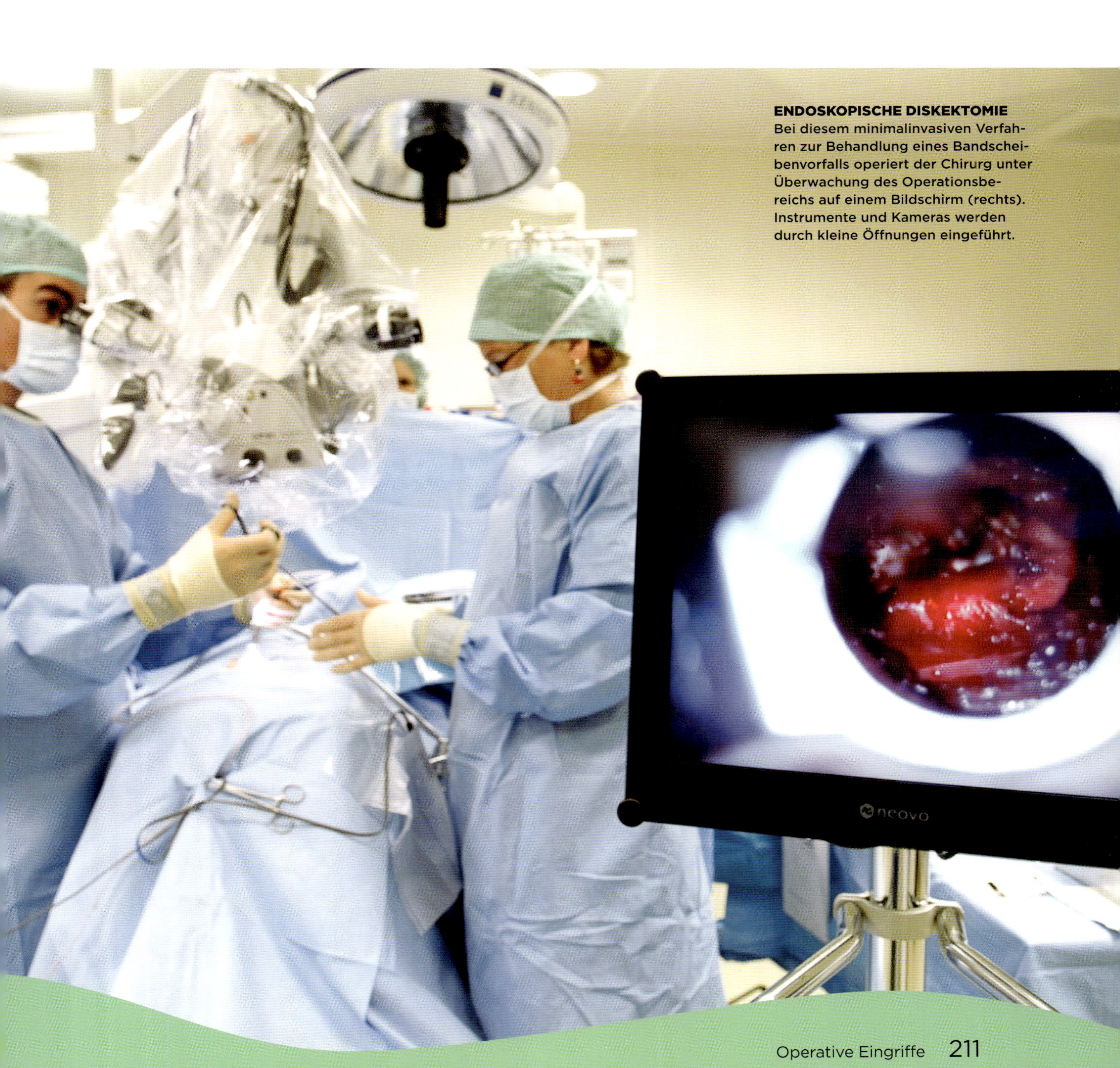

ENDOSKOPISCHE DISKEKTOMIE
Bei diesem minimalinvasiven Verfahren zur Behandlung eines Bandscheibenvorfalls operiert der Chirurg unter Überwachung des Operationsbereichs auf einem Bildschirm (rechts). Instrumente und Kameras werden durch kleine Öffnungen eingeführt.

Die Risiken kennen ▸▸

Alle operativen Eingriffe bergen Risiken. Die Wirbelsäulenchirurgie ist hier keine Ausnahme. Die Narkose etwa hat manchmal schwere Nebenwirkungen wie postoperative Infektionen, Blutungen und neurologische Probleme, auch wenn sie selten sind. Eine tiefe Venenthrombose (TVT), ein Blutgerinnsel im Bein, das häufig mit langer Unbeweglichkeit assoziiert wird und in die Lunge wandern kann, ist ebenfalls ein Risiko, kann jedoch in der Regel vermieden werden, wenn vor der Operation Ihr Thromboserisiko erhoben wird. Auch wenn eine Operation scheinbar gut verlaufen ist, kommt es vor, dass die Schmerzen nicht gelindert oder die Beweglichkeit nicht wiederhergestellt wird, ohne dass die Gründe dafür ersichtlich sind. Wichtig ist nachzufragen, welche Risiken bei Ihrer geplanten Operation bestehen, wie erfahren Ihr Chirurg ist und wie hoch seine Erfolgsrate ist.

Diskektomie Hier wird unter Vollnarkose ein kleiner Teil des Knochens, der auf Nervenwurzeln drückt, entfernt. Bei Verwendung eines Endoskops bezeichnet man dies auch als mikrochirurgische Diskektomie.

Laminektomie Die Laminae (Bogenplatten) sind zwei breite Knochenplatten zu beiden Seiten des Dornfortsatzes (Vorsprung, den Sie an Ihrer Wirbelsäule ertasten können, siehe S. 14), die mit diesem den Wirbelbogen bilden. Bei Erkrankungen wie Spinalstenose (siehe S. 116) und Spondylolisthese (siehe S. 93) üben diese Druck auf Rückenmark oder Nervenwurzeln aus. Bei einer Laminektomie wird zur Druckentlastung ein Wirbelbogen (oder beide) operativ entfernt. Bei einer Laminotomie wird nur die mittlere Partie eines Wirbelbogens entfernt. Muss eine große Menge Knochenmasse entfernt werden, kann zusätzlich eine Wirbelsäulenfusion (Versteifung, siehe S. 213) durchgeführt werden.

Foraminotomie Bei alters- oder krankheitsbedingtem Verschleiß oder bei Verletzung eines Facettengelenks (auch Wirbelbogengelenk, siehe S. 14) kann dieses an der Durchtrittsstelle von Nerven durch das Wirbelloch (Foramen) auf die Nervenwurzeln (siehe S. 82 und 116) drücken. Bei einer Foraminotomie werden ein kleiner Teil des einengenden Knochens sowie eventuelle Knochenauswüchse abgetragen, um das Wirbelloch zu erweitern und so den Druck zu nehmen. Bei einer Foraminektomie wird ein größerer Teil des Knochens entfernt, was in der Regel eine Wirbelsäulenfusion (s. u.) erforderlich macht.

Wirbelsäulenfusion (Versteifung) Dieses Verfahren wird bei Bandscheibenverschleiß und Spinalstenose (siehe S. 116), Skoliose (siehe S. 54) und manchmal Kyphose (siehe S. 52) angewendet.

Ziel ist es, durch „Verschmelzung" von zwei oder mehr Wirbeln jegliche Bewegung zwischen ihnen zu unterbinden, wodurch theoretisch das Risiko von Schmerzen gesenkt wird. Dazu wird Knochenmaterial zwischen die Wirbel eingebracht. Je nach Zustand werden die Wirbel durch Schrauben, Stäbe und Platten stabilisiert, bis die Versteifung durch die Bildung neuer Knochenmasse stabil und dauerhaft ist.

Eine Wirbelsäulenfusion eignet sich am besten für Patienten, die bereit sind, die zur Wiederherstellung der Beweglichkeit erforderliche intensive Physiotherapie auf sich zu nehmen. Diese Rehabilitationszeit dauert zwischen sechs und zwölf Monate. Auch wenn nicht alle Patienten (Schätzungen zufolge etwa ein Drittel) ihre volle Beweglichkeit wiedererlangen, erfahren die meisten eine Linderung der Symptome und eine Verbesserung der Lebensqualität.

Bandscheibenprothesenimplantation Ein umstrittenes Verfahren; dennoch ist in den letzten Jahrzehnten Bandscheibenersatz entwickelt worden.

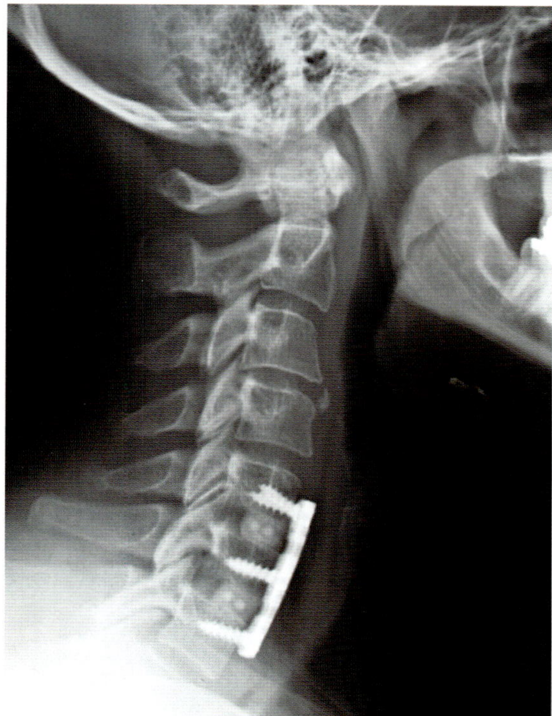

VERSTEIFUNG VON HALSWIRBELN (FUSION)
Diese Röntgenaufnahme zeigt nach einer Verschmelzung der Wirbelkörper angebrachte Metallklammern und Knochentransplantate zwischen den betroffenen Wirbeln.

Studien deuten darauf hin, dass die Implantation einer Bandscheibenprothese in 70–80 % der Fälle erfolgreich ist, aber nur, wenn der Chirurg das Verfahren beherrscht und der Patient sorgfältig ausgewählt wird. Das Verfahren eignet sich nicht für solche mit Osteoporose (siehe S. 68) oder anderen Knochenerkrankungen, für Übergewichtige, Raucher, Patienten, deren Wirbel durch einen bösartigen Tumor oder eine Infektion angegriffen sind oder die Defekte der Wirbelsäule aufweisen.

Manche Experten halten das Verfahren für eine Alternative zur Wirbelsäulenfusion, sofern ein Patient grundsätzlich dafür geeignet ist. Danach folgt ein Rehabilitationsprogramm mit Physiotherapie (siehe S. 178) zur Wiederherstellung der Beweglichkeit.

Bewährt sich das Verfahren in Langzeitstudien, könnte es zum Standard werden. Hinsichtlich Schmerzlinderung und Wiederherstellung der Funktionsfähigkeit scheint es mindestens so effektiv zu sein wie die Fusion.

Die richtige Frequenz ››

Radiowellen werden schon seit vielen Jahren zur Behandlung von Rückenschmerzen eingesetzt. Zuerst wurde die sogenannte Radiofrequenztechnik angewendet, um durch Nervenwurzelprobleme verursachte Schmerzen zu lindern. Früher wurden die Nerven dabei zerstört, sodass sie keine Schmerzsignale mehr ans Gehirn weiterleiten konnten. Die Nachteile liegen auf der Hand, da auch keine Signalübertragung an die Muskeln mehr möglich war. Dann kam die gepulste Radiofrequenztherapie auf, bei der die Nerven nur „ausgeschaltet“, aber nicht zerstört werden. Leider muss die Behandlung zur dauerhaften Schmerzlinderung alle zwei Jahre wiederholt werden.

Eine neue Methode Bei der MRT-gestützten Ultraschallchirurgie werden Facettengelenke und Nerven mit Ultraschallwellen bombardiert. Bisher ist die Technik nur an wenigen Patienten angewendet worden; die berichteten jedoch von einer Schmerzreduktion um 62 % und einer Abnahme der Mobilitätsstörungen um 55 %. Zur exakten Beurteilung des Nutzens dieser Behandlungsmethode sind allerdings weitere Studien erforderlich.

Selbsthilfe

Bei den meisten Rückenbeschwerden ohne ernsten Hintergrund, die binnen ein, zwei Wochen von allein wieder verschwinden, kann man selbst einiges tun, um Schmerzen zu lindern, die Heilung zu beschleunigen und einem Rückfall vorzubeugen. Ausnahmen sind ernsthafte Verletzungen, da sollte der Patient keinesfalls bewegt werden; rufen Sie den Notarzt.

Kälte, Wärme, Medikamente und Dehnübungen – die vier Hauptsäulen der Selbsthilfe bei Rückenbeschwerden; weitere Selbsthilfemaßnahmen sind Entspannung (siehe S. 162), Massagetherapie (siehe S. 186) und das Erlernen und Beibehalten einer guten Körperhaltung (siehe S. 148).

Denken Sie immer daran: Wenn scheinbar harmlose Beschwerden länger als zwei Wochen andauern, sich verschlimmern oder Sie vermuten, dass doch etwas Ernstes dahintersteckt, gehen Sie zum Arzt.

Kälte Bei Verletzungen des Weichgewebes (Muskeln, Bänder, Sehnen) legen Sie einen Eisbeutel auf: Nach spätestens 20 Minuten entfernen, 20 Minuten Pause, diesen Wechsel über mehrere Stunden beibehalten. Die Vorzüge von Kälteanwendungen: Sie wirken entzündungshemmend, betäuben gereiztes Gewebe, bremsen die Weiterleitung von Schmerzsignalen ans Gehirn und reduzieren Gewebeschäden. Legen Sie Eis niemals direkt auf die Haut, da dies schwere Erfrierungen verursachen kann. Wenn Sie keinen Eisbeutel/Kühlakku haben, verwenden Sie Eiswürfel oder einen Beutel gefrorener Erbsen in einem Waschlappen oder einem Handtuch.

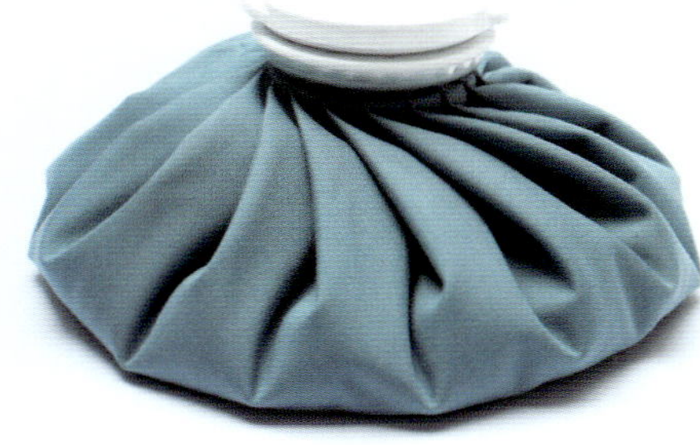

KÜHLEN
Ein Eisbeutel ist praktisch für Kälteanwendungen bei Schmerzen im Rücken.

Medikamente Sowohl entzündungshemmende Medikamente (NSAR, siehe S. 204) wie Ibuprofen als auch Schmerzmittel wie Paracetamol sind hilfreich. Überschreiten Sie nicht die Dosierungsempfehlung und nehmen Sie die Medikamente nur ein paar Tage lang ein, bevor Sie einen Arzt aufsuchen. Bedenken Sie auch, dass alle Medikamente Nebenwirkungen und Wechselwirkungen mit anderen Arzneimitteln haben können. Wenn Sie bereits andere Medikamente einnehmen, fragen Sie Ihren Hausarzt.

Wärme Nach den ersten 24 Stunden wenden Sie auf der Verletzung abwechselnd Kälte und Wärme an, nach 48 Stunden nur noch Wärme. Sie können ein elektrisches Heizkissen, eine Wärmflasche (mit Hülle oder in einem Handtuch) oder ein Wärmepflaster verwenden. Wärme wirkt durchblutungsfördernd, die betroffene Stelle wird besser mit Sauerstoff und Nährstoffen versorgt und die sensorischen Nervenenden werden stimuliert, um Anzahl und Intensität der ans Gehirn weitergeleiteten Schmerzsignale zu reduzieren. Auch die Muskulatur wird entspannt.

Dehnübungen Beginnen Sie mit Dehnübungen, sobald Sie können, aber gehen Sie nie über Ihre Schmerzgrenze. Wählen Sie aus den in diesem Buch beschriebenen Übungen passende aus, ob für Nacken- und Schulterbeschwerden (siehe S. 96) oder Schmerzen im mittleren und unteren Rücken (siehe S. 134). Führen Sie die Übungen zweimal täglich durch. Wenn Sie sich von Ihren Beschwerden erholt haben, bauen Sie die Übungen in Ihr tägliches Trainingsprogramm ein, um Rückfälle zu vermeiden.

Stützbandagen Das Tragen eines Korsetts oder Stützgurts kann bei Muskel- oder Bänderzerrungen manchmal erleichtern und ein Gefühl der Sicherheit geben. Manche Modelle können in der Heilungsphase auch vor Knochenbrüchen schützen.

Viele Physiotherapeuten empfehlen, eine Stützbandage nicht ständig zu tragen und nach dem Ausheilen wegzulassen. Sonst besteht die Gefahr, dass Sie psychisch davon abhängig werden aus der unbegründeten Angst, sich ohne die Stütze erneut zu verletzen. Das kann das Ausheilen Ihrer Verletzung beeinträchtigen. Fragen Sie Ihren Arzt oder Physiotherapeuten, welche Art Bandage oder Stütze in Ihrem Fall geeignet wäre; einige Beispiele:

- **Halskrause** Eine feste Halskrause kann den Hals in bestimmten belastenden Situationen stabilisieren, etwa auf Reisen. Eine weiche Halskrause bietet keine ausreichende Stütze, doch sie nach einer Verletzung einige Tage zwischendurch zu tragen, kann angenehm sein.
- **Beckengürtel** So ein Stützgürtel unterhalb der Taille stabilisiert den Rücken bei Schmerzen im unteren Rücken, Gesäß oder Iliosakralgelenk (siehe S. 124); besonders hilfreich, wenn Sie im Alltag häufig Drehbewegungen machen wie bei der Hausarbeit.
- **Lumbalbandage** unterstützt die Muskulatur bei der Stabilisierung des Lendenwirbelbereichs; ist besonders hilfreich, wenn Sie dort Beschwerden haben, aber trotzdem heben und tragen müssen.

Lendenwirbelstütze Neigen Sie zu Schmerzen im unteren Rücken, bringen Sie eine Lendenwirbelstütze an Ihrem Stuhl an; sie ist auch für Autositze erhältlich und in manchen Automodellen sogar eingebaut. Das hilft, die natürliche Krümmung der Wirbelsäule zu erhalten, bei Beschwerden im unteren Rücken von größter Wichtigkeit.

In Bewegung bleiben »

Früher wurde bei Rückenschmerzen zuerst Bettruhe verordnet, doch diese Ansicht gilt als überholt, da länger als 48 Stunden andauernde Bettruhe die Beschwerdedauer zu verlängern scheint, selbst bei starken Schmerzen. Bleiben Sie also auf den Beinen und versuchen Sie, so weit wie möglich Ihren normalen Alltagsaktivitäten nachzugehen.

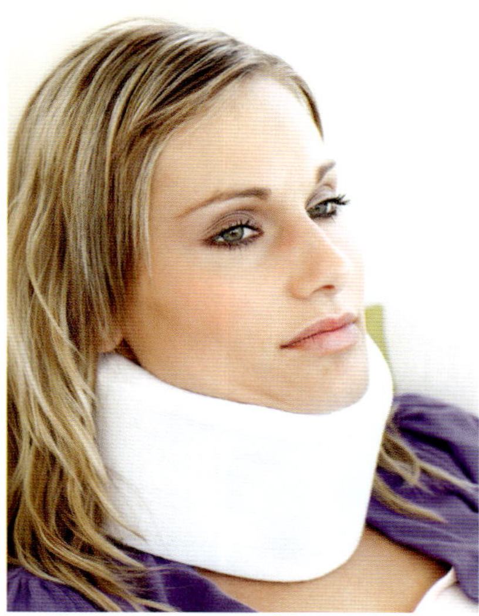

HALSSTÜTZE
Eine weiche Halskrause kann in den ersten Tagen nach einer Verletzung eine willkommene Stütze sein. Verwenden Sie sie jedoch nicht zu lange, da Sie sonst einen steifen Hals riskieren.

Nützliche Adressen

Hier finden Sie Webseiten und Kontaktadressen von Organisationen, die Ihnen bei Ihrem Rückenproblem vielleicht weiterhelfen können. Ihre erste Anlaufstelle sollte jedoch Ihr Hausarzt sein, der Sie und Ihre eventuellen Vorerkrankungen kennt – außerdem geht nichts über eine persönliche Untersuchung und Beratung. Nutzen Sie die Kontaktadressen, um sich weiter über Ihre Diagnose und Ihre Behandlungsmöglichkeiten zu informieren.

ALLGEMEIN

Bundesärztekammer
Arbeitsgemeinschaft der deutschen Ärztekammern
Herbert-Lewin-Platz 1 (Wegelystraße)
10623 Berlin
Postfach 120 864
10589 Berlin
www.bundesaerztekammer.de
Tel.: 030 400456-0
Fax: 030 400456-388

Deutsche Schmerzliga e. V.
Adenauerallee 18
61440 Oberursel
www.schmerzliga.de
Tel.: 06171 2860-53
Fax: 06171 2860-59

WEBSEITEN ZUR INFORMATION

Forum Gesunder Rücken – besser leben e. V.
www.forum-ruecken.de

Aktion Gesunder Rücken (AGR) e. V.
www.agr-ev.de

Kompetenz Gesunder Rücken
www.kompetenz-gesunder-ruecken.de

BEHANDLUNGSMETHODEN UND THERAPIEN

Physiotherapie
Bundesverband
VDB-Physiotherapieverband e. V.
Kölnstr. 4
53111 Bonn
www.vdb-physiotherapieverband.de
Tel.: 0228 210506
Fax: 0228 210552

Osteopathie
Verband der Osteopathen
Deutschland e. V. (VOD e. V.)
Untere Albrechtstr. 15
D-65185 Wiesbaden
www.osteopathie.de
Tel.: 0611 9103-661
Fax: 0611 9103-662

Chiropraktik
Bund deutscher Chiropraktiker e. V.
Herforder Str. 2
32545 Bad Oeynhausen
www.chiropraktik-bund.de
Tel.: 05731 9819496
Fax: 03222 3942950

Massage
Bundesverband selbstständiger Physiotherapeuten – IFK e. V.
Gesundheitscampus 33
44801 Bochum
www.ifk.de
Tel.: 0234 97745-0
Fax: 0234 97745-45

Alexander-Technik
Alexander-Technik-Verband Deutschland (ATVD)
Postfach 5312
79020 Freiburg im Breisgau
www.alexander-technik.org
Tel./Fax: 0761 383357

Pilates
Deutscher Pilates-Verband e. V.
z. Hd. Verena Geweniger
Alte Darmstädter Str. 12 A
64367 Mühltal/Trautheim
www.pilates-verband.de
Tel.: 0151 12003653

Akupunktur
Arbeitsgemeinschaft für Klassische Akupunktur und Traditionelle Chinesische Medizin e. V.
AGTCM e. V. Geschäftsstelle
Rüschenkamp 12
59558 Lippstadt
www.agtcm.de
Tel.: 069 53056630
Fax: 069 53054361

Shiatsu
Gesellschaft für Shiatsu in Deutschland e. V. (GSD)
Eimsbütteler Str. 53-55
22769 Hamburg
www.shiatsu-gsd.de
Tel.: 040 85506736
Fax: 040 85506737

Orthopädie
Deutsche Gesellschaft für Orthopädie und Orthopädische Chirurgie e. V. (DGOOC)
Straße des 17. Juni 106-108 (Eingang Bachstraße)
10623 Berlin
www.dgooc.de
Tel.: 030 3406036-30
Fax: 030 3406036-31

Medikation
Bundesinstitut für Arzneimittel und Medizinprodukte
Kurt-Georg-Kiesinger-Allee 3
53175 Bonn
www.bfarm.de
Tel.: 0228 99307-30
Fax: 0228 99307-5207

Register

E

F

G

H

I

V

W

Y, Z

Danksagungen

Die Autorin Jenny Sutcliffe dankt Justin Elliot von der American Physical Therapy Association für die Unterstützung und Beratung und Tom Perryman für die Beratung in Sachen Biomechanik und Körperübungen. Besonders liebevollen Dank an Nigel, ohne den dieses Buch unter so ungewöhnlichen Umständen nicht entstanden wäre.

Abdruck des Zitats auf Seite 83 mit freundlicher Genehmigung der American Association of Orthopaedic Surgeons.

Der Verlag dankt folgenden Agenturen für das in diesem Buch verwendete Bildmaterial:

2 M Shutterstock/angelo gilardelli; 6 M Shutterstock/Monkey Business Images; 8 ol Shutterstock/forestpath; 9 u Shutterstock/Christina Richards; 11 M Shutterstock/Yuri Arcurs; 12 M Shutterstock/Andresr; 16 ul Amanda Williams; 16 ur Amanda Williams; 17 ul Amanda Williams; 17 ur Shutterstock/Guryanov Andrey Vladimirovich; 19 or Amanda Williams; 20 ul Amanda Williams; 22 or Shutterstock/meunierd; 24 u Barnaby Hewlett; 26 ul Shutterstock/Jiri Miklo; 27 or Shutterstock/auremar; 28 M Shutterstock/Flashon Studio; 31 M Shutterstock/wavebreakmedia ltd; 33 or Shutterstock/Kzenon; 36 ul Shutterstock/Yuri Arcurs; 37r iStockphoto/Pali Rao; 39 ur Shutterstock/StockLite; 40 u Shutterstock/Yuri Arcurs; 42 ul Shutterstock/Monkey Business Images; 44 ol Shutterstock/luchschen; 44 or Shutterstock/jannoon028; 45 ol Shutterstock/Monkey Business Images; 45 or Shutterstock/Christina Richards; 46 M Shutterstock/lev dolgachov; 49 M Shutterstock/Yuri Arcurs; 50 ul Shutterstock/Monkey Business Images; 51 or Shutterstock/Stanislav Komogorov; 52 or iStockphoto/Red_Frog; 52 uM iStockphoto/Red_Frog; 54 ul iStockphoto/Red_Frog; 56 ul iStockphoto/Red_Frog; 58 Mr Amanda Williams; 59 ur Shutterstock/Kitch Bain; 60 uM Shutterstock/StockLite; 61 ur Getty Images/Dorling Kindersley; 62 Mr Amanda Williams; 63 ol Schermuly Design Co./Hugh Schermuly; 63 ur Shutterstock/michaeljung; 64 uM Shutterstock/Juri; 65 Mr Shutterstock/prism68; 66 or iStockphoto/Red_Frog; 68 or Science Photo Library/Susumu Nishinaga; 68 Mr Getty Images/Alan Boyde; 72 M Shutterstock/T Anderson; 75 M Shutterstock/Diego Cervo; 77 or Shutterstock/Diego Cervo; 79 u Shutterstock/IMAGENFX; 81 o Shutterstock/prochasson frederic; 83 o Shutterstock/Alexander Raths; 84 M Shutterstock/Apple's Eyes Studio; 85 or Shutterstock/Lisa F. Young; 93 M Shutterstock/Yuri Arcurs; 95 u Shutterstock/Monkey Business Images; 102 M Shutterstock/grafvision; 105 M Shutterstock/Vasily Smirnov; 106 ul Shutterstock/Randall Reed; 106 ur Shutterstock/Randall Reed; 107 ur Shutterstock/Zai Aragon; 108l Shutterstock/Randall Reed; 108 or Shutterstock/Randall Reed; 109 r Shutterstock/stefanolunardi; 111 uM Shutterstock/Gorilla; 114 Ml Shutterstock/Dmitriy Shironosov; 117 oM Shutterstock/Adam Gregor; 119 or Shutterstock/iofoto; 120 ul Shutterstock/Randall Reed; 121 oM Shutterstock/Groomee; 123 ur Shutterstock/Henrik Winther Andersen; 125 ur Shutterstock/StockLite; 126 Mr Shutterstock/Monkey Business Images; 127 or Shutterstock/Alexander Raths; 128 or Shutterstock/marema; 130 ul Shutterstock/PHB.cz (Richard Semik); 131 or Shutterstock/claires; 131 Mr Shutterstock/claires; 133 ur Getty Images/Kirk Mastin; 142 M Shutterstock/Yuri Arcurs; 144 M Shutterstock/Korionov; 145 or Shutterstock/Kzenon; 146 ul Shutterstock/Warren Goldswain; 147 or Shutterstock/Monkey Business Images; 152 Ml Shutterstock/Marcin Balcerzak; 154 or Shutterstock/Kurhan; 155 Mr Shutterstock/auremar; 157 ur Shutterstock/Martin Novak; 158 Mr Shutterstock/wavebreakmedia ltd; 161b ol Shutterstock/Denis Pepin; 161b or Shutterstock/Karen Struthers; 161b ul Shutterstock/Morgan Lane Photography; 161b uM Shutterstock/Tina Rencelj; 161b ur Shutterstock/Morgan Lane Photography; 162 or Shutterstock/marema; 172 M Shutterstock/Juriah Mosin; 175 M Shutterstock/NotarYES; 176 or Shutterstock/Monkey Business Images; 177 ol Shutterstock/Yuri Arcurs; 177 oM Shutterstock/Borys Shevchuk; 177 or Shutterstock/Konstantin Chagin; 179 or Getty Images/Dougal Waters; 181 ol Shutterstock/Monkey Business Images; 183 ul Shutterstock/Monkey Business Images; 185 u Shutterstock/wavebreakmedia ltd; 189 M Getty Images/John Howard; 190 ul Science Photo Library/Horacio Sormani; 191 ur Shutterstock/Yuri Arcurs; 192 ul iStockphoto/kristian sekulic; 197 oM Shutterstock/iofoto; 198 Mr Shutterstock/Monkey Business Images; 201 or iStockphoto/Aifos; 203 ur Shutterstock/Ro u Byron; 204 Mr Shutterstock/isak55; 205 ul Shutterstock/olly; 209 ur Shutterstock/Martin Lízal; 210 or Science Photo Library/Zephyr; 211 M Science Photo Library/Arno Massee; 213 ol Shutterstock/Anthony Ricci; 214 ul Shutterstock/liveostockimages; 215 ur Shutterstock/wavebreakmedia ltd

Illustrationen auf S. 16, 17, 19, 20, 58, 62: Amanda Williams

Schermuly Design Co. dankt folgenden Personen für ihre Mitarbeit an diesem Buch: Lindsay Kaubi (Lektorat), Helen Snaith (Register) sowie Daisy Brodskis, Chenade Laroy John, Andrew McGonigle und Annameka Porter-Sinclair (Fotomodelle).

Es wurden alle Anstrengungen unternommen, sämtliche Mitwirkenden an diesem Buch zu berücksichtigen. Der Verlag entschuldigt sich für eventuell fehlende oder fehlerhafte Nennungen und ist gerne bereit, für zukünftige Auflagen entsprechende Korrekturen vorzunehmen.